住民とともに歩んだ医療

京都・堀川病院の実践から

西沢いづみ

生活書院

まえがき

終戦直後の日本社会では、多くの人間が住む家も食べるものも失くし、生きるだけで精一杯の状態にあった。都市を中心に、衛生状態が悪い地域が多く、赤痢やコレラの伝染病、結核が蔓延していたが、医療機関や医薬品の不足に加え、健康保険も有名無実になっており多くの人がまともな医療を受けることはできなかった。

京都・西陣地域でも、一九五〇年代頃まで、病気になったときに充分な医療を受けられるのは裕福な人だけだったという。西陣織の下請けの仕事でわずかな賃金を得ている人たちの多くは、よほどの重症になるまでは医者に診てもらうわけにはいかなかった。各家には、富山の行商人が売りにくる置き薬が何種類か置いてあり、通り庭のかまどの柱には、乾燥したゲンノショウコ・ドクダミなどが吊るしてあった。西陣で生まれ育ったSさんは、「民間療法で結構治ったんです。貧乏人は丈夫だったのでしょうかね」と当時を振り返り微笑んだ。民間療法の効用や意義についての議論はあるが、医療機関における治療に着目すると、診療費を自ら払えない者は、医療には無縁であり医療機関に関わることなく一生を終えた。そんな時代を経験した人の微笑みには、当時の社会的背景に対する諦めと不条理さが込められている（西沢2012）。終戦後の西陣に医師がいなく病院がなかったのかというと、そうではない。開業医もおり公立病院も存在していたにも関わらず、金も健康保険もないがゆえに医療を受けられない人たちが、西陣という地域のなかに存在していた。

このような背景のもと、西陣地域に位置する白峯診療所（後の堀川病院）は、一九五〇年に住民出資によって設立された。医療者たちは、医療扶助の活用・生活環境の改善・往診などに取り組み、福祉と保健の課題を医療に結びつけながら地域に働きかける医療を実践した。そして、この実践を支援したのは地域住民であった。住民たちは、疾病予防や地域の公衆衛生対策など生活を重視した医療活動を推進するとともに、最先端の医療が駆使できるような「自分たちの病院」を作ることに力を注いだ。医療者たちも堀川病院の急性期医療の高度化を進めつつ、病院と地域を一体化する医療を発展させた。一九七〇年代頃からは、高齢化社会に向けて堀川病院独自の在宅医療システムを確立し、以降、院内の医療と在宅での療養を連関させ、西陣地域全体を包摂する医療を展開した。そしてこれらの活動が地域医療の先駆といわれるようになった。

受療に対する諦観をもっていた住民たちは、なぜ、自分たちの病院をつくる積極的な運動を起こすまでに至ったのだろうか。白峯診療所から堀川病院へと展開する中で、病院と地域を一体化する医療活動は、西陣地域の医療・福祉をどのように展開させ、変容させていったのだろうか。

日本の近現代医療史の代表的な先行研究である猪飼修平の『病院の世紀の理論』（猪飼 2010）によると、二〇世紀は治療医学が進歩し、高度な治療機能を担う病院が医療供給の中心となった「病院の世紀」であり、生活の質を重視する「包括ケアシステム」のような地域医療の成立は「病院の世紀」の終焉を意味する。そうであるならば、一九五〇年代から実践されてきた西陣における地域医療は医療史においてどのように位置づけられるのだろうか。治療中心の「病院の世紀」の只中で、西陣の地域医療は生活重視の包括ケアシステムを実現し得たのだろうか。本書はこのような問題意識に基づき、西陣地域において、中心的役割を担った白峯診療所・堀川病院の、戦後の約五〇年間に渡る歴史を紐解いたものである。

二〇世紀後半は、朝鮮戦争の特需景気に始まり、高度成長期の時代を経て、産業構造の変化、高齢化・少子化に伴う家族形態の変化など、政治も社会も大きな混乱があった。それらを背景に医療・福祉の保障制度は、改善されつつも、市場の機能や効率を中心とした経済とともに、患者負担増や自己責任という仕組みが軸になってきた傾向がある。

二一世紀の現在、五人に一人が七五歳以上になると予測される二〇二五年問題を前に、国や各都道府県による「地域医療構想」が策定され、二次医療圏を基本に必要な医療機能別病床数を算出し、地域の実情にあった医療供給体制を構築することが求められた（厚生労働省 2015）[1]。これは、高度急性期病床を急性期・回復期へ転換させ、また慢性期病床を削減し在宅医療を推進することを意味している。その具体策として挙げられている「地域包括ケアシステム」は、地域での医療・保健・福祉を統合した「地域医療」の一つであり、本人・家族の心構えを基本に、住み方・生き方に合わせた医療や介護や生活を支援する体制とされている。しかし、医療費削減を中心とした医療経済や、医師・行政主導による医療・福祉制度の観点から「地域包括ケアシステム」が構想されているならば、患者や住民たちはその連携システムに自分たちの生活を合わせざるを得ないと考えられる。

地域医療は、高度な施設内医療から追い出された人たちに提供される医療で、施設内医療の補完や代替にすぎないのだろうか。こうした現代的課題に応えるためには、社会・経済構造の変化を背景に、住民・

患者にとって医療とはなにか、住民・患者の医療への参加の意義あるいは病院が地域に働きかける医療とはどういうことかを議論すべきである。その意味において、地域での医療実践を、住民の生活を含んだ地域史やそのなかで培われていく地域医療史という視点から詳細に見ていくことは重要である。加えて、高齢化社会だけでなく、住民のニーズに合わせた医療を考えるうえでも、地域発信であった西陣の医療の歴史を振り返る必要がある。

本書は、白峯診療所・堀川病院という特定の医療機関の、約五〇年間の歴史を分析し、それぞれの時代において、人びとの暮らしを舞台に、医療者・住民（患者）がどのように医療や介護を捉え対応しているのかを丁寧に描き出した。これらの作業を通じて、戦後七〇年経った今日、新たな社会・経済構造の変化に応じた医療・介護の役割を模索するための示唆となれば幸いである。

■注

1　厚生労働省「地域医療構想策定ガイドライン」
https://www.mhlw.go.jp/file/06-Seisakujouhou-10800000-Iseikyoku/0000196935.pdf（二〇一九年一月八日最終閲覧）

住民とともに歩んだ医療――京都・堀川病院の実践から

目次

第2章 白峯診療所の設立と医療扶助活動（一九五〇年～一九五七年）

第3章　医療法人西陣健康会堀川病院の医療活動と住民組織「堀川病院助成会」の活動（一九五八年～一九六九年）

第4章　堀川病院における高齢者医療の取り組み（一九七〇年～一九七九年）

第5章　訪問看護のあらたな課題と地域医療の変容（一九八〇年～一九九四年）

序章

本書は、戦後京都の西陣で「地域医療」を展開してきた白峯診療所およびその後身である堀川病院をとりあげ、住民と医療者との相互的な関係に着目し活動経緯を明らかにする。その上で、日本の現代医療史のなかにその取り組みを位置づけようとするものである。本書が検討する対象期間は、一九四五年から一九九〇年代初頭までとする。

西陣地域は、京都市の北西部（現上京区全域および北区の一部）の一角に位置し、日本の代表的高級絹織物で知られる地域である。西陣という名は、「応仁の乱」における山名宗全側の西の陣となったことに由来する（写真1）。西陣という行政上の区画はなく、研究者によってその範囲は様々であるが、通りの名前で示せば東は烏丸通、西は西大路通、南は丸太町通、北は北大路通で囲まれた地域を「西陣」と規定するものが多い。上京区には現在一七の学区[1]があり、かつての白峯診療所、そして現在の堀川病院は小川学区にあり、西陣地区のほぼ真ん中に位置している（図-1）。西陣機業の特質は、製造工程の分業化・専門化と零細性そして複雑な流通システムにあるといわれる（1章の表1-1参照）。高橋伸一によれば、このような「西陣機業の特質が空間的に投影されたとき、そこに西陣地域ができ」るとし、その意味で「まち全体が一つの大きな工場のような性格をもつ」とその特徴を表している（高橋 1982: 35）。

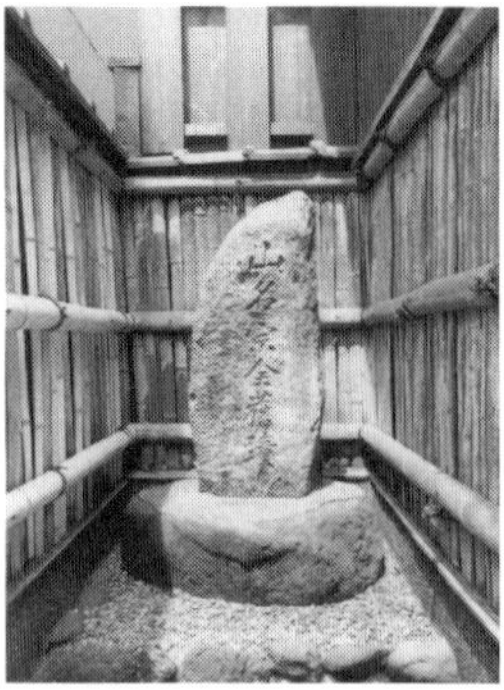

写真１　山名宗全邸宅跡（上京区堀川上立売下る西入藤木町）

本書の研究対象である白峯診療所は、このような西陣地域に、一九五〇年、地域住民の出資によって設立された。一九五八年に白峯診療所から堀川病院に改組した後も、住民と医療者による地域ぐるみの医療実践を行い、一九七〇年代頃から「地域医療」の「先駆的」なモデルとしてテレビで取り上げられるなど[2]、全国的に知られた病院となった。

「地域医療」という言葉は、一九五七年当時、日本医師会会長であった武見太郎が「community medicine」を訳したものと言われている。一九六〇年代を通じて武見は、地区医師会による臨床検査センターの設置や健康管理活動など、予防医学に役立つ地域保健・地域医療を推進していた（武見 1968; 野村 1976）。一九六三年の医療制度調査会答申に述べられている医療の概念は「健康の増進から更生医療を中心とした社会復帰（リハビリテーション）までを一連の体系とする包括的医療」（厚生省医務局 1976a: 195）とされており、この包括的医療を「地域」で実践するという意味で「地域医療」が解釈されている。しかし、「地域医療」という呼び名が国民一般に普及しはじめたのは、医療費の増大・無医地区の存在・救急医療の崩壊・治療偏重など医療の危機に直面した一九七〇年代頃からだと言われている（川上 1972）。従来の医療・保険体制に対する矛盾や国民の不満が増大し、その対応策として、「地域医療」体制を軸とした地域社会管理の整備充実が提唱されたからである。その際、「地域」の概念も、医療提供側を主体とし

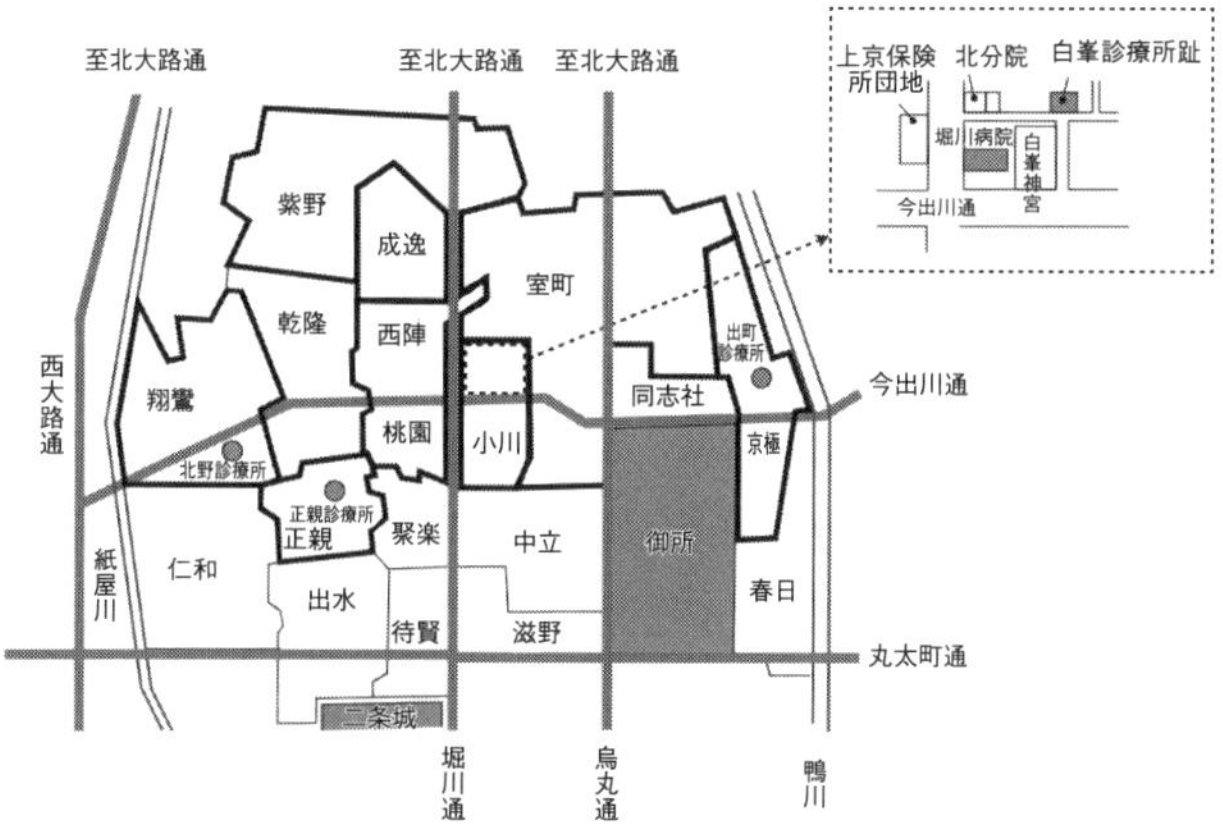

図１　上京区学区地図と白峯診療所跡および堀川病院の位置

出典：上京区学区地図検索をもとに作成（http://www.city.kyoto.lg.jp/kamigyo/page/0000029004.html 最終確認 2017 年 3 月 3 日）

た広域生活圏ごとの「医療圏」や保健所行政区とする考え方もある一方で、「community」を、「地域住民」あるいは「地域共同社会」と訳すべきだという指摘もあった（松島 2007: 18; 若月 1993: 1）。これは、communityを構成しているのは地域住民であり、生活を含む共同社会だという考え方に基づいている。「community」を「地域住民」と訳すべきだとした若月俊一[3]は、患者は地域の住民であり、住民を診るということは地域内の生活や環境に結びつけて論じることだと主張している（若月ほか 1976, 若月 1993）。医療と生活の結びつきについては「どのように結びつけるべきか、この発想はあくまでも、住民を主体としたものでなければならない」と「地域医療」のもつ理念を述べている（若月 1972: 721）。

これまで、地域医療の歴史的研究では、主に無医地区対策に関心が向けられてきた。農村では戦前から、医療を確保するための農民の自主的な運動として、産業組合を基盤にした医療利用組合運動があった（全国厚生農業協同組合連合会編 1968）。医療利用組合とは、地域住民が出資して「保険」の形で医療費をまかない、地域レベルで医療を受けるものであった。高岡裕之によると、この運動の目標は「医療の『脱営利化』『脱商品化』」であり、運動を指導した活動家たちは「医療利用組合を基盤とする一般農民や市民を対象とした『国家的健康保険』制度の確立を標榜していた」という（高岡 2012: 14）。こうした医療利用組合運動は、戦後、市町村公営原則の一環として国保直営診療施設が整備されるのにともない、国民健康保険制度の普及を促し、社会保障制度確立の一端を担った。

地域医療のさきがけとして、岩手県沢内村の医療実践や長野県佐久総合病院（佐久病院）の農村医療を挙げる先行研究は多い（菊池 1968; 若月 1971, 若月ほか 1976; 前田 1983; 石塚 2010; 新井 2003, 2011）。いずれの研究も、自治体と医療機関との協同、あるいは村や農村に住む人たちと自治体との「医療運動」[4]を、「地域医療」の重要な要素として指摘している。一九四四年に農業会の病院として設立された佐久病院は、戦後の農業協同組合運動の理念のもと、厚生連の医療機関として農村での医療実践に取り組んだ。佐久病院に赴任した医師・若月俊一による農村医学の確立や、農村に率先して取り入れてきた保健医療活動は「地域医療」の嚆矢とみなされている（佐久病院史作製委員会編 1999）。これらの実践は、若月による「民主的医療」[5]運動の考え方に起因しており、佐久総合病院では「若月イズム」（高松 2007: 78）として今でも継承され続いる。川上武・小坂富美子は、若月俊一の精神史を軸に、佐久病院の歴史を分析し、地域再生と佐久病院の社会的機能について論じている（川上・小坂 1988）。

新井光吉は、地域医療は限られた財源状況にある農村地域において、「住民の健康を守るという必要性に迫られて実践してきた日本独自の包括的ケア手法」であったと分析している（新井 2011: 10）[6]。

医療の形成過程を制度的な側面からではなく、地域での具体的な実践に注目して検討する研究も進められている。鬼嶋淳は、終戦から一九五〇年代までの埼玉県大井村に設立された診療所の活動に注目し、農村医療における医療機関を中心とした県や医師会や地域指導者層の利害関係の分析を通して、国保事業を含む農村医療運動の展開を明らかにした（鬼嶋 2013）。また、川内淳史は、戦時から敗戦期にかけての国保制度の運営について、三重県阿山郡東拓殖村を事例にとりあげ、市町村と組合の財政状況を検討した（川内 2010）。

このような農村部に焦点をあてた地域医療史研究の進展とは対照的に、戦後期の都市を研究対象とした地域医療史研究の蓄積は乏しい。その背景には、農村部と比べて都市部は医療資源が充足していたという暗黙の了解があるように思われる。

都市部の地域医療に関しては、中村一成による一九五〇年代の神奈川県小田原地域の研究がある。中村は、この地域における医療の展開を、国民健康保険と市立病院の設立をめぐる問題に焦点をあて、市行政の政策や地域社会との関連で検討し、市町村行政が、地域の医療要求を行政課題として受け入れていく役割があることを明らかにした（中村 2009）。しかし、地域住民側の視点を総体的に捉えるには至らず、医療者と住民との関わりを通じた地域医療の検討が必要である。一九五〇年に白峯診療所が設立された当時の西陣は、さしあたり医療供給が充足していた都市部にあるにもかかわらず、実質的に受療が困難な人々が数多く存在しており、医療者と地域住民との相互的な関わりが、医療実践から明確に見える。

本書で注目するのは、都市部で地域医療が求められた背景に、医療供給と地域住民の受療の乖離があった点である。戦後の日本では、日本国憲法のもと生活保護法が制定され、受療困難な貧困層は医療扶助が適応された。受療困難な貧困層は福祉の対象とされてきたことから、生活保護や公的扶助など社会保障制度との関わりの中で語られ、都市の貧困層に対する医療が地域医療史の文脈ではほとんど論じられてこなかった。しかし、生活保護法の適用を受けられない、いわゆるボーダーラインの階層や、国民皆保険体制成立後も、自己負担のために医療が受けられないなど、諸制度からこぼれ落ちる人たちが存在していた。

この意味において、医療供給と受療の乖離は、戦後いかなる医療保障制度のもとで語られてきたのかを検討し、医療制度の中に位置付ける必要がある。

従来、医療制度史においては、主に「開業医制」と「医療の社会化」というパラダイムを軸に論じられてきた（川上 1965; 佐口 1964）。川上武は開業医制を、開業医中心の「資本主義的営利の追求を目的」とした制度として特徴づけ（川上 1965: 8）、営利主義的な開業医制への批判として「医療の社会化運動」[7]を捉えた（川上 1965: 382）。また、川上は、健康保険法や国民健康保険法を通じて、国家の管理体制が強まり、医療システムの国家的な統制がなされることを問題視した（川上 1965）。

近年、国家管理にもとづく医療統制について、開業医制と医療の社会化の二項対立としてではなく、開業医制度のもとで社会保障制度が成立・展開したとする「日本型医療システム」論が提示されている。小坂富美子は、医療供給について「私的医療機関（個人・医療法人等）に依存する公私混合体制」を根幹とし、「医療費は、国民皆保険を前提に、支払いシステムを国家の統制下におく」のが、「日本型医療システム」の特徴だと位置付けた（小坂 1995: 332）。小坂は「日本型医療システム」の源流を戦中の厚生省設置・国民健康保険法の成立前後に見出している。

こうした歴史認識を踏まえた上で、近年では、医療政策の戦中戦後の連続性あるいは非連続性を、より実証的に検討しようとする研究動向がある。高岡は、国家統制による医療政策の戦時・戦後の連続性を認めつつも、占領期の日本医療団解体過程において、多様な医療民主化構想が存在したことを指摘し、これらによって戦後の医療政策の方向性が定められたとした（高岡 2000）。中村は、戦時と戦後の医療供給体制のあり方を、日本医療団と公的医療機関整備の関係に注目した。そして、戦時下の官僚統制と一体化した医療施設体系が戦後の公的医療機関の基盤となった一方で、戦後には、「新憲法の肯定的受容」など「新たに生まれた価値理念」によって公的医療機関は支えられたと分析した（中村 2006: 350）。両者はいずれも、日本医療団に注目しながら、戦後、とくに占領期において医療体制が再編成されたことの重要性を指摘している。

国家による医療統制の枠組みが戦時期から戦後に継承され、そのなかで医療が維持されてきたのであろう。しかし、小坂らが論じるように、医療費支払いシステム（健康保険や国民健康保険制度）の機能が連続しているとしても、戦後、健康保険も国民健康保険も機能しない地域や階層の人たちが、統制下の枠組みのなかでどのように医療を享受していたのかを考慮に入れるなら、戦後の医療費支払いシステムの再編成そして具体的な医療供給体制の確立のあり方が、あらためて重要な検討課題となってくる。

本書で取り上げる西陣地域では、零細な西陣機業に従事している者や日雇い労働者が存在しており、彼らの多くが生活保護や貧困状態を行き来する層であり医療保険を持たない者も多かった。彼らを医療に結びつけるためには、医療費支払いシステムの枠外にある医療扶助という福祉と医療との再編成が必要であった。そして、一九五〇年の生活保護法に基づく医療券による受療は、医療費支払いシステムにない医療扶助診療報酬を生み出し、西陣独自の医療供給体制が維持されていった。

戦後の受療困難な状況に対して、地域住民・労働者・労働組合などが自分たちで「民主的」病院・診療所を作り医療の民主化を進めた運動がある。「民主的」医療運動に関する文献は、当事者によるものが多い。それゆえ戦後の全日本民主医療機関連合会と結びつけて医療民主化運動が行われてきたと語っているものがほとんどである[8]。

本書が対象とする白峯診療所も、民主的医療運動のひとつとして、「勤労市民の手によって作られた」「民主的」診療所として始まった（三〇年史編纂委員会編 1979: 71）。しかし、前述の佐久総合病院をはじめとする農村医療運動の先行研究と比較すると、西陣の民主的医療運動に関わる研究は少ない。

白峯診療所および後身である堀川病院の活動とその活動地域の住民に着目した先駆的な研究として、孫治斌があげられる。孫は、住民組織である「西陣健康会」に着目し、住民の地域活動による医療支援と堀川病院の設立の歴史を描き、西陣での医療実践には地域住民と医療者が「対等の立場に立って、地域を見つめ、地域づくりを進めていくこと」が中核となっていたと指摘している（孫 1998: 221）。しかしながら、西陣の住民と医療者との関係はコンフリクトを含んだ非常に複雑なものであり、その関係も時代とともに変容するものであった。

一方、白峯診療所および堀川病院の創設者のひとりである医師、早川一光の思想に着目したものとして、中里（1982）や鎌田（1999）、立岩（2015）がある。中里憲保は、戦後の医療活動に尽力した医師の一人として早川一光を紹介した（中里 1982: 96-124）。鎌田實は、早川へのインタビューを通して、早川が民主的医療運動の影響を受けながら、「出っ張り医療」・「踏み込み医療」という地域に出かける医療を実践していたことを明らかにし、「暮らしの中の医療・看護・介護を見つめて」いくことが早川のいう患者中心の医療実戦であると分析している（鎌田 1999: 21）。また、立岩真也は、早川自身の思想の変容を戦中から戦後にかけてたどりつつ、早川や堀川病院独自の「民主的」医療の可能性を検討した（立岩 2015）。立岩は、早川とのインタビューにおいて、「民主的」医療実践の背景にあった早川の思想が、住民自身の「自分の体は自分で守る」という自主性に基づいた考え方からきていること、さらにその考え方を、「どれだけたくさんのひとたちに持たせるか」という発想に基づくものであることを明らかにしている（早川・立岩 2015: 92）。

これらとは異なり堀川病院の医療実践そのものに着目したものとして次のようなものがある。都市型地域医療という視点から堀川病院をとりあげた新井光吉は、西陣は農村と同じく生業と生活の場が同じであり地域特有の疾病があるなど、「『都会の農村』的な要素がある」がゆえに、地域保健活動が展開されたことに注目している。また「住民中心」に構成された理事会や地域に出かける訪問看護・訪問診療や「中断者点検」の実践を取り上げ、堀川病院が「住民の参加、自助、自決を保障しながら」医療を展開していたと分析している（新井 2003: 82-83）。堀川病院の居宅療養システムに注目した研究には、佐藤進があげられる。佐藤は、一九七三年に試験的に始まった訪問看護が「従来堀川病院がおこなってきた外来往診システム、保健婦による保健指導と外来にみる看護婦と保健婦との共働などの経験」があって開始されたこと、また、在宅高齢者のケアの長期化と、それらの高齢者の増大に対して、「在宅患者の入・退院自由の病棟や、ショート・ステイの必要性」をすでに提起していたこと、加えて、訪問看護体制の維持のために、「在宅患者訪問看護指導料、寝たきり老人訪問看護指導料の見直し改善」を国に訴えていたことなどの点から、その活動の先駆性を評価している（佐藤 1989: 3-4）。

しかし、堀川病院に関するこうした先行研究は、白峯診療所および堀川病院の地域医療の実践や、医師の思想などを断片的に考察するにとどまり、現代医療史の文脈で評価することを目的とするものではない。

西陣地域の医療運動や白峯診療所・堀川病院の活動は、これまでの医療史観や医療制度史の枠組みだけでは捉えきれない。また医療者側の視点のみ、地域住民側の視点からのみでは、二〇世紀後半に生じた西陣の活動の意義を掴むことができないだろう。

ここで注目するのが、近年の日本の医療制度史・医療社会学の重要な到達点である、猪飼周平の『病院の世紀の理論』である（猪飼 2010）。猪飼は、従来の「医療の社会化」や「開業医制」という歴史観では、日本の医療システムの構築過程を捉えることができないと述べた。猪飼は、医局制度で養成され専門性をもった日本の医師たちが自ら病床を所有する医療供給システムを、「所有原理型システム」と名づけ、開業医による病院が、日本の医療供給や病床供給の中心を担ってきたと主張した。そして、近代医学の発達を背景に、治療医学に対する社会的期待が医療供給システムを規定してきたという意味において、二〇世紀を「病院の世紀」と呼んだ（猪飼 2010）。

猪飼は、「病院の世紀」が終焉した後には、人々の「生活の質」（ＱＯＬ）の増進を目標とする「包括ケアシステム」が医療の中心になると論じている。二〇世紀の医療は、治療の質を決定する「医師と病院という施設を軸に作られて」きており、医療サービスを供給する場と生活の場は切り離されている（猪飼 2010: 232）。しかし、社会が高齢化するに従い、健康を支える場が生活の場に引き寄せられ、医療の担い手が多様な職種や地域住民のネットワークへと移行すると、治療中心ではなく生活の質を重視した「包括ケアシステム」[9]が形成される。これは「病院の世紀の終焉」を意味する（猪飼 2010）。

現代の「包括ケアシステム」のような地域医療が、治療中心から生活の質重視への転換により登場したものであるという猪飼の歴史的把握をふまえたとき、西陣での地域医療の実践は、どのように位置づけられるのだろうか。

西陣地域では一九五〇年代から、白峯診療所を中心に福祉制度である医療扶助を活用した診療を行ってきた。白峯診療所の後身である堀川病院は一九六〇年代、外来と入院治療を拡充しつつ、地域の公衆衛生・保健対策・往診を実施し、病院と地域を一体化する医療を発展させた。一九七〇年代以降、高齢者の長期入院対策として導入された間歇入院制（第4章）にみられるように、堀川病院は居宅を病院の病床とみなし、地域住民に対し病院から居宅まで途切れぬ医療と看護を実践した。その基盤には、住民の生活を重視する「生活医療」（第3章・第5章）の実践があった。白峯診療所が始めた「生活医療」とは、地域に出かけ疾病の発生を生活との関わりで診る医療のことである。「生活医療」の一環として、医師・看護婦・ケースワーカー・事務職員がチームを組んで対応する居宅療養体制を確立し、同時に院内では高度な治療を行い、急性期に対応する病院として発展させた。

白峯診療所と後身の堀川病院は、まさに二〇世紀という「病院の世紀」のただなかで地域医療を展開していった。では、間歇入院制や居宅療養という「地域医療」の実践は、二〇世紀型の治療中心の医療に位置付けられるのか。それとも現代の「包括ケアシステム」の先駆といえるものだったのか。本書ではこのような問いから、二〇世紀後半の西陣地域における医療供給の問題とその変容、それらに対する住民や病院の活動について検討する。

本書の構成は以下の通りである。

第1章「西陣地域における医療の「民主化」運動（一九四五年〜一九五〇年）」では、一九五〇年に設立された白峯診療所の前史として、西陣地域での零細な織元や賃織労働者、中小企業者、生活保護者などの住民による税金闘争と医療者による医療運動が、どのように開始され展開されていったのかを述べる。

第2章「白峯診療所の設立と医療扶助活動（一九五〇年～一九五七年）」では、白峯診療所設立の経緯および同診療所の医療活動に焦点を当てる。特に、出資金を集めた方法も含め、地域住民がいかなる形で診療所の設立およびその後の運営に関与し、医療者はどのように住民と向き合っていたのかを検討する。

第3章「医療法人西陣健康会堀川病院の医療活動と住民組織「堀川病院助成会」の活動（一九五八年～一九六九年）」では、住民出資を担保に病院へと発展した堀川病院の医療活動に焦点をあて、病院の設立と同時に結成された住民組織「助成会」（一九八〇年以降西陣健康会に改称）とともに、病院を運営していく過程を検討する。そのなかで浮上した訪問看護や往診継続の問題点や看護婦不足の問題を、どのように対応していったのかも明らかにする。

第4章「堀川病院における高齢者医療の取り組み（一九七〇年～一九七九年）」では、高齢化を背景にした健康管理体制の確立、長期入院患者・居宅療養患者の調査と課題への対応を通して、間歇入院制を導入し、居宅療養体制を確立していく過程を詳細に記述していく。住民出資・住民組織に依拠する病院であるがゆえに、医療を実践するうえで、住民の存在はどのように影響したのかを検討する。

第5章「訪問看護のあらたな課題と地域医療の変容（一九八〇年～一九九四年）」では、堀川病院の居宅療養体制や在宅医療が先駆的な地域医療として広く知られるようになった一方で、地域や家族構造の変容によって家族による「介護力」の減退が課題となり、居宅療養体制が再考されていった経緯を詳しくみていく。家族や地域の変容に加えて、訪問看護制度や老人保健施設が徐々に制度化されていくなかで、病院や西陣健康会（旧助成会）や地域住民はどのような活動で対応しようとしたのかを明らかにする。

終章では、それまでの議論を踏まえて、二〇世紀後半の白峯診療所と堀川病院における地域医療の実践が、医療史上どのように位置づけられるのか、現代の「包括ケアシステム」の先駆といえるのかについて、猪飼の「病院の世紀の理論」を参照しながら考察する。

なお、分析対象とする資料は白峯診療発行の機関紙『しらみね新聞』（一九五七年一〇月〜一九五八年二月）、堀川病院発行の『ほりかわ病院新聞』（一九五八年三月〜一九六一年七月）、堀川病院助成会発行の『堀川新聞』（一九六二年二月〜一九六二年五月）、『助成会だより』（一九六二年六月〜一九六二年九月）、『堀川病院助成会だより』（一九六三年六月〜一九六四年七月）、『医療生協助成会だより』（一九六四年一一月〜一九七一年六月）、堀川助成会・医療法人西陣健康会発行の『ほりかわ』（一九七二年七月〜一九七四年八月）、堀川病院助成会発行の『助成会だよりほりかわ』（一九七四年八月〜一九七七年七月）、『京都ほりかわ』（一九七七年九／一〇月）、『助成会だよりほりかわ』（一九七八年八月〜一九八〇年一〇月）、西陣健康会発行の『西陣健康会だよりほりかわ』（一九八一年一月〜一九九七年十月）のほか、堀川病院発行の『病院の動き』『月刊ほりかわ』、医療法人西陣健康会発行の「社員総会議案書」などの関係機関の刊行物および内部資料である。加えて堀川病院で勤務経験のある医療者・保健師・事務職員などへの聞き取り調査の記録を、必要に応じて用いる。

■注

1　京都の学区は、明治時代の町組制度から派生している住民自治区域である。一八六九年に六四校の番組小学校が作られ、それが通し番号のついた町組に編成され、行政機能の一部を担ってきた（辻 1977）。現在では「元学区」と表記されることもあるが、本書では「学区」と記載する。

2　テレビ報道では「ルポジュタージュ日本『西陣の路地は病院の廊下や』――ある地域医療の試み」（NHK総合テレビ、一九八〇年九月一三日放送）、「ドラマ人間模様『とおりゃんせ』」（NHK総合テレビ、一九八二年七月四日～八月一日放送）などがある（5章1-3参照）。

3　若月俊一（1910～2006）は、一九三六年東京大学医学部卒業。一九四五年長野県農業会佐久病院に外科医長として赴任、一九四六年院長に就任。農民の健康を守るために、出張診療を始め、治療だけでなく健康管理に力を注いだ。また、演劇や人形劇やコーラスなどを通じて農民に健康教育を始めた。農村特有の疾病の研究を進めるとともに、日本農村医学会を設立した。長野県八千穂村全体の健康検診の取り組みによって、老人医療費は全国一低いという成果を出した。一九六九年、国際農村医学会を佐久総合病院で開催し、以降一九九七年まで事務総長を担う。このほか、日本農村医学会理事長・日本農村医学研究所長・日本病院会副会長を歴任する。

4　医療運動という言葉は、谷みゆきが、「国民の健康を守る闘い」（谷編 1965）と捉えて使用している。また谷のこのような捉え方を参考に、野村拓は「医療保障拡充のための運動」と言い直している（野村 1987）。また岡野孝信は医療労働組合の立場から「医療労働運動も含め、患者・国民や医療関係者が医療保障制度などの改悪に反対したり、充実を求めるたりする運動」（岡野 2016: 4）と述べている。

5　若月の主張する「医療の民主化」とは「医療と保健に関するあらゆる格差をなくすこと」であり、また若月は「医療の民主化を本当に実現するためには、地域社会の民主化ができなくてはならない」と主張している（松島 2007）。また、住民を主体に考えれば「自分たちの健康問題を自分たち自身で取り上げ、自分たち自身で解決の道を探れるようにすること」が民主化であるとのべている（川村 2008）。

6　新井は、「包括ケア」を、高齢者の長期ケアに対して導入された「医療（治療・看護・リハビリ）と社会的ケア（身体介護・家事援助・生活援助・社会参加）」を統合したものと捉えている（新井 2011: 1-2）。さらに各地域の環境に合わせ、様々な連携があるとしている。

7　川上は、「医療の社会化」を資本主義の矛盾の顕在化との関連で位置付け、医療の営利性を批判し受療できる層の格差を解消しようとする運動が「医療の社会化運動」であると捉えている（川上 1965: 382-383）。また佐口卓は、「医療の地理的・社会的偏在による医療費の重圧排除」を「健康保険・国民健康保険」などによって実践するものを「上からの医療の社会化」と呼び、一方、開業医制度を全面的に否定し、医師が積極的に参加する民衆も解放運動を「下からの医療社会化運動」と捉えている（佐口 1964: 57-75）。

8 『いのちの平等をささげて――山梨勤医協五〇年のあゆみ』（山梨勤医協五〇年史編纂委員会 2010）は、山梨勤労者医療協会（山梨勤医協）の設立・倒産・再建にいたる経緯が記述されている。また、『東京地域医療実践史』（東京民主医療機関連合会編纂委員会 2004）では、第二次大戦前の関東における無産者医療運動から二〇〇〇年までの約六〇年間にわたって、東京民医連傘下の各医療機関を事例に民医連史が記されている。『あすへの記念碑――上二病院の三〇年』（三〇年史編纂委員会編 1979）、『淀協のあゆみ――地域の医療運動史』（淀協史編纂委員会編 1981）などは、関西における医療民主化運動の視点からみた病院史である。

9 猪飼は健康を支える場が病院から移行するのは「健康戦略がコミュニティを作ること」という考え方が二一世紀になってクローズアップされてきたからと認識している（猪飼 2009）。ところで、「地域包括ケアシステム」という言葉があるが、保健・医療と福祉の連携を図るものという意味で同義語である。「地域包括ケアシステム」という言葉は、一九七〇年代当時広島県立みつぎ総合病院院長の山口昇医師が命名したと言われている（新井 2011; 高橋 2012; 山口 1992, 2012）。山口は地域包括ケアシステムを「保健・医療・福祉の連携による、高齢化社会を視野に入れた、住民の健康づくりからアフターケアまでを含む住民参加のシステム」（山口 1992: 148）と捉えている。しかし、山口のいうシステムは広島県立みつぎ総合病院で見られるように病院が基盤となっており、二〇一二年に厚生労働省が推進した地域基盤の「地域包括ケアシステム」とは異なるとの指摘もある（二木 2015）。宇都宮啓保健局医療課長によると、厚生労働省のいう「地域包括ケアシステム」は、超高齢化社会に向けて「三〇分以内の日常生活圏域で、二四時間三六五日の基本的な保健・医療・福祉サービスが安心して受けられる」地域基盤の体制づくりを意味している（宇都宮 2012: 33）。

第1章

西陣地域における医療の「民主化」運動（一九四五年〜一九五〇年）

はじめに

本章では、一九五〇年に白峯診療所が設立されるまでの前史として、西陣地域での地域住民による税金闘争と医療者による医療の「民主化」運動に注目する。

日本は戦後直後から一九五二年にかけて、連合国最高司令官総司令（General Headquarters 以下、GHQ）による占領期にあった。この時期に医療政策を担ったGHQ／SCAP公衆衛生福祉局（PHW＝Public Health and Welfare Section〈以下、PHW〉）は、日本の戦時体制を解体し、非軍事化・民主化の指令を出してきたが、杉山章子は、その施策は「占領政策の円滑な実施のため」にあり、日本の「民主化」のための直接の医療政策はないとしている（杉山 1995: 20）。高岡裕之は、占領期初期の医療制度改革ににおいて「『民主的』な新医療制度を求める動きが、各方面に台頭するようになる」とし、その一つとして日本医療団の解体過程における医療労働運動の主張に着目した。高岡は、医療労働運動が目指した医療の「民主化」とは日本医療団の解体ではなく、「『医療制度における民主主義革命』の推進主体へと変革し、活用すべき存在」だと分析した（高岡 2000: 174）。高岡は、「戦後社会運動における医療「民主化」運動」には二つの流れがあったと指摘し、一つが前述の医療労働運動で、もう一つが関西医療民主化同盟だとするが、後者の動きの詳細には触れていない（高岡 2000）。

関西医療民主化同盟は、戦前の無産者医療運動など医療の民主化運動に関係した医療者たちによって一九四八年に結成された。その後、占領軍による対日政策転換でレッド・パージ[1]を受けた医師・看護婦・活動家・労働者らが加わり、「民主的」診療所の設立運動が推し進められていった。

戦後の京都においても、関西医療民主化同盟の影響を受けた医療者たちを中心に医療運動が起こり、その一環として「民主的」診療所が設立されていった（京都の医療を語る会 1992）。しかし、その設立においては、地域住民や西陣機業に携わる労働者・民主団体など、医療従事者ではない人たちも重要な役割を果たした。これらの人々がなぜ医療者とともに医療運動に関わったのか、その背景を考慮するならば、医師による「民主化」だけではなく、住民が主張した「民主化」についても検討する必要がある。本章では、西陣地域の「民主化」運動を担ったアクターに着目しながら、白峯診療所の設立に至るまでの過程を検討する。

第1節　戦後の医療民主化運動

1-1　関西医療民主化同盟の発足

終戦直後、多くの国民が貧窮と不衛生のなかで生活していた。医薬品、医療施設、医療者が不足し、引き揚げや復員による伝染病も拡大・蔓延していった。このような荒廃のなかでいかに医療を提供するのかが、現場にいる医療従事者たちにとって重要な問題であったが、その前にまず、医療従事者自身の自衛が必要であった。『京都府医師会二十年史』によれば、「（引用者注：医師会の）一般会員にとっては衣食住の問題は深刻であった……われわれの望みは『腹一杯飯を食うこと』であり、話題は『食べものの恨み』であった」と記されている。一九四八年になって、「各地で医師の生活をまもり、医療の荒廃にたいする戦をいどむ医師大会」が開かれている（京都府医師会編 1968: 76-77）。この年に社会保険診療報酬支払い基金が設立され、また健康保険法の改正が行われ、保険診療の比重も増してきた。そのため、日本医師会は、制限診療[2]の撤廃と診療報酬の改善問題にとりくみ始めた。しかし、当時の日本医師会は、PHWのサムス准将の指導によって、戦前からの日本医師会が「非民主的組織」（Sams 1962: 250）であるとして解散を命じられ、新生日本医師会として発足したところであった（水野 2003）。野村拓は、医療制度・医療保障の改革もGHQ統治下で行なわれたこの時期、日本医師会は、「医師会の歴史の上では、虚脱の時代」が続いたと述べている（野村 1976: 56）。

一方、医師会の動きとは一線を画する、医師や医療労働者による運動も起こった。川上武によれば、これらの医療運動は、戦時中に弾圧されていた「無産者医療運動[3]、社会医学活動、セツルメント運動の流れをくんだ医師たちに」より戦前の運動が再建されたもので、関東に新日本医師連盟、関西には関西医療民主化同盟が結成された（川上 1965: 526）。

このうち関西医療民主化同盟は戦前の無産者診療所運動の草分け的存在であった岩井弼次[4]を中心に、約五〇名の医師・技術者が集まり結成された。メンバーには、大阪市の東成診療所で活動した桑原康則[5]・中野信夫[6]のほか当時大阪帝大医学部第三内科の桑原英武[7]などがいた。

関西医療民主化同盟の設立について原榮一は、「同盟は……医療の民主化を目的とする医療技術者（医師、歯科医師、薬剤師、助産婦、看護婦、保健婦、学生）の団体であるが……医療の民主化は技術者だけではできない。人民大衆の組織と結合の上に立たなければならない」と述べ、その実践方法として、同盟は「労働組合や民主的団体に依る民主的な診療機関の設立」を選んだとしている（原 1948）。

この関西医療民主化同盟による「民主的な診療機関」の設立運動は、戦後の医療の民主化運動として各地に影響を及ぼした。大阪では、阪神地区の各工場労働者の自主的な働きかけのもと、西淀川産業協会（以下、協会）が結成され、一九四六年に西淀川労働会館付属病院（西淀病院）と十三労働会館診療所が設立された（原 1948）。両医療機関は淀川を中心とした工場街の真ん中に位置している。西淀病院の三十年史『淀協のあゆみ』には「阪神間の工場労働者、地域住民の要求にもとづき、全国で最初の民主的病院」として設立されたと述べられている（淀協史編纂委員会編 1981: 17）。設立当初は、西淀病院の財産は戦中の西淀川産業報告会のものであったため、「協会は大衆募金を行なって、一九五一年八月から一九六五年九月まで四回に分けて支払い、払い下げの形式で、協会の所有財産としました」と書かれており、労働者階級による民主的診療所であることを強調していた（淀協史編纂委員会編 1981: 18）。

一九五〇年に西淀病院・上二病院など関西の民主的診療所約五〇機関が集まり、関西民主的病院診療所連合会（以下、関西民病連）を発足した（全日本民医連歴史編纂員会編 1983）。関西民病連は「働く人々のための病院」の設立運動を支援し、関西各地に関西民病連支部を設立していった（三〇年史編纂委員会 1979: 71）。関西医療民主化同盟はやがて勤務医の研究団体（新日本医師協会。以下、新医協）・開業医の集団（保険医協会）・民主医療機関の団体（全国民主医療機関連合会。以下、民医連）の三分野に分岐し発展的に解消した（全日本民医連歴史編纂委員会 1983）。

ところで、関西医療民主化同盟のメンバーであった中野信夫は、一九三五年から約一年間、東成診療所（所長は桑原康則）に勤務したが、その間に、医師と医学生を対象とした雑誌『医療と社会』誌を四巻発行している。編集には、東成診療所を手伝いにきていた医師や京都帝大医学部の学生たちが関与していた。当時は、特高警察の弾圧があり、中野も一九三六年一一月に中本警察署に連行留置され、出身地である京都に帰ることを条件に一ヶ月後釈放された（中野 1990）。この「医療と社会」誌に携わった医師たちの多くが関西医療民主化同盟設立のメンバーとなり、一九四八年に関西医療民主化同盟によって第二号まで再刊された（第一号は不明のままである）。

1-2　京都の医療民主化運動

関西医療民主化同盟の影響を受けた中野信夫らが中心となり、一九四六年、京都に医療社会化連盟（以下、医社連）が結成され、京都の医療民主化運動の柱となった。京都・西陣地域に白峯診療所が設立されたのも、この運動の一環であった（京都の医療を語る会編 1992）。医社連のメンバーには、開業医であった松田道雄[8]、安井信雄[9]、大学の研究者であった鴨脚光増[10]、勤務医であった高橋松蔵[11]、そして当時インターンであった中野進[12]などがおり、講演会や労働者の自主的診療所設立運動などを展開していた（京都の医療を語る会編 1992）。医社連の流れを汲み、一九四九年に開業医の集団である京都府保険医協会が発足し、つづいて研究者・勤務医の研究団体として民主主義科学者協会京都支部（以下、民科京都支部〔現・新日本医師協会〕）やソビエト医学研究会[13]、そして民主医療機関の集団である民主医療機関連合会（民医連）がつくられた。結果、京都医療社会化連盟は発展的に解消した（中野 1996）。

京都府保険医協会は、中野信夫らによって「『社会保険の発展』と『保険医の擁護』」を目的に設立された（京都府保険医協会十年史編纂委員会 1961: 23）。当時、保険診療の増加に伴う点数規定の引き下げや健康保険支払いの遅延のほか、患者の未払い増加など開業医の生活保障が危ぶまれる状況であった。そのために、保険医の権利擁護が主たる目的となり協会の設立となった（京都保険医協会編 1979b）。設立当時の当面の目標は「診療報酬支払の迅速化、保険医の相互啓発と事務研究、保険診療収入に対する課税の適正化、一点単価の決定[14]、診療報酬点数表の改正に関する研究、社会保障制度の研究」であった（京都府保険医協会十年史編纂委員会 1961: 24）。

民科京都支部では、西尾雅七[15]ら大学の研究者や学生らが、読書会や講演会などを行い、活動していたが、のちに全国組織の新医協に移行していった。

民主的医療機関の運動として、一九四八年四月に紫野生活協同組合診療所が開設された。戦前の無産者診療所であった左京区の田中診療所で活動した高橋松蔵らが中心となった[16]。同診療所は、その後、医師不足や経営上の理由で閉鎖されたが、一九五一年に紫野診療所として再開し、当時京都大学医学部を卒業した片桐学[17]らが引き継いだ。次いで一九四九年一二月に、西陣織物業に携わる人たちによって、上京区成逸学区に上京人民診療所が開設されたが、わずか八ヶ月で閉鎖された。「共産党の問題、さらに診療所運営の問題が醗酵《ママ》しその年の秋には診療所は解体した」という（中野 1976: 298）。しかし、一九五〇年に旧上京区において、四つの民主的診療所（仁和・柏野・待鳳・白峯の各診療所）が、医療者や地域住民によって開設された。そのひとつが、白峯診療所であった（2章参照）。

一方、学生を中心とした医療民主化運動も盛んであった。京都大学では、一九四六年に当時医学部の学生であった橋本雅弘・吉田克己・片桐学などを中心に社会医学研究会（社医研）が発足した。社会医学的な調査に取り組み、労働者の実態やそこから浮上する問題などを検証していた。この社医研を指導したのが当時衛生学教室の助教授であった西尾雅七らであった。一九四九年、京都大学の社医研と医社連が連携して、東九条の民家に健康相談所をつくり、やがて「民主的診療所」へと発展させる運動もあった。医社連の松田道雄、中野信夫、笹井外喜雄らが中心となって試みられたが「条件が整わず閉鎖」された（京都保健会創立四十周年記念誌編集委員会 1996: 17）。しかし、相談所に自宅を開放した地域住民らによって、後日、民主的診療所のひとつである九条診療所となる（京都保健会創設四十周年記念誌編集委員会 1996）。

医療労働者の運動としては、第二日赤の従業員組合が中心となり、京都医療労働組合協議会（宇多野療養所・済生会病院・厚生園・京都病院など）が一九五三年に発足した。朝鮮戦争後の健康保険財政の圧迫・医療費の据え置きなど、保険医や国民の不安を煽る社会を背景に、労働者・医療者・京都府民・市民の労医提携の統一行動のなかでの発足であった。目標は、「社会保障制度の確立・国庫負担による入院料点数・

一点単価の即時大幅引き上げ・制限治療の撤廃」などであった（京都医療労働組合連合会 1983: 3）。

ところで、川上は、戦前からの無産者医療運動などの「医療の社会化運動」[18]が、戦後にその流れをくむ医師たちにより再建され、関西医療民主化同盟の結成に至ったとみている（川上 1965）。確かに、大阪の民主的診療所には無産者医療運動を経験した医療者たちが多く関わったが、京都の民主的診療所においてはその傾向はあまりみられない。第2章で詳しく述べるように、京都のなかでも特に白峯診療所の場合は、西陣機業者たちの運動が母体となって設立されており、その運動に民主的医療機関設立の主旨に賛同した医療者たちが合流した側面がある。

京都市の西陣地域で医療機関の設立に関与した医療者や医学生たちの多くは、京都府立医科大学の離職者や放学された者であった。白峯診療所の設立と運営に関与した早川一光もその一人であった。終戦時、京都府立医科大学の三回生であった早川は、「占領軍の持ち込んできた『民主主義』」に魅了され、「今までの価値判断のものさしが一変した」と当時を振り返っている（『京都新聞』一九八五年二月六日「自治会活動　民主主義が明るく新鮮に」）。この価値観の転換によって、早川は大学法案闘争、授業料値上げ反対、教育への学生の自主的な参加の要求運動など、学生自治運動に打ち込んでいった（早川 1999）。

一九四八年頃から米国とソ連との対立が表面化して非軍事化路線が変更され、GHQによる「民主化」は反共を前提としたものになった。GHQと日本政府は日本共産党をはじめとする左派勢力に対して弾圧政策をとるようになりレッド・パージがおこなわれた。このレッド・パージによって大学を離れた医療者たちが、民主的医療機関の設立に関与しはじめた。早川は、当時のこうした機運について、「医療を通じてものの考え方を変えよう、医療を社会化しよう」という日本共産党の医療政策が底流にあったと振り返っている（早川・立岩 2015: 80）。

1-3　京都府立医科大学の医療者たち――大学から地域へ

『京都府立医科大学百年史』によると、一九四五年、文部省が自治的交友会を再編するよう全国に通達したが、京都府立医科大学でも学生自治会を発足させる機運が出始め、同年一一月二七・二八日に第一回学生大会が開かれた。復学・復員した者、予科生、附属女子専門部[19]（以下、女子医専）の学生たちが、食料供給に関する学校当局の援助、学生自治会の設立欲求、教授会の公開要求などを相次いで掲げた（京都府立医科大学百年史編纂委員会 1974）。学生大会に始まった学内民主化運動は、大学構成諸団（教授団・予科教授団・事務職員団、雇傭人団・看護婦自治団など）に自治組織を作る動きとして発展し、それを結集した機構として一九四六年に京都府立医科大学協議会が作られた。

学生自治会では、授業料値上げ反対運動が起こった。当時の物価高騰に伴うとはいえ、一九四七年当初年間九六〇円の授業料が一九四九年には五四〇〇円まで上がり、退学者・休学者が続出した。自治会は、学費がないために就学できないとは学生の自治に反するとして大学に何らかの措置をとることを要求した。学生たちは、街頭に立って市民の支持を呼びかけ減免措置を学校側に要求した。学生自治会は「府会を傍聴して窮状を訴え」、その結果「予算案審議に際して授業料総予算額の一割の減免措置をとれという付帯決議をつけることに成功」した（京都府立医科大学百年史編纂委員会 1974: 226）。

学生の自治会運動が活発になる一方で、一九四八年頃よりＧＨＱは次第に占領政策を変更してきた。教育の面においても、文部省と民間情報局（Civil Information and Educational Section 以下、ＣＩＥ）による教育指導者講習会が全国各地の大学で行われ始めた。ＣＩＥ顧問のウォルター・クロスビー・イールズは、一九四九年七月一九日の新潟大学を皮切りに各地の大学で講演し「共産主義教授追放」を唱え、共産主義者に対して辞職勧告を行った（室伏 1970）。京都府立医科大学の自治会は、大学法案においても、教育の民主化が次第に管理化に向かっているとして、対策委員会を設け反対運動をおこした。

女子医専教授会の流会事件がおこったのは、このような時期であった。当時学内では、学長の公選や全学協議会の確立など民主化が叫ばれていたが、こうした動向を嫌った大学側は、女子医専の解剖学担当の足立興一教授の辞職勧告を決定した。これを不当処分であるとして抗議した学生らが、教授会の開催中に足立の辞職勧告撤回を申し入れた。しかし、当時の勝義孝学長は、教授会の公開を求める学生八人とこれを支持する竹沢徳敬女子医専教授[20]、そして辞職勧告の拒絶を意思表示した足立教授の発言を拒否し教授会の流会を宣言した（京都府立医科大学百年史編纂委員会 1974）。次いで教授会は、足立や竹沢の他、学生を擁護した当時、共産党党員の野中弥一教授[21]や鴨脚光増内科講師などを解雇処分とした。また教授会を流会させたとして、会場に入り抗議した学生八人を放校、女子医専生一二人を無期停学とした。

こうした処分に反対する署名活動が行われ、野中や鴨脚とともに早川も活動に関与した。学生や支援者たちは、学生の放校処分の無効を京都地裁に申請し、一九五〇年一一月には、一審判決で学生側の勝訴が下されたが（京都地方裁判所第二民事部 1950）、その後、大学側が大阪高等裁判所に控訴するなど、裁判は六年間の長期戦となった。この間、学生たちは、創設間もない民主的診療所で検査技師の診療援助や事務局員として働いた。白峯診療所にも、放校された学生や放学処分となった医師らが働いていた。この学生や若い医師たちにレントゲンの読影法や結核症状などを教えたのが松田道雄であり竹沢徳敬であった。

ところで、早川は一九四八年に卒業後、望月成人教授の第一外科に入局するが、自治会運動を行っていたとして、学内の民主化に反対していた一部の教授からは「赤」としてマークされていた。早川は、女子医専教授会流会事件で放学された学生の復学運動にも関わっていた。そのため「君がいると、大学から研究費がこない」と望月教授にいわれ、大学を追われた（『中日新聞』一九七九年五月二八日）。早川はこの時すでに、後述する「生活を守る会」とともに税金闘争に参加しており、その運動のなかで、自分の医療の方向性を定めていた。当時を以下のように述懐している。

住民の生活が苦しく、過酷な税金に堪えられないなかで、自己申告を目指す納税の民主化と、国民皆保険を志向する住民が乗り出した町衆運動が盛り上がり、それに学生運動も結びついて、活動の方向が決まっていきました（早川 1999: 36）

なお、ここで早川は「国民皆保険を志向する住民」と述べているが、これは誤認と思われる。当時の民主的診療所設立の目的は医療扶助の保障にあり、第3章で述べるように、国民皆保険はむしろ白峯診療所が一九五八年に堀川病院へ拡大される際の要因のひとつであった。

こうして大学から追放され職を失った医師や労働者たちが、住民の運動に協力する人材となり、一九五〇年に仁和診療所（野中弥一・松本真也所長）、白峯診療所（早川一光所長）、柏野診療所（山形志乃武所長）、待鳳診療所所長（真鍋貴所長）の四つの診療所が設立されていったのである。

では、西陣地域における生活を守る会の人たちの運動とはいかなるものであり、住民は医療機関設立にどのように賛同していったのだろうか。

第2節　西陣の賃織労働者による医療保障運動への関わり

2-1　西陣機業の零細性と労働基準法の適用

西陣織物は、技術そのものは平安時代の織部司（おりべつかさ）まで遡る日本の代表的な高級絹織物である。応仁の乱の戦火が収まると、大舎人座とよばれた機業集団が西陣の地に居住し、幕府や宮廷の保護のもとに奢侈的需要を充足する織物として発展した。第二次世界大戦中の一九四〇年に「奢侈品等製造販売制限規則」いわゆる「七・七禁止令」によって大打撃を受けた。一九四九年になってやっと生糸・絹織物の価格統制の解除などによって復興の兆しが見え始め一九五〇年の朝鮮特需によって需要が拡大した。『京都市勢統計書』によると、一九五〇年当時の京都市内の工場を産業分類別にみると、工場総数は一万二五八六でそのうち紡織業の工場数は約五九％を占めていた。行政区別にみると、工場総数一万二五八六のうち上京区にはその約半数が集中していた。「いかに本市には西陣を中心とした織物業が多いかが知れる」と『京都市勢統計書』に記されている。また、従業員数でみると従業員総数八万四五九二人のうち、上京区には二万九九九人と他の行政区と比較し最も多かった。さらに、従業員規模数でみると、京都市の工場総数一万二五八六のうち約七五％が従業員三人以下の規模であり、その約五八％が上京区に存在していた[22]。すなわち、西陣には、紡織業を主とする従業員三人以下の小規模工場が集中していたことがわかる（京都市役所総務局統計課編 1951）。

このような西陣機業の零細性は、生産工程の分業化・専門化にあるといわれている。西陣機業の生産工程は、製紋、原料準備、製織、仕上げなどに分化し、この一連の工程が協業することによって一本の帯が仕上がる（表1-1）。織物の工程部門を担うそれぞれの職種が、熟練による高度な技術を創出し、各部門間の兼業を不可能とするまでに分業・専門化している。この関連産業の分業の確立が、零細規模を存続させたのである（黒松 1965）。一九四七年の調査では、西陣の織元で機台数五〇台以上を所有する者は全体の八%しかいなかった（堀江・後藤 1950）。

一本の帯は、分業ゆえの協業という集団の作品であった。この産業がもつ零細な分業と協業は、そのまま西陣地域の特徴ともなる。筆谷稔は、「西陣機業は零細にして、いろいろな業種が有機的に関連し合って一つのトータルな織物をつくりだすこと」で、町内会において住民の親睦と相互扶助の機能が果たされ、その一方で、同業者間の競争も激しい面もあったと特徴づける（筆谷 1982: 4-6）。秋定嘉和は、零細な機業ゆえに「商いも工場も住居も一緒。家族も奉公人も一緒クタの生活」であり、「町の中身は田舎の村と同じ、皆顔見知りだし、人情の厚い同族社会」であり、これが一般的に「西陣むら」といわれる所以であるとした（秋定 2006: 159-160）。つまり西陣地域の住民は、労働と衣食住が一体である農業形態と同様の生活環境を有していたというわけである。暮らしつつ、創りつつの地域集団であり、職人の競争と協合も共存していた。

西陣織生産の組織構造上の特徴に、賃織《ちんおり》制度がある。賃織制度には、織元の工場内で作業をする内機（うちばた）と、原料糸と織元所有の織機を借りて自宅で製織する出機（でばた）の仕組みがある。一九四六年の調査では全機業者数の七二%が出機の賃機業者たちであった。労働形態は典型的な家族労働

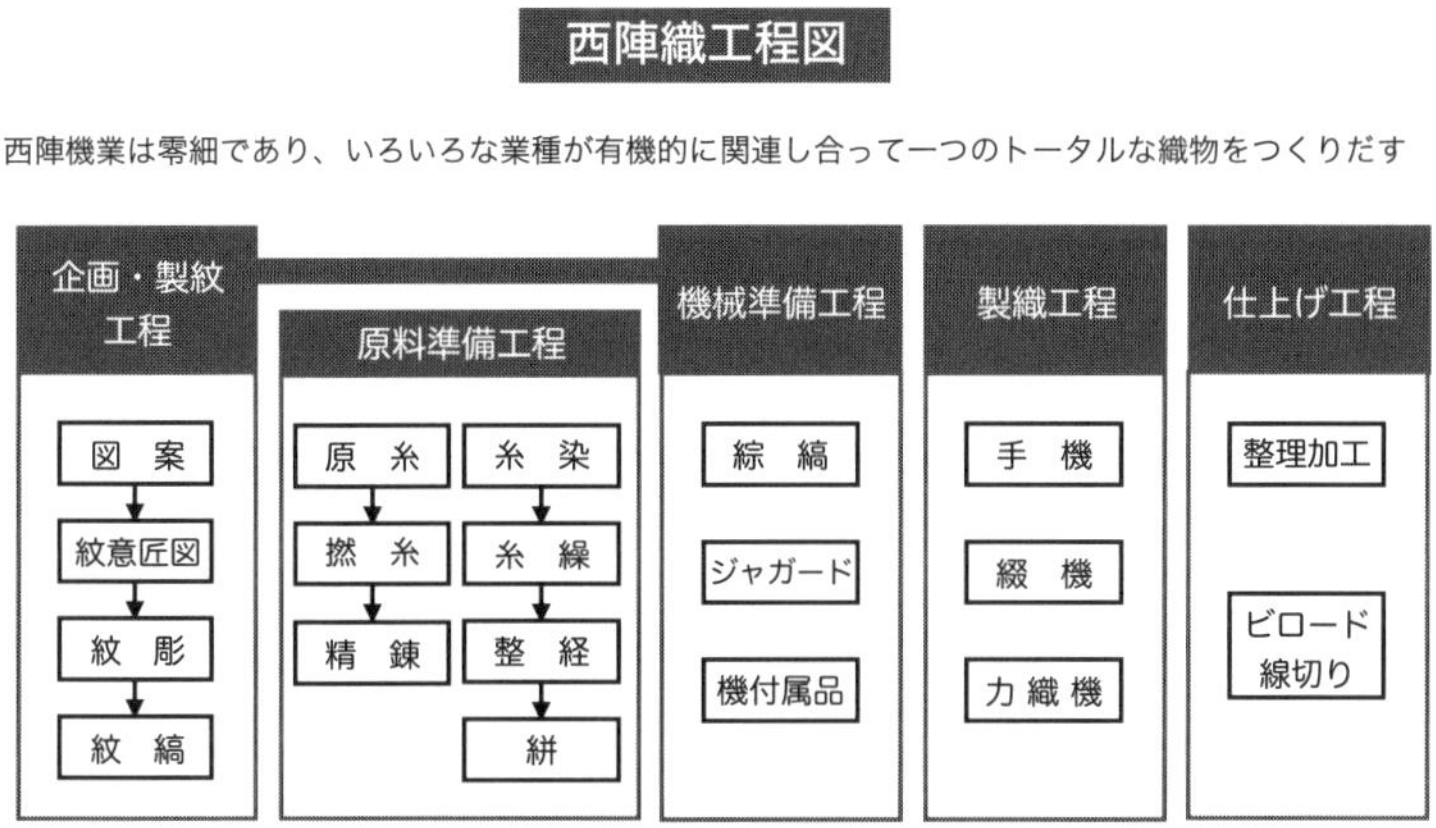

表 1-1 西陣織工程図

出典：西陣織物工業組合編『西陣織工業組合パンフレット』をもとに作成

で、業者一戸あたり平均一・七台の織機数であった（日本勧業銀行調査部 1948）。一九五一年の『西陣企業実態調査』では、出機賃機業者のうち、織機台数五台未満が九六％であった。また、出機の織り手たちの多くが手工技術をもち、手織織機によって帯地・金蘭・着尺などを生産していた。一九四八年の時点では、織機台総数一万二八二一台のうち手織織機が七五％を占めていた（京都市企画審議室編 1951）。

一九三八年の京都市社会課による『西陣機業に関する調査』には、「織元は工場を所有せずとも広汎なる賃織を支配する事に依り、ひとつの大機業家であり『工場なしの大経営』所有者である」と記述されている。早い時期から、出機賃機者たちが西陣織の生産において重要な働き手であり、かつ零細機業のままであったことがうかがえる（京都市社会課編［1938］2002: 8）。しかし、この「働き手」が労働者であるか否かについての問題が、戦後の労働運動とともに問われるようになった。織元の工場内で作業する内機は、工場の従業員であり労働者であることは明らかであったが、出機については、労働者ではなく賃織「業者」とする見方が一般的であった。賃織業者たちは、織機の所有物を賃貸しているという織元への依存性・従属性が強い一方で、出来高払い制と居宅での就労、労働時間の非拘束性などによって、独立した業者扱いを受けており、出織自らが職人としての意識を持つ者もいた（三好 1984; 横山 1984）。

賃織業者を、自他共に労働者と認めるには、西陣機業従業員組合の闘争を待たねばならなかった。その中心となったのが、一九四七年に賃織業者および西陣機業従業員で結成された全西陣織物従業員組合（現・全西陣織物労働組合。以下、全西労）であった。全西労は、労働基準法の適用と賃織業に課されていた営業税の撤廃を目標に運動を起こした。GHQ統治下で労働基準法が施行された時期であり、西陣機業に従事する労働者も、劣悪な労働契約や労働時間を改め、賃金において封建的な労働関係を排除しようと声をあげた。賃織業者が労働者である理由として、賃織制は「一見請負業者の様姿を持ってはいるが、出来高制工賃以外には他の請負業者にみられる様な利益や利潤は一切なく、製織労働力の提供に依る工賃のみを得ている者であるから、本質的には純然たる労働者」であり、「個々の賃織業者は各々の織元の分散工場の従業員となって現存」することがあげられた（全西陣織物労働組合 1978: 29）。

全西労は、一九四八年一月、京都労働基準局に、出機に対する労働基準法適用に関しての「歎願書」を提出した。その二ヶ月後に、京都労働基準局による西陣賃織実態調査が、一ヶ月間実施された（『京都新聞』一九四八年二月二三日「雇いか請負か――西陣機業の實状調査」）。その結果にもとづき、西陣賃織業者と織元との関係は雇用ないし労働契約であり、労働基準法は西陣賃織業者に適用すべきものであるという判定が、同年四月、労働基準局によって下された（全西陣織物労働組合 1978）。請負金の出来高払いについて、当時の『朝日新聞』は、出来高払いは「請負契約であるようにみえるが、実際は労務の供給に対する一方法に過ぎない」との理由で適用することになったと報じた（『朝日新聞』一九四八年四月六日付朝刊「西陣織に労基法適用――請負契約でないと断定」）。

こうして一九四八年、西陣の出機賃織業者に対して労働基準法が適用された。しかし、労働基準法の法的拘束力が及ぶ範囲は、厳密には西陣地域の内機の雇用労働者に限られていた。また、労働基準法は賃織労働者や織元にとって適用しにくい面があった。出来高払いのしくみや家内労働などにより労使関係がわかりにくく、また西陣機業がそれぞれ独立した業種で構成されていたため、賃織に技術職人であるという自己認識があったからである。当時の『京都新聞』では、労基法適用について労基局・織元・賃織工のそれぞれの立場からの声を載せている。たとえば、織元の大半を占める小織屋は、労働条件によっては経費が高くなるなど負担が生じると訴え、賃織労働者からは、一日八時間働いて、今までと同じ賃金なら良いが、夜働いた方がよけい仕事ができると職人気質を語るものなどいろいろな意見が載せられている。「いずれにしてもこの混乱がどう整備され」るか注目されるという状況であった（『京都新聞』一九四八年四月九日「織元の負擔は増加」）。

2-2　賃織労働者の実態

賃織労働者の労働時間、労働環境などの実態はどのようなものであったのだろうか。

賃織労働者の出来高払いの額は、織物の種類によって多少異なるが景気に左右された。例えば帯地の場合、緯糸（横糸）が経糸（縦糸）の間を一回通ることを一越といい、織元が一越あたりの単価を決定し、生産された商品が幾越しであるかを数え賃金が支払われる。景気によって原糸の単価が変動し、賃織労働者は市場経済に左右され、不景気の時期には飢餓的生活に喘いだといわれる（日本勧業銀行調査部 1948）。一九五一年の『西陣企業実態調査』によれば、一九五〇年の帯地・金蘭系統の賃織労働者の所得は月額で、機台数一台所有で九〇六三円、二台で一万四五八五円となっており、純所得が四二八一円～四九〇三円であった[23]。利潤のある帯地・金襴・着尺でも、織機一～二台規模の所有の自営業者の生活は「働ける全家族を総動員して夜を徹して働いても生活費にも足らない収入しか得られない」という状況であった（京都市企画審議室編 1951: 34）。

賃織労働者の一日あたりの平均労働時間は、九～一〇時間がもっとも多かった。休日は依然として月二日が多く、明確な就業規則もほとんど備わっていない状態であった。家内労働者である主婦の労働時間は四～六時間がもっとも多かった（京都市企画審議室編 1951）。主婦の労働時間については、平均三台の織機をもつ自営業でも同じ結果が出ている。西陣には「おいでやす三寸」という言葉がある（早川ほか 1976a: 81）。機を織っている時に、客がはいってくると、「おいでやす（よくいらっしゃいましたね）」と愛想して世間話をするが、その間は仕事ができないため、あの人さえ来なかったら、三寸織れていたのに損をしたという意味である。出来高払いの賃金体制が生活の中に出ている言葉である。出来高払い制は食生活にも影響した。摂取カロリーについて、「中等労作であり乍ら、一日の総消費カロリーは、普通の勤労者の強労作に従事するもののそれに近くなる」とし、労働に見合ったカロリー摂取ができていないことが問題とされていた（京都市企画審議室編 1951: 75）。

では、労働環境はどのような状況であったのか。京都の町屋は、一般的に間口の狭い縦長の作りで、表通りからは土間を通じて出入りする[24]。西陣の家も町屋が基本であるが、住居部屋に続く一番奥の部屋に織機を置いていた。背の高い織機を入れるため、土間が削られ、高くした天井には天窓が作られてそこから明かりを取り入れていた（写真1-1・写真1-2・写真1-3）。このような建て方は「織屋建て」といわれ、採光、間取り、湿度、通風などが、品質の良い帯や着尺を生産する条件となった（片方 1995：77）。しかし、織屋建ては薄暗いうえに、雨の日には削られた土間に水が溜まることもあり、寒い時期は冷え込む。さらに作業では前かがみの不自然な姿勢をとるため、身体への負担が大きく、「西陣症」（第3章4節4-1参照）と呼ばれる西陣労働者独特の症状をもたらすことになった。家屋の広さは、一人当たりの畳数は、一畳半～二畳半未満が四二％を占め、部屋数は二部屋が最も多かった。しかし、百軒長屋と

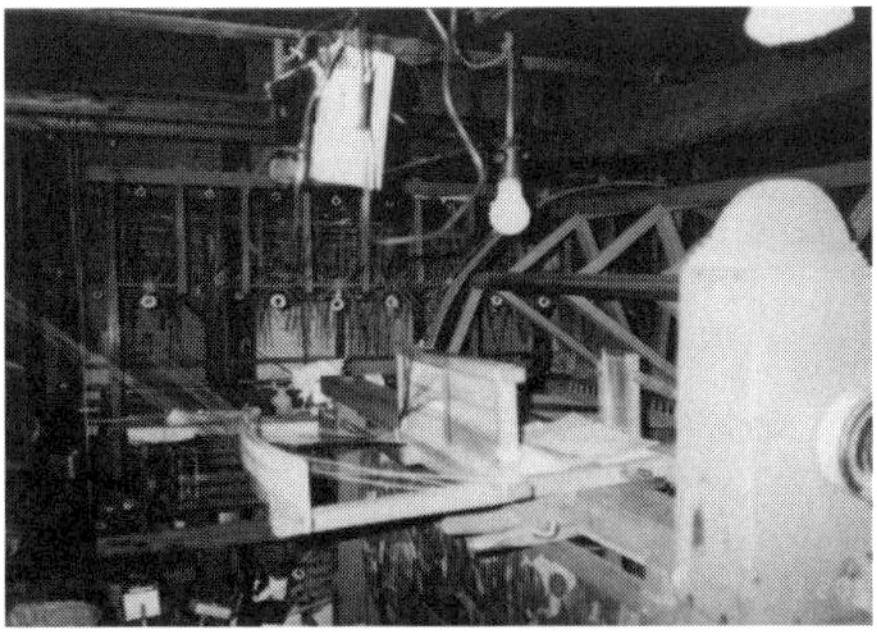

写真 1-1　織機（1996 年筆者撮影）
家の奥に置かれた織機。豆電球の下での作業となる。

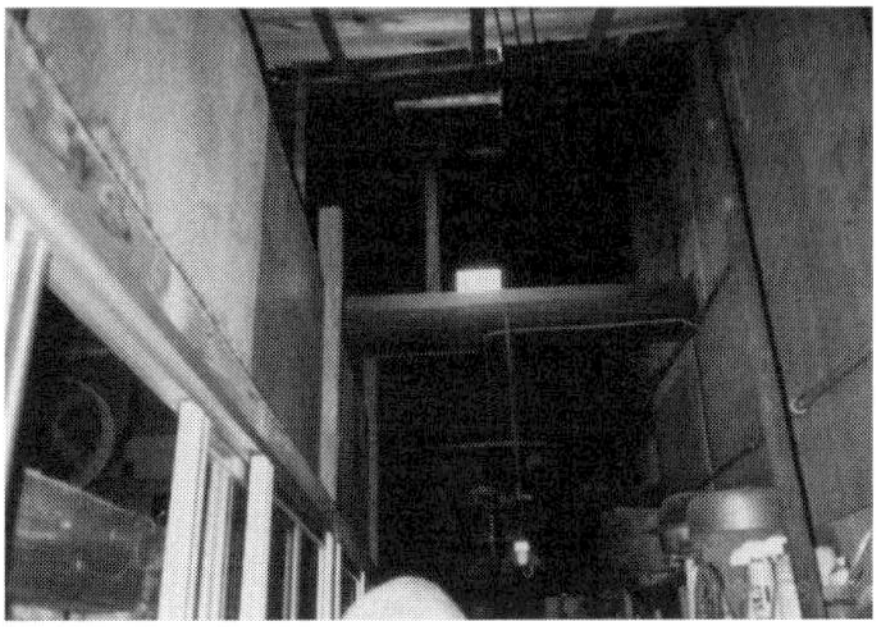

写真 1-2　織屋建て（1996 年筆者撮影）
天窓からの採光。

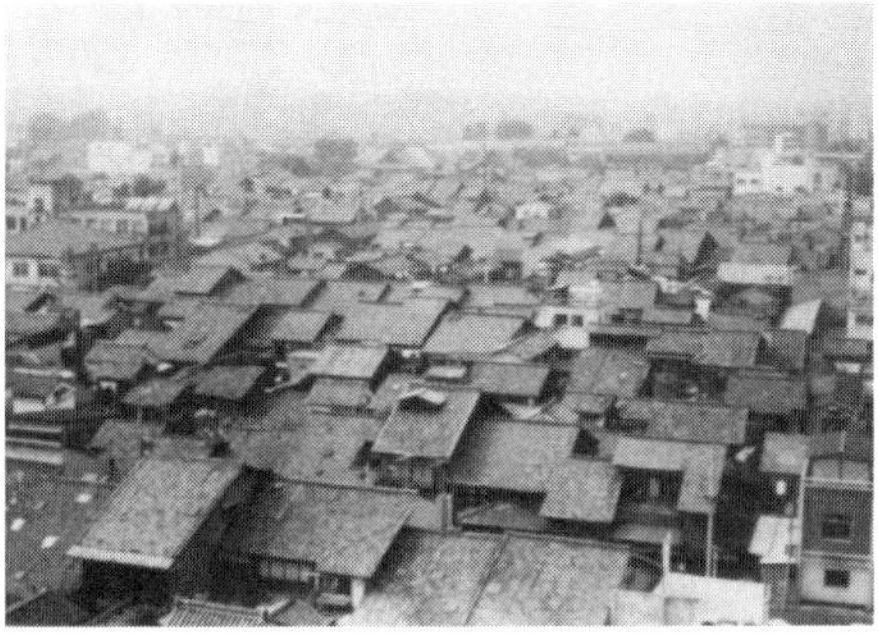

写真 1-3　密集した織屋。天井には天窓がみえる。
（1969 年筆者撮影）

いわれた家屋では一部屋が多く、食事も寝室も兼ねており、住居としての条件は悪かった。織機の振動は家屋に影響を与え、特に手織は織機を梁や柱と結合させているため、屋根の瓦がくずれる場合も多かった（京都市企画審議室 1951）。

2-3 事業税撤廃運動と上京生活を守る会の結成

零細な西陣機業者たちの生活の困窮に拍車をかけていたのが、営業税であった。営業税は、一九四七年に行われた税制改革により事業税となり、それまで非課税だった農漁業者にも課税されるようになった。また、事業税は、自家労賃が認められていない税でもあった（全商連史編纂委員会 1991）。すなわち、ほとんどの中小企業者が、家族の総労働力で支えられていたにもかかわらず、形式上、雇用関係をとっていないことから、家族の勤労所得は経費とみなされず、事業主の勤労所得も労賃とみなされなかったのである。さらに賦課課税制度との関係で、個人事業所得者に割当課税の増税がはかられた。これらの税制に対して、全国各地で不当課税反対運動が起こった（京都府商工団体連合会 2005）。

京都においても一九四七年に不当課税反対同盟が結成された。西陣の賃織労働者の場合、労働者と認定されたにもかかわらずその適用範囲は限られており、実際は事業所得者として所得税・住民税のほかに事業税が徴収された。全西労は一九四七年四月に「営業税撤廃請願運動」を推進するために京都市会と京都府会、そして上京税務署へ請願書を提出している（全西陣織物労働組合 1978）。申し入れの内容は、労働者として認められた賃織「業者」は給与所得者であり、源泉徴収を受けたうえに事業税を賦課することは、二重の税負担であるというものであった。続いて一九四八年には「事業税賦課免除」を訴え、地方議会に請願した。事業税の問題は、賃織労働者だけではなく、京都に存在する多くの零細・中小企業の労働者を直撃する死活問題でもあったため、「不当課税反対」運動に参加する人々が増加した。一九四八年頃からは、「納税民主化同盟」や市内各区に「生活を守る会」などが結成された。上京区にも西陣機業者を中心とした「上京生活を守る会」が一九四八年に結成された。

この時期は、経済安定九原則の施行により戦後インフレは解消したものの、デフレにより中小企業に対する大規模な企業整備と大量の人員整理がおこなわれ、多くの労働者が職場を追われた。『京都府の百年』によれば、一九四九年の企業整備による解雇は、京都市で二七〇事業所、一万一〇〇〇人に及んだ（井ヶ田・原田 1993）。西陣機業においては、当時の西陣織物工業協同組合（以下、西工）が大企業対象の長期融資対策と休機対策をとり、その結果、一ヶ月に一〇日も機を動かせない零細機業者が大半となり、多くが失業した（堀江・後藤編 1950; 西陣織物工業組合 1972）。生産高推移でいえば、一九四八年一二月に、月産一億一四〇〇万円であったものが、一九四九年一二月には八五〇〇万円に減少していた（企業組合の十年編集委員会 1960）。

一九四九年には、経済安定九原則を税制の面から補完する目的でシャウプ勧告が出され、翌年の税制改革によって税収確保が徹底された。GHQの指令によって、割当課税と滞納処分による徴税強化が行われた。反税運動の取り締まりも厳しくなり、差し押さえも多くの場所で実施された（『京都新聞』一九五〇年一〇月七日「税への言い分をきく」）。シャウプ税制は、申告納税制度、累進所得税などの側面を持つ一方で、「大衆」課税を徹底する重税政策をとった[25]。所得税は自主申告が認められるはずが、実際には各税務署の采配によって、更生や増税が決定され、個人事業者が所得を申告しても、その八〇%以上が追加徴税されたのである。当時上京生活を守る会の執行委員長であった平田敏夫[26]は、税負担について以下のように振り返っている。

戦後になって、今まで税金なんか払ったことのない、商売人や労働者、百姓に、ポッポッポッと税金かけてきました。初めはそんなもん払うたことないから、払わんでもええわいと、たかをくくっておったわけやけど、差し押さえ、公売という段階になってきたら、もうだまってはおれんとなったわけです。当時、税金以上に、まず食うものがない。栄養失調からくる結核がはやり、一般庶民には、薬も手に入らず大変でした。パンの値段が一日~二日で倍に上がっていく様なインフレ時代でした。……なんでこんな税金がかかるのかわからへんのや、ただわかっているのは、そんなもん払えるかい、払えへんのや。それだけがはっきりしておったんですね（平田 1987: 10）。

平田が回想するように、終戦以降、食糧、電力、資材不足とインフレによる物価高騰で生活するのが精一杯の時代であった。

当時、西陣地域では、共産党の谷口善太郎[27]事務所が生活相談所となっていた。この相談所が、「何でもかんでも庶民の困りごと悩みごとは引き受け、みんなで解決していこうという会」として、「上京生活を守る会」となった（平田・ひらの 1987: 175）。生活保護の申請や獲得方法、就職問題、親方と賃機労働者の仕事の問題、なかには、理髪券、汲取券などの扶助要求、どぶ板の修理まで、生活の場に起こりうるあらゆる相談がもちこまれた。中心的な活動家は党員に限らず、西陣の織屋、賃織労働者、零細企業者、商店主、日雇い労働者、大工、左官などの職人などがいた。在日朝鮮人総連合、京都織維産業労働組合、京華事業協同組合も加わり、一九四九年頃には上京生活を守る会の会員数が二〇〇〇人を超えた[28]（堀江・後藤 1950）。

2-4 納税の民主化運動から医療保障の運動へ

事業税およびシャウプ税制による追加徴税に対して、住民側は納税の民主化を求め、自家労賃の控除と自主申告を認めよというスローガンを掲げた（京都府商工団体連合会 2005）。しかし、徴税の措置として、税務署はトラックを滞納者の家に横づけして、畳、三輪車、仏壇、病人の布団まで差し押さえるいわゆる「トラック徴税」を強行した（『京都新聞』一九五〇年一〇月七日付「差し押さえは慎重に――トラックは威壓的だ」）。西陣地域において、税金滞納による差し押さえを受けたのは三〇〇〇軒で、そのうち九〇〇軒が零細織屋であった（堀江・後藤編 1950）。上京生活を守る会では、地域や学区ごとに班や支部をつくり、集団で差し押さえを阻止した。各地でも、シャウプ税制の徴税に反対する運動は、民主商工会の所得税の減免申請と更正請求運動となり、徴税吏員に対する集団説得がおこなわれていた（全商連史編纂員会 1991）。

このような反税闘争のなか、全西労による事業税撤廃要求は一九五〇年四月に誕生した蜷川虎三知事と再度の話し合いをするなかで、同年八月合意に達した。その内容は「昭和二五年以後については事業税の対象たる実体が備わっていない場合は、課税しない」とするものであった（京都府会定例会議事録速記録第二号一九五〇年八月三〇日）。この判定は、他の中小企業者にとってもひとつの成果となり、この通達を利用して各地の商工団体連合会の事業税闘争がすすめられた。その結果、全国の中小企業者による個人事業税は、課税対象が減額され、さらに増加所得税分も減額となった（全商連史編纂委員会 1991: 73)。

しかし、勢いのあった上京生活を守る会は、一九五〇年の一一月に起こった上京税務署事件[29]で、当時の中心メンバーであった共産党幹部のほとんどが検挙された（『京都新聞』一九五〇年一一月二五日「赤追放者の暴力闘争へ市警が朣──取締りに実力行使」）。GHQによる対日路線の変更によって共産党弾圧が激しくなってきた。会員数は次第に減り、一九五一年以降、徐々に勢力は衰えていった。全西労の組織編成もあったが、組合員の数は一九五〇年の二〇〇〇人余りを最高に以降一九五六年まで減少の傾向にあった（全西陣織物労働組合 1978)。一九五三年の京都労働基準局による調査では、「全西労（組合員一五〇〇人）や織労（組合員三五〇人）などの地域労働組合においてさえ、組合活動は低調で、一部分が組織されているにすぎない……協同組合や同業者団体は七一あるが活動にみるべきものなく単に親睦団体なものがほとんどである」と報告されており、西陣機業の組合運動そのものが勢いを失っていたことがわかる（京都労働基準局 1953: 4)。

事業税が撤廃されたものの、実際は賃織制度での雇用関係で労働法適用の対象となるものは限られ、賃織労働者の生活が一変したわけではなかった。出来高払い制で支払われる額によっては、生活保護の適用となる者も多かった。西陣機業者だけではなく、上京生活を守る会の会員であった商店主、露天業者、日雇い労働者などの多くがボーダーライン層であり、かつ医療保険未加入者であった。彼らにとって、疾病時の医療へのアクセスは容易ではなかった。そこで、上京生活を守る会で活動していた人たちが中心になって、生活と健康の保障を地域の課題としてとりあげるようになった[30]。税金闘争への参加をきっかけに、診療所設立の運動に参加したビロード手機職人の松山タキヨは、当時を振り返って次のように述べている。

当時の織手さんならどなたもご存知と思いますが、金属の腹当をしている様なもの、いくら寒くても暖房とてなく、夜十時十一時頃迄の残業は当たり前でした。どこがどういうわけではないが、一度お医者さんに診てもらいたいと思っても、健康保険を持っている人はほんの僅かでしたので、あきらめるしかなかったのです。〝西陣に気軽に診てもらえる医療機関を作ろう〟という気運は、激しかった徴税から暮らしを守る目的で活動をしていた「生活を守る会」の運動のなかから湧き出てきました。資金作りからはじめました。当時、若かった私も仕事に追われながらカンパを訴えて走り回り、わずかばかりの貢献はできたと自負しております（『西陣健康会だよりほりかわ』第一八〇号一九八二年一月一〇日）。

松山によれば、徴税の闘争も診療所設立も暮らしを守るためのものであった。また、西陣労働者の多くが保険未加入者であった。これに関連して、当時、上京生活を守る会の西陣支部長であった神戸善一は、次のように述懐している。

31

当時は健康保険もほんの一部しかなく、私も軍需工場の保険があったのですが、ほとんどの人が病気になっても医者にかかれない状態でした。生活を守る会の会員が病気になると事務局の担当者が医療保護を民生安定所に掛け合ってとっていました。生活を守るためには、健康を守ることが第一に大事であり、自分達の体は自分達で守ろうということで、事務所の東半分が広くてあいているので、診療所をやったらという話がまとまり、仁和診療所で診療をしていた早川一光先生に診療所の所長を頼むことで話がまとまり先生と看護婦一人、事務長は玉川雄司氏計三人で始めました。医療券で遠慮せずに診てもらえる医療機関を設立しようということになりました（『西陣健康会だよりほりかわ』第二九五号一九九一年八月一〇日）。

一九五〇年、生活保護法が公布された。憲法第二五条の生存権に基づき、生活保護受給権を認め不服申し立て制度が法定化された。にもかかわらず、松山タキヨの言葉にあるように「西陣に気軽に診てもらえる」医療機関の設立が必要であった。なぜならば、医療扶助の診療を敬遠する医療機関が多い上に、医療扶助制度の利用も手続き上簡単ではなく、また、医療扶助受給は権利であることがまだ住民に浸透していなかったからである。神戸がいうように「自分達の体は自分達で」守るためにも、また医療を受ける権利について啓蒙していくためにも、医療扶助受給患者を快くみてくれる医療機関と医療者を、住民たちは必要としたのである。このような主旨をもつ住民の運動に賛同し参加したのが、京都府立医科大学を追われた医療者たちであった。

その一人である早川は、学生自治会運動を通じ生活を守る会の人たちに出会っており大学を追放されたあと事業税撤廃運動に関わり、生活を守る会の人たちとともに「トラック徴税」を強行する税務署に抵抗していた。

バケツや金ダライの乱打とともに、自由申告を認めろ！ものを言わせろ！…納得いく説明を！という町民の金きり声は、まさに自衛・自立・民主を要望する声だった…大学の民主化を叫ぶ教官と学生は生活の民主化を望む町衆の声に心うたれずにはいられなかった…トラックの前輪の所に寝ころび〝出るならおれをひいて出ろ〟と叫んだ。こうして庶民は生活をまもるために、学生は誰のための学問かを体で知っていった（『中日新聞』一九七九年五月二一日）

早川によれば、大学の民主化は、学ぶ者（学生）が主体となった「自衛・自立・民主」の確立であり、それは、神戸のいう「自分達の体は自分達で守ろう」という運動に通じるものがあった。両者の運動が合流し、住人出資による医療機関の設立が始まった。

なお、各地の生活を守る会や健康を守る会は、一九五三年以降の厚生省の医療扶助打ち切りに反対するため、生活保護受給者を中心につくられた組織として結成されたものが多かった。岸勇によると、これらの会は、医療扶助を受ける患者を経営の柱とする医療機関にとって必要な組織であった（岸 2001）。しかし、西陣地域の場合、上京生活を守る会を中心とする各行政区の住民団体は、診療所設立前に組織化されており、特に上京の場合は、賃織労働者の労働基準法の適用運動や営業税撤廃運動の影響が多分にあった。民主的診療所のために地域が組織化されたのはその後になる。京都の場合、生活を守る会や健康を守る会は生活保護者のための組織にとどまらず、生活保護者も賃織労働者も中小企業者も一体となった運動体であったといえる。また結成時期を比較しても、全国的な動向より早かった。西陣機業を中心とした上京生活を守る会という住民組織は、その点で特異であったとも考えられる。

おわりに

本章では、終戦から白峯診療所が設立される一九五〇年までを取り上げ、地域住民の運動と医療者の運動の経過を追い、合流した背景を明らかにした。

ＧＨＱの統治下にあった住民たちは、生活の課題として労働と税金問題に直面していた。西陣機業においては、企業整備と人員整理に対する労働闘争も背景にあった。西陣の労働者や住民たちは、「上京生活を守る会」を結成し、労働基準法の適用と納税の民主化を求めて運動した。事業税の撤廃後、住民の健康問題が浮上し、医療保障の運動が広がってきた。医療の保障は社会保障の一環として重要であった。自分たちの生活と健康は自分たちで守ろうという、住民による権利主張が、診療所設立運動へとつながった。これが、住民による医療の「民主化」運動であった。

医療者の「民主化」運動は、京都大学や京都府立医科大学の学生運動の影響が大きかった。白峯診療所の創設に関与した早川も、学生運動で経験した自治と、権力への抵抗が運動の推進力となった。この運動に、松田や竹沢のように政治的思想にこだわらない「民主」が存在したことも特筆に値する。住民と医療者が構築した「民主化」は、自治と自衛と、権力に対する抵抗であり、それを具現化したものが白峯診療所であった。

■注

1 レッド・パージとは、ＧＨＱ（連合国）占領下の日本において、連合国最高司令官ダグラス・マッカサー元師の指令により、企業整備と行政整理として日本共産党員や組合活動家を職場や企業から解雇したことを指す。一九四九年、総選挙が行われた際、日本共産党は四名の衆議院議員から三五名へと飛躍した。一〇万人の党員は労働組合の指導権をもち、統一戦線の民主主義擁護同盟では一〇〇〇万人を結集した。一九四九年一〇月には中国革命が起こり、これらの勢いに対して、ＧＨＱは対日支配を強化し、ドッジラインとシャープ税制をしいた。一九四九年四月には団体等規制令をつくり政治団体に対する登録制を実施、五月には定員法を強行可決、二七万人の官公労働者を首にした。さらに民間企業においても一二万三〇〇〇人の大量首切りを行い、共産党員や組合活動家を含め日本の階級的な労働運動の圧殺を狙った（湯浅貞夫 1988: 69）。

2 制限診療とは、厚生省（現厚生労働省）が社会保険診療の治療指針や薬剤の使用基準を利用し診療内容に制限をかけることである。厚生省は、財政危機を招いた要因に保険医の乱診乱療があるとし診療報酬支払基金での監査を強化して診療内容に干渉した（京都府保険医協会編 1979a）。

3 無産者医療運動は、一九二九年、国民が貧困と無権利の状態におかれ医療にかかれなかった状況において、労働者・農民・市民らが「労働者農民の健康は労働者農民自身の組織が保証せねばならない」（増岡 1974: 8）と訴えたことから始まった。堂本義明は、「大衆が今日の進歩したる医療を各人に均霑せしめようと要望して起こったところの一つの大きな民主主義的な運動」として無産者医療運動を定義した（堂本 1936: 9）。

4 岩井弼次（1894-1969）は、一九一六年に京都府立医学専門学校（現京都府立医科大学）卒業後、大阪の無産者病院設立に関わった。関西医療民主化同盟の結成や民主医療機関の設立において先導的な役割を担った。一九四八年医療民主化全国会議副議長、一九五四年上二病院（現ヘルスコープおおさか）理事長、無産者関西民主的病院診療所連合会初代会長を務めた。

5 桑原康則（1905-1982）は、大阪医専（現大阪医大）卒、耳鼻科。一九三三年に無産者診療所のひとつであった大阪の東成診療所の所長となり四年間活動。西淀病院の初代事務長。大阪の保険医組織の結成と医師会の民主化運動に専念した。

6 中野信夫（1910-2010）は、大阪医専（現大阪医大）卒、眼科。桑原康則の要請で一九三五年に東成診療所の常勤となり約二年間活動。一九三六年に『医療と社会』の編集に携わる。第四号発刊後警察に留置された。一九四六年京都医療社会化連盟を結成。一九四九年に京都府保険医協会創設の中心となった。一九五〇年に京都医療生活協同組合を創立。一九六二年に京都府保険医協会理事長就任（〜一九八一年）。一九六九年全国保険医団体連合会設立し初代会長となる。現京都ナカノ眼科は京都医療生協連合会に加盟している医療機関である。

7 桑原英武（1912-2012）は、岩手医専（現岩手医科大学）卒。桑原康則の弟。大阪大学第三内科を経て大阪上二病院（現ヘルスコープおおさか）院長歴任。関西医療民主化同盟結成時に中心的役割を担った。

8 松田道雄（1908-1998）は、一九三二年京都帝国大学医学部を卒業。大学時代は京都大学社会科学研究会に所属し、マルクス主義を学んだ。卒業後は小児科に入局し、小児結核をはじめ結核を専門に研究した。『結核』（松田 1940）、『結核とのたたかいの記録』（松田 1948）を著述し、多くの医学生の必読本となる。一九三八年から京都市中京区西の京結核予防健康相談所に勤務、一九四二年京都府衛生課結核予防係を経て、和歌山県衛生課長となる。戦中・戦後を通じて医療の社会化運動を推進。また、医学にとどまらず、市民運動家、ロシア革命研究者でもあった。戦後京都で小児科医院を開業するとともに、白峯診療所および堀川病院の実践および西陣地域の住民の運動を支えた。

9 安井信雄（1907-1976）は、一九三一年に京都帝国大学（現京都大学）医学部卒業。同大学内科三講座に入局。一九三七年、京都市左京区に安井医院を開設。一九四六年共産党に入党。一九四七年京都市市会議員に共産党から当選（以降七選）。一九五五年に社団法人信和会安井病院創立（現京都民医連中央病院（一九八七年）および京都民医連第二中央病院（一九九七年）となる）。一九五六年民医連に加盟。河上肇、蜷川虎三の主治医。

10　鴨脚光増は、一九六五年に京都府立医科大学を卒業。医療社会化連盟に参加。戦争中は東京帝国大学の伝染某病研究室で研究を続けていた。一九四六年に日本共産党に入党。当時、京都府立医科大学内科講師であったが、女子医専教授会流会事件で離職。

11　高橋松蔵（1905-1981）は、一九二九年京都帝国大学医学部を卒業。同外科教室勤務のかたわら、内科の杉山茂とともに京都市左京区田中で無産者診療所である洛北診療所の開設に関わる。当時学生だった松田道雄も手伝いに来ていたという。一九五〇年に紫野診療所所長。一九五四年京都府保険医協会理事（～一九六三年）。一九五五年京都民医連二代目会長（～一九五七年）。

12　中野進（1923-2008）は、一九四七年京都大学医学部卒業。一九六二年四条外科病院開設（現京都四条病院）。一九八〇年京都きづ川病院理事長。一九六五年に京都府医師会理事および京都私立病院協会副会長、一九八三年会長就任、以降京都の医療界において重鎮的な役割を担った。

13　ソビエト医学に関心を持つ京都大学の教授や学生を中心に結成された。顧問はロシア語が堪能であった松田道雄・竹澤徳敬であった。

14　診療報酬が点数化されたのは一九四三年であり、この時の一点単価は医科二〇銭、歯科一〇銭であった。地方別の経済事情を懸案して甲地乙地丙地に区別されたが、一九四八年に甲地一〇円乙地九円に改正された。規定予算内で点数配分が操作され各診療科は治療の方向が点数配分に誘導された。一九五八年に甲乙共に一点単価一〇円となった。

15　西尾雅七は、一九一〇年に京都帝国大学（現京都大学）医学部卒業。民科医学部会を開催し公衆衛生分野で活躍した。一九六〇年に京都の「社会医学研究会」を立ち上げ、医療供給体制の問題点を、調査研究を通して解明する方法を始めた第一人者である。

16　京都の無産者医療運動は、一九三〇年に京都市左京区田中地域で洛北診療所が開設されたのを機に始まる。京都大学医学部を卒業した杉山茂、太田典礼、高橋松蔵らによるセツルメント活動であった。京都にはこのほか一九三一年に飯田三美が開設した福知山大衆診療所があった。高橋松蔵は、無産者医療運動の経験を活かし一九四八年に開設した紫野生活協同組合診療所（のちの紫野診療所）に就任している（環境保健協会付属田中診療所編 1985）。

17 片桐学（1923 -1973）は、一九四九年京都大学医学部卒業。京都大学社会医学研究会所属。京都医療社会化連盟入会。一九四九年に紫野生活協同組合診療所勤務。一九五五年紫野診療所常任理事就任。一九六六年北病院院長就任。一九六五年京都保険医協会理事就任。

18 川上は、無産者医療運動について、「全面的に開業医制を否定し、真の医療の社会化を達成しようとする」医師たちが参加した運動と評価した（川上 1965: 382-383）。佐口卓は、無産者医療運動は、「医師が社会化運動の主体的にない手となって労働者・国民大衆とともにあったという点」において「真の医療の社会化運動」であると評価した（佐口 1964: 57-75）。（序章注7参照）

19 京都府立医科大学は、戦時体制の一環として一九四四年に京都府立医科大学附属女子専門部（女子医専）を開講していた。

20 竹沢徳敬（1905-1983）は、一九二九年京都府立医科大学卒業。一九三〇年京都府立医科大学助手、耳鼻科に入局。一九四八年京都府立医科大学付属女子専門部教授。一九四九年女子医専教授会流会事件で辞職し、京都市内で耳鼻科を開業。一九五八年医療法人西陣健康会理事長・堀川病院院長（～一九八三年）。京都府保険医協会常任理事（1954-1956）副理事長（1956-1960）理事（1960-1963 年）、京都府医師会理事（1956-1963）、京都私立病院協会副会長（1964-1969）会長（1969-1983）。堀川高等看護学院長（1964-1975）京都保健衛生学院長（1973-1977）京都保健衛生専門学校長（1977-1983）学校法人京都中央看護師養成事業団理事長（1981-1983）を歴任。

21 野中弥一は、一九四九年当時京都府立医科大学泌尿器科助教授であったが、女子医専教授会流会事件で離職となった後、仁和診療所の開設に関わった。関西民主的診療所連合会京都支部長でもあった。

22 一九五〇年当時、従業者三人以下の工場数は上京区についで中京区が一三八二（一四・五％）、下京区九一〇（九・六％）の順である（京都市役所総務局統計課編 1951）。

23 一九五〇年の生活扶助費支給額は、家族五人で、平均して五七五〇円であった。住宅扶助、教育扶助費を合計しても、平均七〇〇〇円であった（小山 1951: 197-198）。

24 江戸時代から、店の間口に応じて税金をかける間口税が導入されており、京都の家は、間口がせまく奥行きが長い構造となった。

25 シャウプ税制改革により、一九四九年に成立した「所得税法の臨時特例に関する法律」のなかに「帳簿の整備に関する一条」が設けられ、青色申告が実施された（全商連史編纂委員会 1991: 56）。政府は、一九四八年七月に同年分の所得税について、納税者から予定申告をさせ、ついで一〇月に、四月から九月分の所得税の仮更正を決定し、納税通知を発行した。仮更正は予定申告に対する更正であり、インフレが進行するなか、税務当局は「とれるうちにとれ」という方針であった。このうち、個人事業税や所得税は、自主申告の五倍の徴税を見込み、仮更正目標が各税務署単位に割り当てられた。一九四八年二月二四日付の『京都新聞』には、更正決定とは過小申告の訂正であり、税部署が一年間かけて、職種や個人ごとに帳簿の検査を調べた結果であるとされ、また第三者密告を歓迎すると記されている。自営業者の場合、扶養家族三人の業者で年二六万円の所得に対する税負担は、所得税六万六〇〇〇円、事業税四万円、市民税等を合わせると四割強になった（企業組合の十年編集委員会 1960）。四割強の税金を徴収される自営業者は過小申告し、税務署は更正決定するという状況であった。経済九原則の具体的政策であるドッジ・ラインが強行され、徴税計画を推進し、脱税に対しては強力な措置をとるという条項がすすめられた。その一つが、トラック徴税である。

26 平田敏夫は、一九五一年に全国一斉地方選挙で、旧上京区より日本共産党公認候補として市議会当選して以降、九期務めた。一九四九年に京都で最初の上京人民診療所設立に関わっている。一九五〇年の上京税務署事件で逮捕、留置される。一九五六年に京都内職友の会連合会を結成し、一九六一年には全国生活と健康を守る会全国総会会長に就任した。

27 谷口善太郎（1899-1974）は、清水焼の陶磁器労働者である。一九二二年の京都の日本共産党創立に関わった。一九二四年に国領五一郎らと京都労働学校を設立し、校長には山本宣治が就任した。一九二八年三月一五日の共産党弾圧で検挙された。一九四九年の衆議院議員総選挙に日本共産党公認で当選し、一九七二年まで五期務めた。

28　一九五〇年当時、京都市内では中京納税民主化同盟約八〇〇人、下京商工擁護同盟約一二〇〇人、東山生活を守る会約二〇〇人などの「民主的業者団体」があった（京都府商工団体連合会編 2005）。

29　上京税務署事件とは、一九五〇年一一月二五日に生活を守る会の代表らが上京税務署に出向き、①自主申告を認めること、②更生決定を取り下げること、③差し押さえを中止することなどを掲げ抗議を行った際、警察が介入して代表らを検挙した事件である（『京都新聞』一九五〇年一一月二六日：上京民主商工会編 1987）。

30　医療や健康に注目した運動の他に、業種別の組合運動や目的別の多様な運動を展開する動きがある。一九四九年に上京料理飲食組合、一九五〇年に全京都建築労働組合、そして中小企業の課税問題を引き継いで京都府商工団体連合会が結成された（上京民主商工会 1987）。

31　神戸善一は、当時機台二台をもつ零細な織元であった。京都企業組合連合会副会長として当時の事業税撤廃運動に参加。一九五五年に織物・染物・整経業者による東和企業を設立した。神戸自身は、働いていた軍需工場の保険に加入していた。

第2章

白峯診療所の設立と医療扶助活動（一九五〇年～一九五七年）

はじめに

前章では、白峯診療所設立の前史として、住民の生活の権利を主張する税金闘争と、関西医療民主化同盟の流れを汲む医療者の医療民主化運動を取り上げた。一九五〇年代の京都市は、医師数や医療機関が充足している都市であったが、前章で述べたように、賃織労働者や零細企業者のほとんどが保険未適用者であった。保険に加入していなくても「気軽に診てもらえる医療機関を作ろう。そして自分たちの体は自分たちで守ろう」という「自主・自立・自衛」の住民の思いから白峯診療所の設立運動が始まった（『西陣健康会だよりほりかわ』第一八〇号一九八二年一月一〇日）。その設立趣旨に賛同したのが、京都府立医科大学や京都大学の医療者たちであった。

本章では、これら二つの運動が合流し、「民主的診療所」として設立された白峯診療所の医療活動について詳細に記述する。結核や赤痢が蔓延していたなか、白峯診療所はどのような形で医療を供給していったのか、住民はその実践にいかに関与していったのだろうか。一九五〇年代の医療保険や医療扶助の状況を背景に白峯診療所の医療方針や組織の確立・医療施設の拡充について検証する。

第1節　白峯診療所の設立

1-1　住民出資による民主的診療所の設立

一九五〇年、医療の民主化運動によって京都にも「民主的診療所」が設立されていった。いずれの診療所においても資金カードをつくり、住民から出資金を募って活動を展開した。図2-1は白峯診療所の資金カードである。この写真では記載内容の判読は困難であるが、同様の民主的診療所である上賀茂診療所の資金カードには、「一、資金は診療所の運営資金に充当《スル》ものとする。二、借入金は理事会の決議により順次返済するものとする」と書かれていた（医療法人葵会の歴史編纂委員会 1999: 63）。ただし、借入金が返済されたかどうかは白峯診療所に関しては定かではない。

総額約三万円の開設準備資金が集まり、その資金をもとに一九五〇年九月一六日に白峯診療所が設立された（『堀川新聞』第三二号一九六二年二月一〇日）。場所は、上京生活を守る会の会員である小谷利兵衛（織屋）の自宅の二階の半分を借りた。小谷の家は白峯神社の北側に位置しており、診療所の名前はこの神社に由来している。

理事長は、織元の神戸善一、所長は早川一光、事務長は玉川雄司[1]が担い、宮垣利子が事務員となった

(『広報ほりかわ』第二号一九七二年一一月一五日、『西陣健康会だよりほりかわ』第一七〇号一九八一年三月一〇日)(図2-2・図2-3)。旧上京区では、同年五月に仁和診療所(所長は野中弥一と松本真也)、九月に待鳳診療所(所長・真鍋貴)、一二月に柏野診療所(所長・山形志乃武)が住民出資によって開設された。いずれも民主的診療所である。

一九五〇年一〇月に、白峯、仁和、待鳳の三つの診療所が合同で関西民主的病院診療所連合会京都支部(以下、関西民病連京都支部)を結成し、一二月に開設された柏野診療所も、翌年、同支部に参加した。関西民病連京都支部は、一九五三年に京都民主的診療所連合会に改組され、さらに一九五五年には京都民主医療機関連合会となった(京都民医連三〇周年記念実行委員会編 1984)。

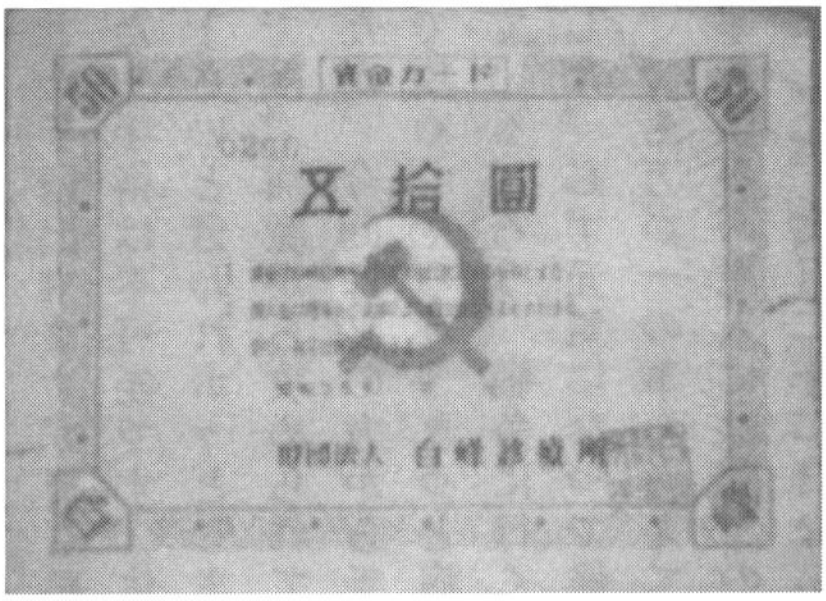

図2-1　資金カード　五拾圓(50円)
出典:『西陣健康会だよりほりかわ』第295号1991年8月10日

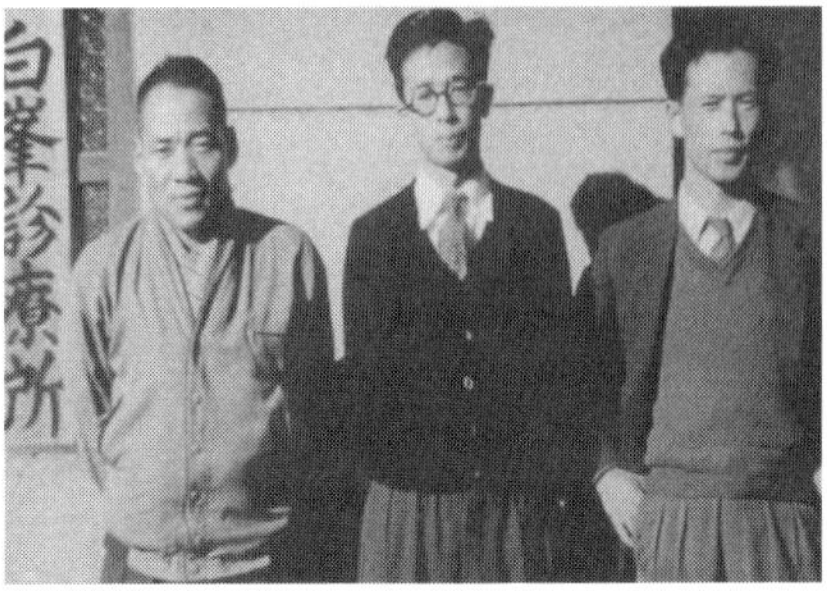

図2-2　1953年頃白峯診療所前
(左から神戸善一理事長・早川一光所長・橋本信三事務長)
出典:『広報ほりかわ』第2号1972年11月15日

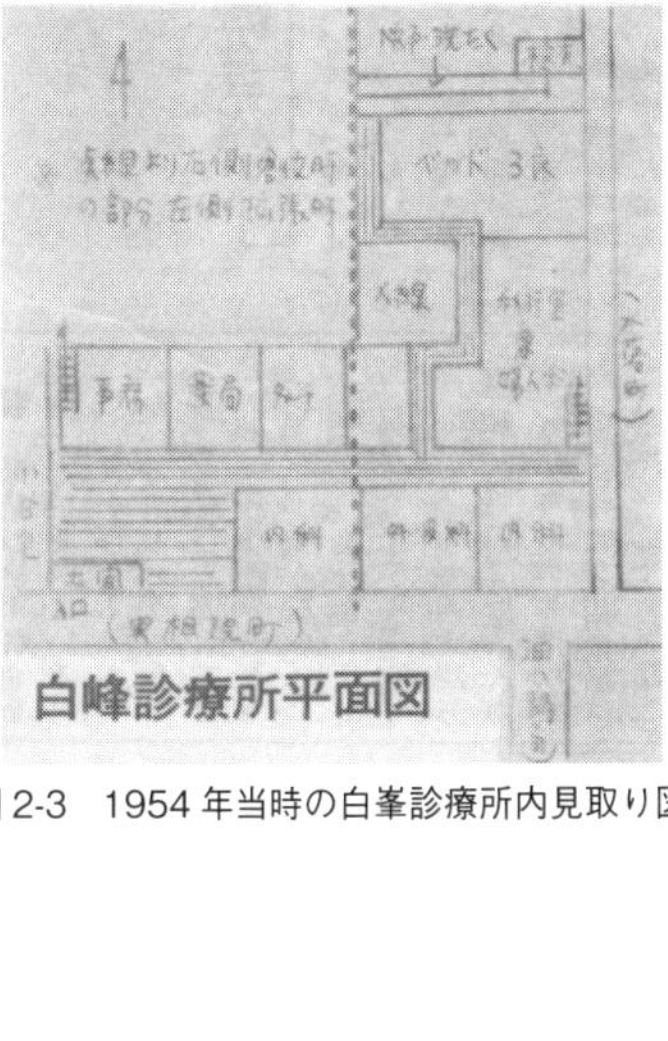

図2-3　1954年当時の白峯診療所内見取り図

一九五三年は全国民医連結成大会が開かれた年であるが、この時点での加盟医療機関数は二二県一一七病院・診療所であったという（全日本民医連歴史編纂委員会 1983）。京都ではその後、民主的診療所が増設され、民医連は、一九五五年の時点で七病院・一八診療所を有する組織となり、同年に第一回京都民医連定期大会が開催された。

白峯診療所設立時の登記については管見の限り見当たらなかったが、一九五四年一月二六日から一九五五年一一月までは「医療法人民主医療協会（財団）」、一九五五年一一月から一九五六年九月までは「医療法人民主医療協会（社団）」として登記されていたことは確認されている（『登記簿謄本法務局閉鎖登記簿』一九五五年一一月二日および一九五六年九月二五日）。これは、法人格の白峯診療所が京都民医連の一つとして登記されたことを示すものである。

医療活動の目標は「医療にかゝれないで放置されている人々をどうしたら医療を行えるようになるのか」であった（谷口 1965: 76）。これが後述する医療扶助の獲得運動につながるのだが、それに先立って、一九五〇年一〇月に、室町学区に住民約一〇〇名からなる健康を守る会が結成され、白峯診療所の活動を支えた。中心となったのは、上京生活を守る会で活動していた手織職人の佐々木清一や全西陣織物労働組合員で賃織労働者の立入正雄であった。健康を守る会の活動内容については、以下のように紹介されている。

診療所の活動は、病気になっても医療にかかれない人、また医療にかかれないでそのまま放置されている人たちに対して、どうしたら医療にかかれるか、どうしたら医療を行えるようになるのかということが最初の具体的な活動目標であった。そして医療にかかれぬ病人については生活を守る会の人たちと協力して生活保護・医療保護を獲得し、更に地域に対しては健康を守る会を組織し医療懇談会、幻灯会などをするのが診療所の主な仕事であった（「堀川病院地域医療研究会資料」1962）。

一九五一年には、税金闘争の経験をもつ織物業の坂出昌三郎、手織りの松本粂二郎、紋型・紋ほりの村井久佳留などが協力して翔鸞学区に翔鸞健康会を結成した。翔鸞健康会が発足した際の様子を坂出昌三郎は以下のように回顧している。

毎日の生活に追われて、もしも家族の一人が病気にでもなれば一家共倒れになると大変心配でした……早速、翔鸞健康会を作り、医療懇談会をしました。〝健康で暮らすにはどうすれば良いのか〟ということについて、医師やその他の職員の方と話合いました（『西陣健康会だよりほりかわ』第一七一号一九八一年四月一〇日）。

翔鸞健康会を中心に、住民らが積極的に医療や健康について考えていこうとした様子がうかがえる。一九五二年に正親健康を守る会（正親学区）、一九五三年に聚楽健康を守る会（聚楽学区）、また同年、小川と室町両学区に生活保護患者会が結成された。白峯診療所は町内の人がもちよる机や備品で少しずつ診療所らしくなり、往診に使う鞄や自転車は、住民が共同で購入し寄贈した。一九五四年には、各学区の健康を守る会と白峯診療所の協力によって、盛林診療所と正親診療所が新たに開設された。聚楽学区や正親学区の人々にとって白峯診療所は遠かったため、生活場所に近い医療機関の設置を望んだのである。盛林診療所と正親診療所には、白峯診療所から医療者が交代で勤務した。当時、白峯診療所所長であった早川によれば、医療内容の充実よりも量的な面を優先し、より多くの患者に医療を供給するために診療所を増設した（早川 1956）。正親診療所開設時の様子について、当時中心になって活動した手織り職人の勝部武吉は次のように述べている。

資金カードを作って、百円、二百円、千円と地域の皆さんにお願いして三十万円集まりました。家の改装は地域の大工さんやペンキ屋さんが無料で手伝ってくださいました（『西陣健康会だよりほりかわ』第一七〇号一九八一年三月一〇日）。

このように住民による積極的な資金調達活動によって、正親診療所が開設された。なお、正親診療所は一九五八年一一月に堀川病院の分院となっている。

一九五〇年に施行された新生活保護法のもと、医療者たちは医療懇談会を通じて受療が権利であることを住民に啓蒙していった。では当時、西陣地域での医療供給や医療保険はいかなる状況にあったのだろうか。

1-2　医療供給状況と医療保険

白峯診療所が設立された一九五〇年に、医療機関整備中央審議会が「医療機関整備計画」[2]を定め、医療機関の体系化や病院数・病床数の整備を行なった。医療保障制度については、一九六一年の国民皆保険を目指して各種医療保険の改革がなされた。では一九五〇年代の京都市および上京区の医師数と医療保険の

表 2-1　全国・京都市・上京区医師数（人口 10 万人対）の推移

年	全国	京都市	上京区
1950	90.9	226.2	275.1
1955	105.5	224.5	225.6
1960	110.4	268.4	471.6
1970	118.9	331.1	558.5
1980	141.5	405.0	895.6
1990	171.3	360.5	
1994	230.5		

出典：厚生省医務局編（1950 〜 1995、京都市役所総務局統計課編（1950 〜 1960）、京都市編（1965 〜 1995）より作成

表 2-2　全国と京都市の病床数（人口 10 万人対）の推移

年	全国	京都市
1950	220.7	452.8
1955	574.2	942.5
1960	735.1	1050.3
1970	1039.9	1397.2
1980	1176.3	1275.2

出典：厚生省医務局編（1950 〜 1995、京都市役所総務局統計課編（1950 〜 1960）、京都市編（1965 〜 1995）より作成

加入状況はどうであったのだろうか。

まず人口一〇万人あたりの医師数であるが、一九五〇年で京都市は二二六・二人、上京区は二七五・一人、一九六〇年ではそれぞれ二六八・四人、四七一・六人であった。全国平均は一九五〇年で九〇・九人、一九六〇年で一〇九・四人であり一九五〇年代を通じて京都は上位にあった[3]（表2-1）。京都市の病床数（人口一〇万人対）も全国平均を大幅に上回っていた（表2-2）。上京区は医師が集中している地域であった。中野進は、京都市の医療の特徴として「比較的狭い都会に京都大学、京都府立医科大学、この二つの古い大学があること」をあげ、またその影響で、「大学のあるとこ

ろに卒業生が開業したり、住みつきやすい。こういう点で、両大学があるということで医者が非常に多い。医療供給が他の大都市にくらべて相当以上潤沢であると思うのです。したがって、過当競争もあってサービスが非常にいい」と述べている。さらに、「革新と保守のふたつの顔をそなえた京都の土地柄」をあげ、その革新の面において、「住民要求によって生まれた、つまりある意味で進歩性を持った病院も多く、そのため、「患者に対するサービス、患者とのコミュニケーションをこころみている。どちらかというと患者主導型の病院」が多いと分析している（中野 1976: 9）。京都市および上京区は、全国的にも十分に医療が供給されており、サービスもよかったということになる。

では、医療保険の状況はどうだったのか。当時、公的な医療保険には、企業などに所属する労働者を対象とした健康保険（被用者保険）とそれ以外の人が加入する国民健康保険（以下、国保）があった。国保は、一九四八年に実施主体を国保組合から市町村公営の任意設立で被保険者強制加入を原則とするよう改正されたが、京都市が国保を実施したのは一九六一年四月であった。つまり、一九五〇年代には京都市による国保がなかったのである。そもそも国保は、一九三七年に農漁村の不況対策として隣保相扶共済の理念を掲げて誕生し、戦争中は健兵健民政策のもとで普及促進が図られたという歴史をもつ。被用者保険の適用者以外の国民を対象とした制度であったが、農漁村での医療の確保を目的に導入されてきた経緯もあり、戦後、都市部で国保を再建することは困難であった。都市の人口の流動性や職業の多様性だけでなく、低所得者層が国保の主な対象であることが国保再建を難しくしていることは一九五〇年代に認識されていた（加藤 1958; 神岡 1958）。大都市では健康保険加入者が多く、国保の対象は零細な農工商自営業者やその他の不安定就業層であった。国保は、被用者保険から除外され、公的扶助の対象にもならない「ボーダーライン層対策の一環」であると神岡は認識していた（神岡 1958: 48）。従って保険料徴収は困難であり、また赤字財政を背景に給付制限の強化や診療報酬の遅延という事態も生じ、医療者たちは国保診療を敬遠した。また、神岡は、国保がさらに低所得者層に絞られた要因として、特別国保組合の存在を指摘した。「国保の対象のうち比較的負担能力のある自営業者は、職業的団結を基礎として特別国保組合を組織し」、よって「これらの人々を除いてしまうと当然に公営国保の対象の比重は低所得者層にかかってくる」のである（神岡 1958: 48）。一九五〇年当時、京都府下の国保組合は二一〇箇所であったが、実際に機能していたのはその一割にすぎず、京都府保険医協会は診療報酬の一点単価値上げを政府や日本医師会に要求した。一九五四年に理容師・芸術家、一九六〇年に花街などの特別国保組合が発足し、保険料負担可能な人たちが市町村公営の国保対象ではなくなっていった。

では健康保険はどうであったのか。西陣機業者の健康保険加入に関して最も問題となったのは、従業員が常時五人未満である零細事業所の労働者に強制適用がないことであった。第1章で述べたように一九五〇年当時の西陣地域には、西陣織物を中心とした紡織業が集中しており、そのほとんどが従業員三人以下の家内工業であった。一九五九年の時点でもその割合は、事業所数全体の六九・二％であった（京都市役所総務局統計課編 1960）。健康保険の強制適用から外れていたのである。一方で、西陣機業に従事する者のうち約七割が出機であり、織元との雇用関係も曖昧なところが残っていた。さらに、西陣機業は、零細な関連機業者の集まりであったため、労働組合の結成も容易ではなかった。これらの要因が西陣機業者の健康保険への加入を難しくしていた。

一九五〇年に行われた西陣機業の実態調査では、自営業者・賃織労働者合わせて六八六世帯のうち健康保健制度を希望している者は二九七世帯であり、保険未加入者の多さを示している（京都市企画審議室編 1951）。

一九五〇年代初期の京都市では、医療機関や医師などの医療資源が充足していた一方で、西陣地域の零細企業者や賃織労働者たちの多くは医療保険を適用されず、受療が困難であった。このような状況を打開し、住民が医療にアクセスできる方法として、医療扶助の活用が注目された。

1－3　医療扶助の増大と結核の蔓延

市町村国保は、健康保険でカバーされない医療保険未適用者の受け皿であった。しかし、市町村国保が未整備で、そこにも加入されない人々にとっては生活保護受給がセーフティーネットとなった。医療機関にかかる場合は生活保護の医療扶助制度が適用されたが、黒木利克によると、都市では国保未実施地が多かったため医療扶助制度が医療保険を代替するものとなった（黒木 1955）。

全国の生活保護受給者数は、一九五〇年に三六〇万人であったのが、一九五五年には三八四万人と上昇しているが、その理由は医療扶助と教育扶助の受給人員増加にあった。生活保護費に占める医療扶助費の割合は一九五一年に三六・一％であったのが、一九五三年には五〇・七％と生活扶助費を上回るようになった（厚生省大臣官房統計調査部 1953）。京都市における医療扶助人員（併給の総数のみ）は、一九五〇年に五万一七一七人であったのが、一九五五年には一四万六四八〇人に増加していた（京都市役所総務局統計課 195, 1956）。京都市の生活保護総額に占める医療扶助費の割合は、一九四九年に一七・一％であったものが、一九五三年には四九・五％となり生活扶助費と比率が逆転した（表2－3）。生活保護受給開始の主な原因は、疾病によるものが最も多く、一九五一年四月で三七・九％であったものが、一九五二年三月には

表 2-3 生活保護総額に対する生活扶助と医療扶助の割合

年	総額（円）	生活（円）	医療（円）	総額に対する（%）	
				生活（%）	医療（%）
1948	100,282,592	82,074,249	17,194,954	81.8	17.1
1949	318,431,761	181,397,871	135,532,788	57.0	42.5
1950	425,821,484	216,644,892	176,515,661	50.9	41.5
1951	639,527,328	310,457,728	296,580,293	47.7	42.7
1952	849,057	370,918	389,366	43.6	45.8
1953	1,090,722	449,712	540,438	41.2	49.5

出典：京都市民生局編（1952）および京都市役所総務局統計課編（1952 － 1954）より作成

五三・三％まで増加していた（京都市民生局 1952）。

医療扶助人員と扶助費が増大した要因は、結核の蔓延とそれによる入院の増加であった[4]。一九四七年から一九五〇年まで、日本の疾患死因順位の一位は全結核であり、一九五一年には脳血管疾患が死因の一位となったが、全結核はなお死因の二位を占めていた。一方、京都市は一九四七年から一九五一年まで全結核が死因の一位であり、二位となったのは一九五二年であった。表2‐4は、一九四八年から一九五五年の全結核死亡率（人口一万人対）の全国平均と五大都市の比較である。一九五〇年までは京都が最も高く、それ以降も大阪・神戸に次いで高い死亡率を示した。京都市において、一九五〇年から一九五二年の三年間で最も高い罹患率を示したのは、二〇歳から二九歳という働き盛りの年齢層であり、全体の三〇％を占めていた（京都市衛生局庶務課 1953）。入院を余儀なくされると、一時に多額の医療費を要することになり、その支払いに窮する者が増加していることは明らかであった。一九五三年に、全結核は疾患死亡順位の第五位となったが、長期慢性の疾病であるため、患者数は多かった。

一方で一九五三年に実施された全国の結核実態調査によると、患者数五二七万人に対して医療を要する患者は二九二万人、そのうち要入

表 2-4　五大都市結核死亡率（%）

年	京都市	大阪市	神戸市	横浜市	名古屋市	東京都	全国
1948	25.3	18.6	23.2	17.8	20.3	21.9	17.9
1949	23.4	19.5	23.3	17.9	19.7	19.8	16.8
1950	17.9	16.7	18.9	14.9	16.7	15.8	14.6
1951	13.9	13.2	16.2	10.4	11.9	10.8	11
1952	9.7	10.1	12.6	8.4	9.2	8.1	8.2
1953	7.1	8.3	11	6.8	6.5	6.1	6.6
1954	6.6	8.2	10.1	5.8	6.9	5.5	6.2
1955	5.9	6.7	8.3	5.1	4.9	4.6	5.2

出典：京都市衛生局保庶務課編（1950 年～ 1956 年）より作成

院患者数は一三七万人となっているが、当時の病床数は二〇万床であり、ほとんどが居宅療養患者であったという報告もある（法政大学大原社会問題研究所編 1956）。居宅療養患者の場合、居宅で医療や看護を受けることは当時難しく、家族感染も拡大した。患者たちは、長期療養となると収入が減少するので、無理をして働くことになり、さらに病状は悪化した。佐口卓は、結核患者は「低賃金や労働条件の悪い」零細企業に多く、そのため「一家の生計を支える者は傷病による収入の減少が一番恐ろしいために無理して働くので悪化していく」、よってその悪循環を断ち切るために、医療保障と生活保障が一体とならなければならないと強調している（佐口 1957: 38）。保険がないため受療できず、病気が重症化して貧困に陥るという構図は西陣にもあてはまっていた。西陣の賃織労働者は出来高払いのため、生活保護の最低生活基準額によっては受給されない場合もあった。健康保険もなく生活保護法も適用されないボーダーライン層の人々が罹患すると、すぐに生活困窮に陥った。そのため症状が悪化しても、自宅で仕事を続けるしかなかった。

しかし、生活困窮に陥った時点で、なぜ円滑に医療扶助を利用できなかったのか。山本武夫によれば、国も国民も保護受給が権利でなく恩恵であると捉えているところにその利用を阻害する要因があるとしている（山本 1954）。当時、保護を受けることは恩恵であると認識している人々は多く、被保護者となることへの抵抗は西陣地域でもみられた。分業と協業で成り立つ西陣機業と切り離せない地域であればなおのこと、「保護や治療費の減免制度を利用することは、西陣の人々にとってつらい事、はずかしい事であった」という（京都堀川病院地域医療研究会編 1975: 58）。就労者にも関わらず、生活保護を受けることへの屈辱感が、さらなる長時間労働をひきおこし健康を害するという悪循環がおこっていたのも事実であった。

そこで、受療せずに居宅にいる患者を見つけ出し、受療が権利であることを啓蒙し、医療扶助を受給できるよう民生安定所に掛け合うことが白峯診療所の医療活動となった。次節ではその活動の方針や実践方法をみていく。

第2節　白峯診療所の医療活動

2-1　医療扶助の獲得運動と医療懇談会

一九五一年に、白峯診療所の結核患者たちが自宅療養友の会を結成し、医療者を交えて毎月一回例会を開催して結核に関する情報や知識を得た。これは白峯診療所での初めての患者会であり、一九五五年まで存続した。また、白峯診療所では、一九五二年に一〇〇ミリレントゲンを購入した[5]。結核患者のレントゲン写真の読影法や診療方法を教授したのが松田道雄であった。松田道雄は白峯診療所の活動を支援し、学生や若い医師たちの指導的立場に立った。

白峯診療所の医師と看護婦は、健康を守る会の住民とともに医療懇談会を開催しつつ、診療所に来られない人々に往診を実施した。当時、生活保護法に規定されている医療扶助による往診については、「宅診を原則とするが、必要がある場合には往診も行われる。往診の車馬賃は普通患者の負担であるが、どうしても負担できずやむを得ない事情の場合には医療扶助として支出して差支ない」と解釈されていた（小山 1951: 257）。しかし、「医師が往診するに当たっても車馬賃のいらない方法で、やって貰うよう極力医師の協力を求めるよう」にし「予め都道府縣又は市町村当局から医師に協力」の申し入れをしておくことが良いとされていた（小山編 1949: 136 ）。

白峯診療所の医療者たちは、まず家を訪問して、生活保護の手続きをできずに寝込んでいる病人を診察し、事後的に医療扶助を申請させるという方法で医療を供給していった。当時は結核患者だけではなく、赤痢やコレラ、寄生虫、回虫など生活環境に起因する疾患も多かった。医療者たちは地域を熟知する住民たちと共に、家々を訪ねては患者を見つけ出した。このように医療者と住民が協働で、受療できずにいる人々を医療に結びつけていったのである。医療者らはこれらの活動を「出っ張り医療」「踏みこみ看護」と呼んだ（早川 1981: 765）。当時の白峯診療所の活動について早川は以下のように振り返っている。

当時の私たちの考えは、医療内容はともかく、とにかく医者にかかれない人達の為に、自分達の生活を投げ出して走り廻りました……医療にかかれぬ病人、生活を守る会と相談して、どんどん医療保護生活保護をとる事に努力してきました。そして各地域に健康を守る会を組織し、健康の破かいに対して、自らを守る組織運動を強力に進めていきました……医療内容はおそまつで、試験管一本さえなく、検尿もせず、薬といっても、ペニシリン少々とアスピリン注射器は全部で五本位、顕微鏡などもちろんなく、往診は歩いて十軒程廻ったものです。往診というより医師の家庭訪問でした（早川 1956: 2）。

当時、医師と一緒に往診した看護婦の石井松代（一九六七年〜一九九〇年まで堀川病院総婦長）は、以下のように語っている。

白峯の場合は、頼まれなくても医療者側が往診にいったほうがいいと思う人を定期的に診るという往診でしたね。あの当時、結核と急患も多く、路地に往診にいくと、隣も診てほしい向かいも診てほしいという声で近隣の患者も次々に診ていました。その患者さんたちがどうしているか気になって、定期的にみたのです（著者による聞き取り二〇一一年一一月三日）。

患者からの要請でなく、医療側が定期的に患者宅を訪れる定期往診は、当時点数がつかなかった。「車馬賃」も取らなかった。一九六三年の『病院の動き』に、白峯診療所は「診療活動より地域医療活動が先に始まった」（堀川病院編 1963）とあるように、白峯診療所は、地域での活動を重視していた。松田道雄は白峯診療所について以下のように述べた。

戦争がすんでまもなく、京都の医学生たちは、国鉄の組合員といっしょになって、東山トンネルのなかの空気の汚染度をしらべたり、健康診断をやったりした。そこで仲間になった学生たちは、それぞれの大学をでると、「人民のなかへ」はいっていった。彼らのえらんだ人民は西陣の織工たちであった。彼らは西陣のまんなかに、民家の表の間をかりて、小さい診療所をつくった。この診療所がたんなる「実費診療所」とちがった点は、診療所のまわりの地域に「助成会」を組織したところにある。「助成会」は診療所の経済的な援助団体であったが、また、診療所の医者たちが、そこにいって「啓蒙」をやる文化サークルでもあった（松田 1962: 40)。

ここで松田の言う「助成会」とは、各学区に設立された「健康を守る会」を指していると思われる。助成会は堀川病院になってから結成されたものである。生活を守る会の活動家たちを中心にいくつかの学区に健康を守る会が結成されたことは既述した。健康を守る会の人たちは、路地の長屋を借りて毎晩のように医療懇談会を開催した。白峯診療所の医療者たちは、医療懇談会を通じて医療の情報や寄生虫の話、下水道の完備[6]など生活環境の改善、そして、受療は権利であることを住民に啓蒙していった。

医療懇談会には、医師・看護婦・医療事務員が必ずチームとなって出かけた。このセットを医療者たちは「三種の神器」とよび、それぞれが医学知識・衛生と家庭看護の知識、そして制度の利用方法などの情報を提供した（谷口 1965: 76)。第4章で述べるように、このようにチームを組んで住民と話し合っていたことが、後に生活に配慮した訪問看護や介護方法を早期に確立できる要因となった。

医療扶助を受けることで当座の難を脱した人々が多くなると、医療懇談会の参加者も増え、それにつれて医療扶助の患者数も増加した。一九五三年には診療所において「四〇〇件~五〇〇件の医療券を取り扱うように」なり、診療所の未収金をいくらかはカバーするようになった（谷口 1965: 76）。一九五一年から白峯診療所で事務を担当していた宮垣利子は、当時の医療券による収入について、「医療費もあまりこげつかずに収入源となった。そのお金で医療機械や薬品などを買い、また職員の賃金を支払うことができた」と述べている（『西陣健康会だよりほりかわ』第一六八号一九八一年一月一〇日）。このように白峯診療所は、医療保険を利用できない住民を対象に、医療扶助の申請と医療券の獲得を活動の中心においた。

2-2　西陣織物健康保険組合の設立

一九五三年に日雇労働者健康保険法が制定された。白峯診療所には、日雇いの人たちが夕方になると集まり暖をとりにきた。早川は、彼らからニコヨン、アブレ、チョンチョン、バッサリ、カラバンなどの言葉を教えてもらったと回想している（早川 1980）。たとえばカラバンとは、仕事についたハンコが六つないとあぶれた時の手当がもらえないことであった。日雇労働者健康保険は、受診前の二ヶ月間に二八日以上働いていないと利用できず、診療券の手続きのために府庁まで行く必要があった。このような保険制度のもとでは、急病時の受診が困難であるばかりでなく、通常でも診療を受けにくい状況にあった（京都府保険医協会十年史編纂委員会 1961: 221）。それでも保険があることで、日雇労働者にとっては医療にかかれる機会が増え、白峯診療所にとっても経営の助けとなった。日雇労働者や医療扶助の利用者も含め「一日の外来患者が一八〇人を超えるようになった」という（医療法人西陣健康会堀川病院 1998: 14）。

一九五四年には西陣織物健康保険組合（以下、西陣健保）が設立された。これによって、賃織業者が分散事業場の従業員とみなされ、保険が適用されるようになった。常時五人未満である零細事業所の労働者に対しては、健康保険が強制適用されなかった時代に、出機の従業員を対象とする保険ができたのである。西陣健保の設立に際しては、一九五三年に、西陣地域に存在する民主的診療所（白峯・仁和・待鳳の各診療所）と各学区の健康を守る会、全西陣織物労働組合が合同で「西陣健康協議会」を開催し「西陣織物分散工場（家内工場）での健康保険の実施」を西陣織物工業組合（以下、西工）に要求した経緯がある（『堀川新聞』第三二号一九六二年二月一〇日）。

これを受け西工は、「業界全般に健康保険の適用を認める要望が強く」なったとして、健康保険組合の設立に踏み切った（西陣織物工業組合 1972: 172）。当初、加入者数を二万人と見込んでいたが、実際には三四二事業主、加入者約六〇〇〇人にとどまり、予測を大幅に割り込んでいた。その理由は、労働基準法の適用が認められたにもかかわらず、織元と賃織の雇用関係を証明することは容易ではなく、西陣健保の設立には消極的な事業所や織元も多かったためである。また、すでに比較的大きな事業主は政府管掌保険に入っており、設立された西陣健保への強制加入ができなかったことも理由に挙げられた（西陣織物工業組合編 1972）。

一方、西陣健保に加入した人たちが受療しはじめたことにより、給付が保険料を上回り、一九五五年度には早くも一八三〇万円の赤字となり保険料率を引き上げざるをえなかった（西陣織物工業組合 1972: 173）。一九五六年には赤字のため家内工業労働者の加入を制限した。このため、出機労働者の多くは、一九六一年の国民皆保険を待たねばならない状態であった。

ところで、一九六三年の資料であるが、堀川病院が西陣健保の状況について調査したものがある。それによると、西陣健保加入者の七〇％が従業員二〇人以下の小事業所であり、そのうち五〇歳以上が二〇％、男性加入者に限れば五〇歳以上が三〇％であり、高齢者が多いことを示していた（米田 1963）。そのため、治療費や入院費においては、五〇歳以上の一件あたりの金額が増加した。他の事業では定年となるような年齢層が、西陣では健康保険者として相当数を占めていたのである。この点について、当時西陣織物工業組合理事長の滋賀辰雄は、堀川病院との座談会において「西陣では請負制度である関係上、定年退職はなく甚だしいときは七〇才位、平均で五〇才以位だろうと思います。しかも肉体労働であるため病気も多く健保の赤字もこれが原因になっています」と述べている。また「年金制度と退職年金制度がないのでどうしても（引用者注：働くのを）やめられない」とその生活状況を述べている（『堀川病院助成会だより』第三八号一九六四年一月一日）。生活に追われて高齢でも働かざるをえず、したがって病気になる確率も高くなっているのである。

では、一九五〇年代半ばの国の医療保険状況はどうであったのか。小山路男によると一九五四年度に「被保険者一人当たりの医療給付費が前年対比で二一・六％と上昇」し、政府管掌健康保険が五七億円の赤字となった。増加の主要原因として結核による入院分が挙げられていた。この年、社会保障の財政引き締めが図られ、社会保険への国庫補助はもとより生活保護費の国庫負担も八割から五割に引き下げられようとした（小山 1969: 121-122）。この試みは成立しなかったものの、小山は、「国庫負担の導入による社会保障の充実という従来の考え方から、社会保険を中心とする社会保障への動きがあの当時から始まったと考えられる」と指摘した（小山 1969: 122）。一九五五年頃から、政府は、医療保障の財政引き締めのため国庫負担の引き下げや制限診療の強化を行い、一九五七年の健康保険改正では、初診時一部負担金が五〇円から一〇〇円に、入院費一日につき三〇円が患者負担となった。

2-3　医療扶助の引き締め

一九五〇年前半、生活保護費の中で医療扶助費が占める割合が多くなると、政府による生活保護財政の引き締めが行われるようになり、医療券の獲得は容易ではなくなった。平将志によれば、財政調査会による生活保護の予算編成において「一九五一年度から扶助費の削減率が明記されて」いることに注目し、「財務当局が保護財政の引き締め方針を立てつつあることを示唆して」いたと分析している（平 2012: 11）。

一九五二年に厚生省が「生活保護法指定医療機関の指導検査要綱」を示し、医療扶助の診療についても、社会保険と同様の検査を行うことにした。その検査要綱の目的を示す第一条では、「本法の医療扶助の建前とする所の最低医療の趣旨及び方針を徹底せしめるため」と明記された（京都府保険医協会編 1979a: 711）。医療扶助診療内容に対して、民政部保護課が検査を実施し不適当であれば生保指定医を取り消すというのである。すなわち制限治療の実施である。制限治療とは、保険診療に対する診療規制のことである。保険財政の赤字は医療者による濫診濫療の結果であるとした厚生省が、健康保険請求書の審査を厳しくし、医療技術の内部にまで立ち入って監査を厳格にしたのである。さらに、医療扶助診療報酬の支払は、従来、地方福祉事務所が指定医に直接支払ってきたが、一九五三年から審査も支払もすべて社会保険診療報酬支払基金（以下、基金）で行うこととなった（京都府保険医協会編 1979a: 713）。

京都においては、一九五四年一月より、京都府・市とも「国の負担分八割相当額がこないことを理由」（京都府保険医協会編 1979a: 713）に生保医療費の支払遅延が続いた。生保医療を扱う医療機関は、「社会保障費の実質削減である」とし知事・市長に対し「支払い促進方」を交渉した経緯がある。一九五六年、厚生省社会局保護課が「愛知・兵庫・京都三府県で実施した生保医療検査状況」を説明し、今後の生保診療方針については「生保医療は必要不可欠の最低限度でよい」と述べ、医療券の制限、医療機関への立ち入り検査などを強化した。これに対して京都府保険医協会内での生保審査委員会は、「京都においては健保と同様の方針を続行する」と言明したが、生保収入の減少により保険医の基金収入は前年より減収となった（京都府保険医協会編 1979a: 713 − 715）。医療扶助を取り扱っていた医療機関は収入に影響があった。

一九五四年、厚生省は、結核の化学療法剤であるストレプトマイシン・ペニシリンなどの点数の引き下げと薬価基準の引き下げを決定し、さらに生活保護における結核入退院基準や看護制限を設け、医療機関に対する立入検査など保護引き締めの方針を打ち出した（法政大学大原社会問題研究所 1956）。医療扶助費のなかで結核医療費が占める割合は大きかったからである[7]。結核患者の入退院基準に反対する日本患者同盟（日患同盟）が日本医師会とともに国会に「死の座り込み」を強行したのがこの年の八月であった。京都においても一九五四年八月二日に日患同盟京都支部の約五〇〇人が府庁を訪れ知事室前で座り込み、新基準実施反対運動を起こした（『朝日新聞』京都版一九五四年八月三日八面）。白峯診療所の結核患者会「自宅療養友の会」もこの座り込みに参加していた（『堀川新聞』第三二号一九六二年二月一〇日）。

一九五六年三月、在日朝鮮人を含む生活保護受給患者の保護打ち切りが行われた。白峯診療所においては、「生活保護患者数が三六〇名より一五〇名に激減」したため、市役所に集団抗議を行った（『堀川新聞』第三二号一九六二年二月一〇日五面）。経営資金として、医療扶助による収入が大きかった白峯診療所にとって、引き締めは医療従事者への給与遅配などに影響した。

この時期の医療扶助人員・扶助費の増額の要因やその対処法については、当時様々な角度から論じられていた。結核病床数の不足と居宅での不十分な看護整備など医療政策的な問題をあげ、結核対策の整備が急務であるとする見解（小倉 1955）や、医療扶助制度による社会保障制度の代替性（首尾木 1954）、疾病と貧困の悪循環（黒木 1955）などが指摘されていた。当時厚生省保護課長だった黒木利克は、低所得者層による有病率の高さが、医療扶助の増員増額の要因であると指摘するとともに、居宅療養と入院の保護の不均衡さについて以下のように述べている。

入院していれば保護が厚く、居宅となれば保護が薄いということは居宅患者になれば直ちに生活と医療に対する不安に直面することとなるので、入院患者は一日も長く療養所で療養しようとするいわゆる依存性の傾向を惹起する。一方、すみやかに治療を受けなければならないものが容易にその機会に恵まれないため病気を長びかせ不幸な結果を招来するに至る。そしてまた、家族感染の機会を多くするのである。このような保護の不均衡は、国全体からみた結核の療養費をいやが上にも増し、結核病床の回転率を低下させ、本人および家族の最低生活をそれ以下に切り下げる等、色々な悪循環の大きな一因となっている（黒木 1955: 13）。

黒木は、入院患者の療養所での依存性を指摘している。しかし、西陣の賃織労働者のように居宅でないと仕事ができず、疾患をもちつつも居宅にいるからこそまだ生活できる労働者もいたであろう。また、黒木は生活保護法がすべての受け皿にならないよう医療扶助行政の専門技術化、高度化が必要であるとし、「県本庁、福祉事務所に嘱託医が設置され医療扶助実施上の諸問題につき専門技術的な立場から、適正にして合理的かつ、円滑な保護の実施に寄与することになった」と、嘱託医制度の実施を評価している（黒木 1955: 14）。乱費などを理由に医療扶助受給の適正化を論じているものもある（柚子崎 1954; 五木田 1958）。

これに対して、早川一光は、適正化の内容が民生予算の減少に伴う政治的影響を受けることや、医療判断は新議会の判定でするものではないことを理由に、慎重な態度を示した[8]。

ところで保険診療が増加した要因に、一九四九年にストレプトマイシンが保険適用になったことがあげられる。一九五〇年の生活保護法によって、生活保護受給者にストレプトマイシンやパスの使用が認められた（『日本医事新報』社編 1949, 1951）。これらは結核の患者運動によるところが大きい。それまで保険医療は「国民一般の受ける医療」と区別され、医療水準の低いものとされていたが、一九五八年に一点単価が一〇円と採算可能の域まで引き上げられ、医療機関の経営面においても保険診療が増加してきた。小山進次郎によると、「保険医療はもはや粗診粗療ではなく、必要にして十分な医療をあたえるものであり、適正医療であることを期することになった」と指摘し、さらに以下のように述べている（小山 1966: 27）。

昭和三五、六年頃になると保険医療は、七人委員会の報告の示す方向、すなわち国民の一般に受ける医療とは別に保険なるがゆえにもつべき限界を明確に守る規格医療への道を歩むか、それとも国民一般の受ける医療と保険医療とを一致させる道を押し進めるか、の岐路に立つことになった。そしてこの場合とられた道が後の道であったことは改めていうまでもない。この頃になると国民皆保険も一応完成し、また日本経済がちょうど高度成長期を始めた時期でもあった関係上医療需要は激増した（小山 1966: 27）

小山がいうように、激増した医療に対する需要は、保険医療によって充足されたのである。国民一般が受ける医療と保険医療が一致するような方向性を促し、結果的ではあるが国民皆保険制度に影響を与えた意味で、患者運動や医療扶助獲得運動の意義は大きかったといえるのではないだろうか。

白峯診療所の医療扶助獲得運動によって、住民たちは医療へのアクセスが可能となった。また、医療者たちは往診や医療懇談会を通じて、生活と切り離せない医療を確立していった。このことは、西陣地域における白峯診療所・堀川病院の医療活動の基盤となり、地域独自の医療を展開することにつながっていった。患者が増加してくると診療所では手狭になってきた。病院への拡大という要望が住民と職員から現れ始めたのが、一九五五年頃であった。それは私的医療機関の拡大と国民皆保険制度への方向性が見え始めた時期でもあった。

第3節　一九五〇年代の私的医療機関の拡大と白峯診療所の病院化

3-1　私的医療機関の拡大

終戦の年の一九四五年、日本の病院数は、一九四一年の約一六・三%にあたる六四五施設、総病床数は一九四一年の一五・九%にあたる三万一七六六床にまで激減し、医療機関は壊滅的な状況にあった（表2-4）。GHQは、医療制度新議会の答申に基づいて医療機関整備の改善に取りくんだ。「国民に適正な医療を確保するため」には、医療関係者の資質の向上のほかに、医療施設が「科学的且つ適正な医療を行うにふさわしい場所」であることを必要とし、病院に重点をおいた医療法を一九四八年に制定した（厚生省医務局編 1976b: 435-436）。医療法では、病院と診療所を区分し、病院は「傷病者が科学的で、かつ適正な診療を受けることができる」場であるべきという考え方から、二〇床以上を許可要件とした。また、医師・

薬剤師・看護婦などの最低基準を設け、各科専門の診察室、手術室、X線装置などの施設を設けるよう定めた。診療所は無床または一九人以下の入院収容施設を有するものとし、同一患者を、四八時間を超えて収容してはならないなどの制限が設けられた。

医療法には、「公的医療機関[9]」の規定が盛り込まれ、その設置に要する費用に対して国庫補助を受けることができた。「医療機関の整備改善方策」には、公的医療機関を中心にした整備と適正配置が必要であると強調されており、また私的医療機関については「その長所を助長し欠陥を補正して、公的医療機関の及ばない場合並びにこれを必要としない対象に対する医療機関として在置すること」であった（厚生省医務局編 1976b: 444）。こうして、私的医療機関は公的医療機関の補完的な存在として位置づけられた。

一九五〇年の「医療機関整備計画」に続いて、一九五一年に出された「基幹病院整備計画要綱」では、自治体に対して公立病院整備補助金が交付されることになった。また一九五五年には他の公的医療機関へも国庫補助金の対象を拡大した。その結果、都道府県立病院だけでなく、自治体病院、日本赤十字社、済生会、厚生農業協同組合連合会などの公的病院も独自に医療機関を設置することが可能となり、多くの医療機関が都市に集中することになった[10]。その結果、実際の病院の設置は、医療機関整備計画にある地理的配置や病床の配分とは異なる増設となった。

一方、私的医療機関は、国からの財政的な補助もなく、医療機関の拡大や設備投資は困難な状態に置かれていた。しかし、量的側面では日本の医療供給の中核は、開業医をはじめとする私的医療機関であった。一九五〇年当時、病院総数三六三三のうち、開設者別にみると私的医療機関は二四五三と六七％を占めており、医療を確保するためには、私的医療機関の整備が必要であった（表2-5）。

表 2-5　全国の国公立病院と私立病院の病院数と病床数の比較

	総数		国立		私立	
	病院数（床）	一般病床数（床）	病院数	一般病床数（床）	病院数	一般病床数（床）
1945	645	31,766	297	19,531	348	12,235
1950	3,408	275,804	955	142,501	2,453	133,303
1955	5,119	512,688	1,449	247,565	3,670	265,123
1960	6,094	686,743	1,572	307,920	4,522	378,823
1965	7,047	873,652	1,602	344,446	5,445	529,206
1970	7,947	1,062,553	1,524	364,659	6,450	697.894
1980	9,055	1,362,161	1,962	482,526	6,329	668,208
1990	10,096	1,676,803	1,906	506,973	7,326	919,652
1995	9,606	1,669,951	1,756	522,291	7,846	908,400

出典：厚生省医務局編（1945 〜 1973）厚生労働省大臣官房統計情報調査部編（1980 〜 1995）より作成

そこで、一九五〇年に私的医療機関に対して医療法人制度が導入された。医療法人制度は、税法上で優遇されるなど、運営上も有利な制度であったため、個人立病院のほとんどが医療法人を名乗った。一九六〇年には公的金融公庫が設立され、民間の診療所・病院に対して低利・長期の公的資金が貸し付けられるようになった。新規の病院に加え診療所から病院へ転換する私的医療機関が増加し、病床数も増加した。一九五〇年に約二七万五〇〇〇床であった病床数は一九六〇年には約六八万七〇〇〇床に増床したが、その大部分が、私的医療機関によるものであった。一九六二年の医療法改正に伴って国公立病院の病床規制が導入され、公的医療機関整備の論調は徐々に後退していった。このような政策方針が採用された背景には、私的医療機関の代表である日本医師会の影響があったといわれている（福永 2014）。その理由として福永肇は、「与党の自由民主党にとって、日本医師連盟（日本医師会の政治連盟）が大きな票田であったため」としている（福永 2014: 402）。私的医療機関の増加の要因について菅谷章は、「戦後歴代の保守政党が、国公立の病院の増加を抑制し、医療機関に対する財政支出を極力切り詰め、日本医師会のご機嫌をうかがい、国民医療の大半を民間医療機関に肩代わりさせ、私的医療機関を保護・育成してきた」結果であると指摘した（菅谷 1981: 172)。一方、高岡裕之は、公立病院は量的に少ないものの「地域医療の中核を担っている事例」が多いことに注目し、近代日本における公立病院の歴史を通して、公立病院は「地域社会に近代医療が定着し、さらに社会的に普及する過程において必要とされ、段階的に設立・整備されて来た『社会資本』である」と位置づけた（高岡 2010: 74)。

医療機関の機能分化について佐口は、「大規模な公的病院と零細な無床診療所を両極として、その間に、おびただしい、そして規模の小さな私的病院や私的有床診療所が群生している状況」においては、病院と診療所、専門医と家庭医といった機能分化では、医療機関の整備は達成されなかったとしている（佐口 1982: 180)。

3-2　京都の私的医療機関と白峯診療所の拡大

京都市にも多くの私的医療機関が存在した。一九五〇年～一九六〇年には、総病院数の八〇％が私的医療機関で占められていた。病床数の増加は、私的医療機関の増加によるものと推測できる（表2-6）。病床拡大には経営的な余裕が必要であるが、中野進は、この拡大化現象が、「戦後の経済再編成期から、経済成長期とほぼ一致している」と分析している（中野 1976: 331)。

私的医療機関の増加が著しかった理由としては法的優遇もあったが、国公立病院の膨張を問題視した日本医師会同様、公的医療機関の増設を「濫立」であると批判した京都府医師会の見解があったことは見逃せない。新たな医療機関の設立は、各医療機関を利用する患者数に影響を及ぼすことになる。『京都府医

表 2-6　京都市病院数・病床数の年次推移

年	総数	国公立	私立	病床数（床）
1950	46	16	30	6,062
1955	81	17	64	10,319
1960	103	17	86	13,500
1970	140	13	127	18,757
1980	149	14	135	22,992
1994	147	12	135	26,438

出典：京都市役所総務局統計課編（1950 ～ 1960）京都市編（1970 ～ 1995）より作成

師会二十年史』によると、地元の私的医療機関と公的医療機関の間のトラブルは、一九五一年にすでにおこっている。たとえば、一九五一年四月、健康保険鞍馬口病院の設立に際し、近隣にあたる上京東部医師会と洛北医師会は「公的医療機関と私立診療所のあり方についての連合大会」を開き、反対声明を出した[11]（京都府医師会編 1968: 580）。一九五四年の時点で、京都府の無医村は、南桑田郡一村、竹の郡一村、中郡一村、相楽郡四村であったが、公的医療機関は建設されなかった。ここにも医療機関の偏在をみることができる。このような事例をみても、京都では一九五〇年代後半に公的医療機関の増設が問題とされ、医療法人制度の普及とともに、病院制度形成の中心が公的医療機関から私的医療機関へと移行していったことがわかる。白峯診療所は、住民出資による医療法人の私的医療機関である。

一九五五年に、白峯診療所を含む京都市内の一〇箇所の民主的診療所により、社団法人京都保健会が発足した。京都保健会は、当時の民医連診療所・病院・保育園などを統合し、ひとつの公益法人格を取得して系統的に事業を行うために設立された団体である。住民出資にもとづく民主的診療所は、経営的に脆弱であるため、経営基盤を安定させるために診療所が相互に連携したのである。設立の目的は、医療扶助運動や社会保障制度の保護の推進、近代医療整備の充実などであったが、具体的には物品の共同購入や医療従事者を診療所間で融通するなどの協力であった（京都保健会創設四〇周年記念誌編集委員会 1996）。これらの活動によって、診療所を支援する住民の範囲は拡大されていった。

一九五四年頃の白峯診療所は、診療科が内科・外科・産婦人科・皮膚科・歯科と拡がり、設備についても手術室、レントゲン室、検査室、安静ベッド五床を備えていた（図2-3）。医師や看護婦のほかに薬剤師、レントゲン技師が加わり、職員総数は二〇名を超えていた（谷口 1988a: 61）。当時すでに開業していた小児科医の松田道雄、耳鼻科医の竹沢徳敬が勤務体制を支援した。さらに京都府立医科大学附属病院と連携し、診療所で対応できない場合は病院へ患者を送った。

白峯診療所は他の民主的診療所と比べて職員が多く、盛林・正親の両診療所を統括する存在でもあり、医療者を他の診療所に派遣する機会が多かった[12]。大阪中央医療生活協同組合による『あすへの記念碑――上二病院の三十年』には、白峯診療所について「各診療所は一般科目にわたって診療にあたっている一方、白峯診療所は外科手術室の設置を有し、大外科《ママ》をも行っている」と記録されている（三〇年史編纂委員会編 1979: 82）。石井によると、白峯診療所では「患者を手元にあずかる形で」入院診療も行い「虫垂切除、胃切除、子宮外妊娠の手術」や「分娩の母子、骨折、あるいは内科疾患や精密検査の患者」などを扱っていた（竹沢ほか 1976b: 413）。

このように、白峯診療所は西陣地域では高度な医療を担う診療所として存在していた。しかし、松田や竹沢など熟練した医師たちや、各科の専門医も擁していたものの、多くは大学を卒業後間もない、二六歳前後の医師たちであった。彼らの臨床経験は大学でも大病院でもなく、まさに西陣地域で獲得されたものあった。地域で技術を蓄積したことについて、指導に当たっていた松田は以下のように述べている。

医者によせられた人間的な信用が、ある期間、医者の技術的未熟をカバーしたといえよう。わかい医者たちは、その期間に医学の「本源的蓄積」をやった。私が、彼らと接触をもつにいたったのは、この医学の蓄積の技術的アドバイザーとしてであった（松田 1962: 40）

さらに松田は、地域で医学の未熟さがカバーできたのは昔から京都の医学生を受け入れてきた西陣地域の特性もあるとみていた（松田 1962）。

3-3　診療所内の組織作りと一九五〇年代の西陣機業

一九五〇年代後半になって、白峯診療所内では、陶堤土（京大結核研究所）、吉村百助（京都府立医科大学卒内科）、村上勉（京大インターン生）など七～八名の医師が就任するなど、医療技術も内容も向上してきた。組織としても、医師部門・技師部門・看護婦部門・事務部門・運輸部門（往診車運転手）などの院内管理部門が確立されていった。特に、盛林・正親・白峯の三診療所は、互いに援助しつつ運営されていた。また、開設から三年の間に室町、翔鸞、正親の各学区に健康を守る会が発足し、各診療所を支援する住民が拡大した。住民と診療所の結びつきに関して早川は、以下のように述べている。

診療所の発展して来た力は、所内の民主的な運営と同時に常に市民・患者の人々の意見をきき、それを尊重して運営するところにあった。之は白峯診療所の特色であり、誇りである。之なくしては、診療所の意義は失われたと言ってよい。政府の健康破壊の政策が進めば進む程、診療所の運営は、大衆化されねばならない。従って診療所評議員会を拡大し、その意見を素直に入れていくことが大切である。しかし、いっさいの責任は、理事会がとることを忘れてはならない（早川 1956: 9）。

この記述の中にある「評議員会の拡大」と「理事会」は、白峯診療所が住民とともに運営方法を議論し、医療方針を決定していく場であった。内科医として勤務していた谷口政春が、「診療所の運営は地域の活動家の中から選ばれた委員と、診療所職員全員による運営委員会が月一回定例に開かれて行われた」と定例会を説明していることから、地域の活動家の中から選ばれた委員が地域理事にあたると推測される（谷口 1988a: 57）。一九五四年一月の『登記簿謄本法務局閉鎖登記簿』（一九五五年一一月二日記載）によると、理事は、早川一光・神戸善一・仲良之助・松本粂次郎・松岡冨士男の五人となっており、地域住民の中から選ばれた早川以外の四人が地域理事として活動した。

理事の人数や委員の構成については流動的であったものの、理事会の構成は、診療所開設に関わった医療者や住民の双方が、医療機関の運営に関する議論と決定の場を共有できるように設定された。早川のいう「所内の民主的な運営と同時に常に市民・患者の人々の意見をきき、それを尊重して運営する」という医療者側の思いと、神戸善一ら地域の活動家が白峯診療所に対して抱いていた、住民も経営に参加する自分たちの診療所、という認識が、白峯診療所独自の理事会組織を実現したといえる。また、病院経営の民主化として、一九五四年には白峯診療所職員組合が結成され、内科医であった谷口が組合員長となっている。病院の経営はすべて公開された。

高度経済成長期に入った一九五〇年代後半になると、西陣機業も近代化の波にのり機械動力式の力織機（自動織機）を購入する自営業者も増加した。『西陣織物工業組合二十年の歩み』には「絹の西陣」にウールの服地織機が導入され、設備投資が盛んに行われた状況であったが、「織機が五台未満の織屋が、依然として全体の八三％を占め、自前業者の割合は昭和一一年頃の六二％から三四％に減少していた」と賃織の零細機業の実態も記されている（西陣織物工業組合編 1972: 36）。自前業者の割合が減少するということは、自営では経営が成り立たなくなり請負の出機労働者になるということであり、西陣機業の不況の現れでもあった。不況になると、一寸でも多く織ろうと労働は長時間となった。一九五八年に労働基準局から「日曜の完全休業と夜業の禁止」が通告されたが、仕事と生活の場が密着している西陣の織屋たちは、労働時間の区切りがなく短縮は困難であった。

このような労働状態において、白峯診療所による医療者の家庭訪問や医療扶助を利用した診療などの実践は、住民の生活にとって不可欠なものとなり、医療者と住民の信頼関係も構築されていった。

3-4　病床拡大への過程

一九五〇年代後半になると、医療技術や医療設備の向上を要求する医療者や病床の増加などを要求する住民の意見が大きくなり、白峯診療所の拡大が課題となった。「堀川病院地域医療研究会」で配布された資料には当時の状況が以下のように記述されている。

西陣産業が戦後の混乱から立ち直り、健保が普及し、西陣健保、日雇健保が実施されて（S.29）生活を守る会の活動も停止し自然に分解されていった。一方、患者及び地域の人々からは、各診療所に対し医療の要求が高まり、診療所内部からも医療技術を高める問題が大きくとりあげられるようになった。特に医師からは医療技術を高めると同時に医療内容を深めたいという要求が提起され、今までのような野戦的治療並びに医療工作的な医療活動のままだけでは維持できなくなってきた（「堀川病院地域医療研究会資料」1962: 1-2）

当時、白峯診療所は民医連傘下にあった。民医連による医療の民主化運動は、政治的活動が重視された側面があった。そのため一九五五年に、第三回全国民医連大会が開かれ、従来の政治主義的傾向に対する反省と軌道修正が行われた。この大会綱領で出されたのが、親切で良い医療をおこなうために「医師は医師なりに、看護婦は看護婦なりに、管理者は管理者なりに各職務をはたすことを基礎にして活動する」という確認であり、その後「医師は医師らしく、看護婦は看護婦らしく」という言葉が「一種の流行語のように」なったという（全日本民医連歴史編纂委員会編 1983: 173-175, 桑原 2009）。

一九五五年八月の白峯診療所理事会でも「病院建設による医療内容の充実を決議」とあり、医療活動に専念する方針が示されている。病院建設の話が進み始めた一九五六年頃に、京都保健会の役員であった白峯診療所の神戸善一、会員であった玉川雄司・早川一光らは京都保健会の承認を得て、京都保健会を辞任した（京都保健会創設四〇周年記念誌編集委員会 1996）。つまり、公益法人格を取得して系統的に事業を行うという京都保健会の方針から離れたのである。辞任の理由を示す資料は管見のかぎり見当たらなかったが、白峯診療所内部では、民医連傘下を背景に、病院への拡大の目的や、方針に相違があり、住民・職員・医療者の意見がまとまらなかった。地域医療研究会資料には、当時の様子が次のように説明されている。

医師は医師らしく、看護婦は看護婦らしく、経営者が経営者らしくといった方向のもとに、医療機関としての日常診療の強化、経営の科学化、医療技術の向上、施設の改善など特に医師の医療水準を高めたいという切実な要求、他の職員からは生活の安定と確保のため、医師ほどの強い要求はなく、それよりも所内の民主化の要求が強く、一方、管理委員会は、医師、技術者並びに地域の要求をとりあげて病床が持てるよう、病院建設を望んだのであった（「堀川病院地域医療研究会資料」1962: 2）

拡大ではなく生活の安定を確保しようとする職員と、病院化を推進する医療技術者・住民との意見の対立があったとみられる。住民出資に依拠する医療機関だけに、経営拡大は財政上の難題であった。

早川は病院の建設に関して、「医療内容の方針のもとに、ベッドをもつことは、技術者の切なる要求である。現に医療体制は整っている。地域の人々の要求も、医療の向上を望んでいる」と主張した（早川 1956）。当時、外科手術が必要な患者は京都大学医学部や京都府立医科大学の附属病院、また日赤病院などに送るしかなく、手術後の患者の容態が気になっても自ら診察することができなかった。外科医であった早川は、入院・手術・退院・予後の一連の過程を自分たちの医療機関で系統的にみることを希望していた。それには手術の有効性や信頼性を担える医療者の育成、技術の導入、設備の完備が必要であった。松田は、「入院の設備と臨床検査室とがなくては、現代の医学はやれないということを彼ら（医療者）は地域の人たちについてまわった。西陣の人たちは、これを承知して、金をもちよった」と当時を振り返っている（松田 1962: 40）。

このように病院拡大は、治療効果を期待する住民を背景に、医療技術者としての強い要望によるものでもあった。

一九五六年一二月一〇日に白峯診療所は医療法人西陣健康会として登録された（『登記簿謄本法務局閉鎖登記簿』一九五七年一〇月一〇日）。一九五七年二月には第一回病院建設準備委員会が開催され、委員長に竹沢徳敬が任命された。この建設準備委員会で、病院建設総費一五〇〇万円、その内三〇〇万円を公募することが決定された。そして、前述の地域の代表理事や白峰・盛林・正親診療所の設立に関わった各学区の健康会の住民らが中心となって、募金活動が始まった（『堀川新聞』第三二号一九六二年二月一〇日）。「白峯病院設立趣意書[13]」に、以下のように記されている。やや長文であるが引用する。

医療を従来のように孤立した医師が昔通りの医療形態で続けていくには色々な困難が起こってきます。殊に近い将来、国民皆保険が全国民に抱合せられるような見通しにある現在、私達はどのような形態の医療機関で診療することが最もその要請に答えられるかという問題について考えてきたのでありますが、それにはいろいろな病気に精通した専門医師が中核となって集まり、お互いに助け合い研究しあって診療し、同時に設備を充実し、無駄を省き而も大病院で出来ないような家庭と密接に結ばれた開業医の長所を失うことなく、更に大病院では兎角おろそかとなる個人的な配慮が充分にでき、ただ疾病を診察するだけではなくその生活を充分によく知り、その上の最善の治療方法を見付けるということが必要となってきます……白峯病院は位置の関係から西陣地方の皆様によって利用されることが多いと思われますので織物企業《ママ》の生活を充分理解した診療に留意して行きたいと思います（「白峯病院設立趣意書」1957）。

趣意書には「而も大病院で出来ないような家庭と密接に結ばれた開業医の長所を失うことなく」と、診療所と病院の二つの機能をあえて持ち合わせた医療機関の設立が強調された。一九四八年の医療法や公的医療機関の整備改善において、診療所と病院が明確に区分されていたが、白峯病院の設立構想においては、診療所と病院の二つの機能を兼ね備えることが目されたのである。この統合を実現するために、病院は住民とどう関わり医療を実践していくのかが、重要な課題となった。その方針の一つとして「運営は大衆化されねばならない」ことに重点が置かれた（早川 1956）。これは、住民による運営参加、経営公開を意味した。

ところで、当時、診療所から病院へと施設を拡大した民主的医療機関には、仁和診療所の分院として一九五四年に設立された上京診療所がある。同診療所は同年上京病院となった。また、一九三八年から開業していた安井信雄が、一九五五年に民医連に加盟し、社団法人信和会安井病院を四〇床で設立した。一九五一年開設の吉祥院診療所は、一九五八年に吉祥院病院となり、開設当初は二〇床であったのが一九六二年には三五床に増床している。また、一九六〇年に開設された右京診療所は一九六二年に右京病院となり、一九六七年には八八床になっている。一九六六年には、北病院が四一床で設立された。北病院は、京都市北区に存在する紫野・柏野・待蓬・上賀茂・かも川の各診療所が法人統一して医療法人葵会となり、同法人の事業として民医連の北病院が建設されたのである。

このうち京都保健会から離脱したのは、白峯診療所だけであった。また、病院となって三年目の一九六一年に、堀川病院は南病院とともに、京都民医連からも脱退した（第3章2節2-3）。

3-5　国民皆保険制度に向けて

一九五〇年代は、国民皆保険制度に向けて各種医療保険が改訂を重ねた時期である。すべての国民に医療保険と年金保険を適用しようという政府の方針は、一九四六年に設置された「社会保険制度調査会」および一九四七年の「社会保障制度要綱案」の答申においてすでに強調されていた。しかし、健康保険においては「五人未満の企業の被用者」が強制適用とならないという問題が残っていた。近代的大企業と前近代的な中小企業が併存する日本経済の二重構造のもとで、零細企業労働者や臨時就労者の不安定な雇用状況が続いていたためである。六大都市を中心に国民の三分の一にあたる約三〇〇〇万人が医療保険や年金の適用外となっていた（吉原・和田 1999）。西陣に従事する人たちにとっても、これこそが生活と密着した大きな問題であった。

一九五三年に国民健康保険の市町村公営化と国庫補助の導入が始まり、国民皆保険実現への素地となっていったが、実現にむけて積極的な取り組みが始まったのは一九五五年頃であった。一九五五年の『厚生白書』では、「ボーダーライン階層」と定義された「最低生活をかろうじて維持するにとどまる」低所得者層が一千万人近くおり、その社会保障対策に取り組まねばならないと訴えた（厚生労働省 1956）。

しかし、低所得者が多く人口移動も激しい大都市にしてみれば、保険料徴収方法など難しい問題を抱えることになり、国民皆保険制度になかなか踏み切れなかった。日本医師会も、当時の中山厚生大臣に制限治療の撤廃、一点単価の引上げ、事務煩雑化是正、甲・乙二表の一本化と地域差の撤廃の四項目の早期実現を要望した（京都府医師会編 1968: 336）。国保の行・財政上の負担は市町村にかかってくるわけであり、各自治体との負担をめぐる交渉も難航した。京都では、京都府医師会が、一九六〇年二月に提出した京都市への要望書で次のように述べている。

大都市国保は対象者の大部分が低所得者層であるなど、きわめて特殊性をもつものであり、十分な国庫負担および公的な補助なくしては国保事業実施上いちじるしい困難を招来することは周知の事実である。したがって、新国保法成立の際における衆参両院付帯決議の趣旨にもかんがみ、医療給付費に対する国庫負担等の増額を要求するとともに、法で定められている事務費補助金の全額を実質補助されるよう、三五年五月九日開催の六大都市医師会国保連絡協議会の申し合わせにより要望します（京都府医師会編 1968: 362）

被保険者の給付率や保険料など、財政的補助が基礎にないと国保診療に踏み切れないことを主張したのである。京都府医師会・京都府保険医協会などは国保対策委員会を設け、単価引き上げと地域格差撤廃そして国保の本人一〇割、家族七割の給付を京都市へ要求し運動を展開していた。

しかし、一九五七年に国保法が改正され、「すべての市区町村が国保を実施する必要がある」とされ、市町村国保に五人未満の企業の被用者が取り込まれていった。これが「国民健康保険全国普及四カ年計画」につながり、一九六一年には新国民健康保険法が施行された。土田武史によると、「一九五四年当時国民の約六六％が何らかの医療保険に加入しており国民皆保険の実現可能性を示す数値」となっていたことが国民皆保険を達成した一つの要因だと分析している（土田 2011: 246-247）。

白峯診療所の施設拡大もこの国民皆保険制度の施行が大きな要因であった。しかし、早川はこの制度が施行されることについて、「今后進んでいく日本の医療態勢」への懸念を示している。

今迄大多数をしめてきた開業医に依存することなく、国民の医療は、官公立病院、国保直営病院、診療所、半官半民の公的医療機関（日赤、済生会、組合病院等）、大きな法人病院、保健所、労働者は、各工場、会社の病院診療所で、国民の健康を管理する方向にむいています。この形は、医学そのものが、総合化集団化されていく方向に発展していますので、好むと好まざるにかかわらず、この形をとるものと思います。しかも、国民の医療に対する要求は、昔の手工業的な医療ではなく、総合的な観察、診察、治療を望んでいきます。その上、完全な保険制度を要求しています。之は、正しい要求であると思います。併し、ここで大切なことは、この制度を労働者、患者の立場から正しく運営されるかどうかが大きな問題だと思います。今の資本主義的な機構からは、形は社会保障の姿をとりながら内容は、制限治療、労働強制をとるのではないかと思います。（早川 1956: 5-6）

早川は、国民皆保険制度によって、国民が望んだ総合的な医療と完全な保険制度が施行されることは正しいとしながらも、国が国民の健康を管理する方向にいくこと、その管理が保険点数によってなされることに危惧をもっていた。点数操作で医療費が高くなると、医療者の乱診乱療であるとして制限治療が強制され、その結果、低賃金の雇用となり医療従事者たちが過酷な労働を強いられるというのである。政府管掌健康保険が一九四九年に三〇億円の赤字財政となった際も、保険財政の赤字は医療者の乱診乱療によるものであるという厚生省の見解のもとで、制限治療が強化されてきたという経緯がある。

早川のいう労働強制は、当時の不十分な看護体制を背景としている。一九五〇年に完全看護制度が発足し、看護職の実質的な質の向上が目指された。しかし、この承認基準は、三交替制のもとすべての看護業務を看護婦が担うというものであり、実際、看護婦不足の状況で三交代が実践できた機関は少なかった。国公立病院だけではなく、民間病院でも、看護婦の追加採用を行える余力のある病院は多くはなかった。その結果、すでに勤務している看護婦の労働強化につながったのである。看護婦不足と、准看護婦制度の見直しは、その後も日本の医療体制の大きな課題となった。さらに早川は続けて、以下のように記述している。

支配階級はこの医療制度を自己の階級に有利な様に運用しようと目ろんでいます。併しそうすれば、必ずこの中で大きな矛盾が出てきます。それは国民の大多数は完全な医療を要求しますし、良心的技術者もその良心にかけてもそれを支持して運動を起すでせう《ママ》。既にそれは初《ママ》まっています。診療所が常に完全治療を堅持し、診療所をかこむ患者市民が支持しているのもその一つでしょう。開業医が今度の健康保険改正案に反対して立ちあがったのもその一つであったと思います。大多数の国民の立場に立った医療とその意見を受け入れて運営される医療機関の機構そのものが大きな問題になってくることであろう。その建設こそ私達診療所の進む道であると思います。（早川 1956: 6-7）。

早川には、制限治療によって必要な治療を患者に施せないことへの憤りがあった。また、白峯診療所では医師や看護婦による家庭訪問など点数がつかない医療を実践していたため、他の保険収入を制限されるとさらに経営が厳しくなることが予想された。看護婦や医師による家庭訪問という活動を維持するためには、過酷な労働条件を少しでも緩和するために多くの看護婦および保健婦を採用しなければならない。国民皆保険実施による受療者の増加がみこまれる一方で、制限治療による収入減を抑制し、医療従事者が働く環境を改善することが病院の拡大にむけた大きな課題であった。

一九六〇年の国保導入前年の『堀川新聞』には「全額給付の完全国保を」という見出しで、「本当の健康保険なら、半額が支払えないような人達の多い日雇健保や国保こそ条件の良いものにしなければならない」と、京都市に申し入れを続ける決意が示されている（『堀川新聞』第二七号一九六〇年七月二〇日）。しかし、一九六一年に施行された京都市国保は、本人六割・家族六割給付から始まり、一九六四年には本人七割・家族五割の給付となった。また保険内容では、たとえば往診・歯科補綴・入院時の寝具設備・給食に対しては給付がなかった。

おわりに

この章では、白峯診療所の設立と医療活動を述べるとともに、一九五〇年代の西陣地域における医療供給状況と地域住民による受療の実態を確認した。一九五〇年代の京都・西陣地域は、医療機関も医師数も多く、近くには京都府立医科大学もある環境であった。しかし、賃織労働者の場合、織元との労使関係が未だに明確でないところが多いため西陣健康保健組合への加入条件は厳しく、さらに京都市国保もまだ実施されていなかった。白峯診療所の医療者と地域を熟知する生活を守る会や健康を守る会の住民たちは、保険未加入のため医療機関にかかれないままでいる賃織労働者たちを家庭訪問し、医療扶助制度を利用できるよう活動した。

医療券での受療が権利であることを、医療者たちは地域での医療懇談会を通じて啓蒙していった。医療扶助という福祉制度を利用した受療であり、ここに生活のなかに医療と福祉を結びつけた実践を見ることができる。住民にとって、住民出資による自分たちの診療所は、医療券で気軽に受療できる医療機関であり、自分たちのからだを守るために医療を維持し運営していく場であった。そのために地域理事が選出され、住民が運営に参加できる組織として診療所の活動が展開されていったのである。

一九五〇年代を通じて、私立の医療機関の増設や病床数の急速な増大がみられた。白峯診療所も、医療者たちによる医療技術の高度化の要求と住民の治癒への期待を背景に、病院への拡大が検討されたが、住民出資にもとづく医療機関であるため、診療所内外では賛否両論であった。国民皆保険を目前に医療供給と需要のバランスも考慮され、病院への改組に踏み切ったが、その際に、従来の診療所の機能の維持が病院化への条件とされたことは特筆すべきである。

次章では、住民出資と住民組織に依拠した堀川病院が、診療所と病院の機能をどのように合体させながら医療活動を拡大していったのか記述する。

■注

1　玉川雄司（一九二五－二〇〇五）
東京芝浦電気株式会社を退社後、一九五〇年に白峯診療所を早川一光と共に開設。一九五三年、京都平和病院（現医療法人健康会病院）の設立に関与し、副理事就任。地域医療活動に専念。父親を介護した経験からボランティア活動を始めた。京都ボランティア協会事務局長歴任。退職後、一九八七年に京都シルバーリング（一九九八年NPO法人）を立ち上げ、高齢者を地域社会に結びつける活動を開始、代表幹事となる。戦後、京都の医療・福祉に関わる草の根の市民運動として活動した。

2 医療機関整備計画として、（1）診療所の配置は、人口二〇〇〇人の診療圏に対して少なくとも一診療所の配置を定め、この基準に足りない地域三五〇〇に一般診療所を整備する。（2）一般病院は、地方に普及することを目標とし、病床の分布を人口一万人当り、市部においては大都市四〇床、他の都市は三〇床、地区においては一五床とする。配置にあたっては、都道府県立病院を中心とする公的医療機関を中核とする、とされた（厚生省医務局編 1976b: 445）

3 一九五〇年代は、東京、京都、石川、大阪の四府県が上位をしめている。

4 医療扶助受給人員月平均二七万人中、入院患者は一九五一年一月に五万五〇〇〇人、一九五三年に一一万五〇〇〇人となっている（厚生省大臣官房統計調査部 1955）。

5 レントゲンは、事務長であった玉川雄司が家具と電灯を売って借金して買ったという（早川 1956）。

6 一九五二年の夏、赤痢頻発路地であった小川学区で、医療懇談会が持たれ、排水工事を決議、室町保健所と共同で緊急に溝工事がなされ、以後赤痢の発症をみなかったという（『堀川新聞』第三六号一九六二年二月一〇日）。ところで小川学区にある小川小学校は一九五二年日本一健康優良学校になっている。新聞記事には「西陣の織物街近くの小川小学校は、回虫を持つ児童が四・八％だけという、信じられぬほどの成績をあげた」と紹介されている（『朝日新聞』一九五二年一一月三日）。

7 一九五四年度の各保険に対する結核医療費の占める割合は、生活保護法において医療扶助総額の六四・五％、政府管掌健康保険において医療費給付総額の三二・三％、組合健康保険では三〇・七％、日雇い健康保険で三三％、船員保険で一九％、国民健康保険で一六・七％となっており、医療扶助費に占める割合が最も多かった（厚生省大臣官房統計調査部 1955）。

8 一九五九年当時市会議員であった早川は市議会において、医療扶助適正化について次のように質問している。「当条例が医療扶助の適正という名のもと、第三者の権威にかくれて、貧困者の医療を低下、制限している傾向があり、月一回の審議会では家庭療養をせざるをえないため、病状の悪化、伝染のおそれがある。適正化の条例内容が民生予算の減少に伴い、政治的影響をうけて入退院が決定される恐れがある。医療は最も尊重されるべき人間の生命を対照《ママ》にしている。医療は貧富の差で差別されてはならないものだが、現実に、医療保護の病人は、時間的にも手続きの上でも差別されているではないか。医療診断は、審議会で判定するのではなく、担当の医師がすべきだ」。このように早川は、結核患者の医療扶助適正化について慎重な態度を示していた（『堀川新聞』第二二号一九五九年九月三〇日）。

9　公的医療機関とは都道府県、市町村その他厚生大臣の定める者の開設する病院または診療所とされた（厚生省医務局編 1976b:437）。

10　一九四五年に九九病院であった自治体病院は、一九六一年には都道府県立病院が二八四施設、市町村立病院八五三施設に増加し、病床数は全医療機関の二三・六％を占めていた（厚生省五十年史編集委員会 1988）。

11　この他、医師会は一九五四年までに、西舞鶴日赤誘致問題、精華村国保直診設置問題など他九つの公的医療機関に対してその設立に難色を示した。また、一九五五年から一九六五年の間では、結核予防京都府支部の病院設立や京都市立病院建設に対して地元の私的医療機関が京都府医師会を通じ設立反対要望を提出していた（京都府医師会編 1968）。

12　白峯診療所からの医師の派遣は、このほか一九五一年に鳥取診療所、一九五二年に九条診療所・柏野診療所、一九五三年に平和病院（現京都南病院）、一九五五年に伏見診療所・吉祥院診療所・綾部診療所などがあった。期間は一ヶ月～半年が多かった。

13　一九五七年の段階では「白峯病院」と仮称されていた。

第3章

医療法人西陣健康会堀川病院の医療活動と住民組織「堀川病院助成会」の活動（一九五八年～一九六九年）

はじめに

本章では、約八年間の白峯診療所での医療活動を経て病院へと拡大された堀川病院が、住民出資と住民組織に依拠しつつ、いかなる医療供給を試みたのか、また住民組織がどのような仕組みをもち病院運営に関与したのかを詳しくみていく。前章で述べたように、堀川病院は「家庭と密接に結ばれた開業医の長所を失うことのない」（「白峯病院設立趣意書」一九五七年）医療機関、すなわち診療所の機能を持ち合わせた病院を目的に設立された。そのため病院は、医療機関内の急性期疾患を中心とした外来・入院の医療と看護の他に、往診・看護婦の家庭訪問あるいは保健活動など地域での医療を並行して実践した。このような医療実践を機能させていくため、助成会を中心とした医療懇談会や、地域理事を含む理事会がどのような役割をはたしたのか検討していく。

診療所と病院の機能分化は、一九四八年の医療法で定義され、一九五九年の医療機関配置計画においても、診療所は病院の補完的機関として位置づけられていた。しかし、一九六〇年に私的病院を対象にした医療金融公庫の貸付が導入され、一九六二年以降の公立病院の病床規制を背景に、私的病院が急増・拡大していった。福永は、病院経営史の観点から、医療金融公庫の貸付は、国が医療政策に沿う病院の整備を、私的病院に行わせるツールであったと指摘している。有利な貸し付けを利用し、私的病院は自院の外来部門から入院部門へ「トス・アップして病床を埋めた」ため、病院の外来部門は経営上重要なセクションになったとも分析している（福永 2014: 409）。

一方、猪飼によれば、日本において開業医が自ら病床を所有するということは、彼らが「専門医として存在しつづけるためのシステム上の要請」であり、日本ではプライマリケアとセカンダリケアをめぐって診療所と病院の機能分化が曖昧になりやすい（猪飼 2010: 36）。堀川病院の医療活動は、診療所と病院の両方の機能をあわせもつため、プライマリケアは院内の外来部門にとどまらず、往診や家庭訪問などの院外の地域実践まで拡大されていった。したがって、堀川病院の医療活動をとらえるには、院内の医師と患者の関係だけではなく病院と地域のかかわりにも注目する必要がある。

第1節　堀川病院の設立と住民組織

1-1　病院の設立と助成会の発足

一九五八年二月、医療法人西陣健康会堀川病院は、住民からの出資金二四七万二一五五円（『登記簿謄本法

務局閉鎖登記簿』一九五六年一二月一〇日）と、それを担保に労働金庫から融資された一二〇〇万円を資金に、二二床の小規模病院として出発した（図3-1）。一九六七年から一九九〇年まで総婦長を務めた石井は「三階に総室三室（二〇床）と二階に個室二床の病室が完成した。新しいベッドが搬入され、それを組み立てるときには職員は声をあげて喜んだ」（竹沢ほか 1976b: 414）と回想している。一九六二年から一九九七年まで堀川病院の助成会事務局に勤務していた栄部二子は、「路地の奥にあった白峯診療所が、表の堀川通りに出てきたということだけでも、住民たちには誇りであったし、拡大したことで病院への信用につながったと思う」と当時を振り返る（二〇一五年九月一四日筆者による聞き取り）。施設規模は鉄筋コンクリート三階建（敷地一七二坪）、診療科目は内科・外科・皮膚科・耳鼻咽喉科・眼科・産婦人科・歯科の七科目、開設時の職員数は四〇人であった。基準給食の許可を取り入れ、入院患者を受け入れ、手術室も完備された。理事長・院長に竹沢徳敬、副理事長に神戸善一（前白峯診療所理事長）、理事・副院長に早川一光、理事に立藤忠（薬局長）、片岡政彦（医師）、米田豊昭（事務長）の六人が就任（『登記簿謄本法務局閉鎖登記簿』一九五八年一二月一〇日）、顧問に小児科の松田道雄、弁護士として熊谷尚之を迎えた（『しらみね新聞』第五号一九五八年二月二〇日）。院長に就任した竹沢徳敬は、堀川病院の医療方針と特色について以下のように語った。

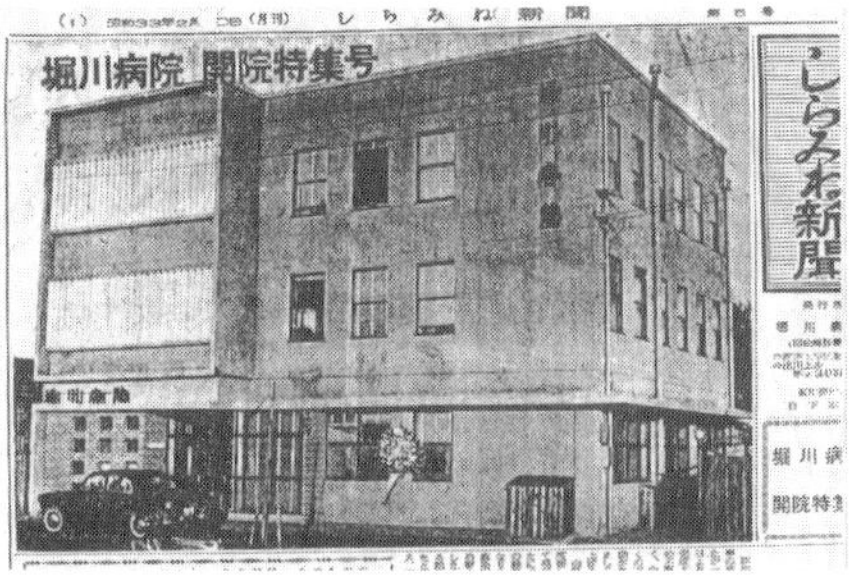

図 3-1 発足時の堀川病院
（しらみね新聞第 5 号 1958 年 2 月 20 日）

堀川病院の今後の基本方針として、大病院に劣らぬ高度の医療内容と総合治療の外に、開業医の長所である気楽に便利に医療が出来るよう配慮することであります。従来の診療所と同じ方向を崩さずに、主として外科、産婦人科、耳鼻科など外科方面を充実し、手術室、入院室、レントゲン室、検査室に重点をおいて病院が設計されております。予算の関係上、このような内容を盛るには甚だ小さい規模で、入院ベッドも多数ありませんが、今後一同の協力の下に更に充実発展すべく努力していきたいと存じます。次に堀川病院の特色は地域のみなさまの健康を守るべく、あらゆる機会に衛生保健について健康相談、健康診断を中心に活動を広めたいと思っております。病院内には、社会事業部を置いてこれらの問題と取り組む外に、病院診療と生活について相談部を設けました。これを御利用して頂いて、安心して診療を受けられるよう仕組みを打ち立てたいと存じます。堀川病院の建設には巨額の費用を要し、今後その融資返却のためには容易ならざる苦心を要するわけであります。経営の前途を思いますとき、所員一同の努力の外に御利用のみなさまのご理解あるご援助がなければとうていこの重責を全うすることはおぼつかないので、病院の運営のため皆様のご援助をお願いして止みません（『しらみね新聞』第五号一九五八年二月二〇日）。

上記から、病院の設立と同時に「社会事業部」を設置したことがわかる。これは白峯診療所の実践経験から「相談」の場を持つことを重視していたからである。社会事業部は、医療社会事業部として位置付けられ、「相談室」を設けて低所得者への医療保護と生活保護の申請と利用を援助した。さらに一九六一年に「医療相談室」として独立し、医療事務担当であった沢田絹子や小国英夫（現健光園理事長）らがケースワーカー[1]（現在のソーシャルワーカーに相当）として引き続き業務にあたった。当時、佛教大学の社会福祉の実習生であった硯川征時が、大学卒業後に堀川病院の医療社会事業の取り組みをまとめた文章がある。それによると、医療社会事業の専門職自体が、「制度・政策的社会事業と、技術的社会事業の総合的な取り組みがまだ未成熟であった」と言及しており、一九六一年以前の院内の活動についても「個別処遇の領域において素人が相談に乗るという以外のなにものでもなく……我流でおこなっていた」と指摘している（硯川 1971: 1）。

先の竹沢がいう「堀川病院の今後の基本方針」は、一九五七年の「白峯病院趣意書」に書かれている「ただ疾病を診察するだけではなくその生活を十分によく知り、その上の最善の治療法を見つける」という方針のことである。この方針に沿って、堀川病院では外来診療、入院診療と並行して、往診や家庭訪問など白峯診療所からの実践を継続していた。このことについて、当時、医療事務部長であった宮本竜臣は、「病床の比重が小さかった点から、この混合システムは当然必要な形」であったと分析した。そのうえで、宮本は地域医療活動において「地域活動と外来、入院患者診療との結合、健康調査を行うための合理的な方法」を、経営的な側面からも取り組む必要があるという認識を示した（宮本 1962: 4）。この認識は当時、定期往診や家庭訪問が、保険点数のつかない不採算医療であったことに起因している。経営を補完するうえでも、院内の外来・検査・入院など各部署との連携を効率的に図ろうとしたのである。早川が「西陣の路地は病院の廊下」（看護学雑誌編集室編 1980: 10）と表現していたように、堀川病院には居宅療養患者を入院病床患者の延長で捉える発想があった。地域での医療を重視する方針であったことは事実だが、居宅の患者を入院患者とみなすことで、訪問医療を外来・入院の診療と接合し、経営上の難問にもどうにか対処しようとしていた。

このような病院の体制を支援したのが、堀川病院助成会（以下、助成会）という住民組織であった。前述のように病院側には「融資返却のためには容易ならざる苦心を要する」という認識があり、その「苦心」を助成会にも求めたのである。病院運営となると地域からのさらなる出資金と人材が必要であった。室町学区の佐々木清一（手織職人）によると「地域の組織も生活を守る会だけでは小さいので、小川学区の須田嘉市（織元）に入ってもらい、もっと広く地域の人々とともにやろう」と、堀川病院設立の二ヶ月後に住民組織が結成され「助成会」と名付けられた（『西陣健康会だよりほりかわ』第一六九号一九八一年二月一〇日）。白峯・盛林・正親の各診療所の設立に関わった人たちや、病院の建設資金を出資した約三〇〇人からなる任意団体であった。

助成会の目的は「本会は市民の健康を守り社会保障制度の啓蒙と活用を図ること」とされ、この目的を達成するために「一、病気の予防・早期発見・健康の維持を計るため、堀川病院と共同で、地域と職場の集団健診・医療懇談会・栄養講習会を催す。二、社会保障制度の啓蒙と適切な利用のための相談・研究活動を行う。三、会員の健康管理を行うため健康手帳を発行し堀川病院に管理を委託する」（「堀川病院助成会しおり」一九五九年）」とされた。

当時、立命館大学総長であった末川博は、堀川病院開設時の祝辞でこの住民組織の意義に触れている。

これ迄の白峯診療所が発展的に充実強化されて、ここに堀川病院として新たな発足をする事になり施設の整備せられた病院が新築された事は誠に慶賀に耐えません……このような施設が、市民大衆の要望に応えるものであるが故に、下から盛り上がる大衆的な力が関係者各位を励まし、力づけたところが甚だ大きかったのであろうと私は固く信じております……大衆的な基盤の上に、大衆の要望に応ずるこのような医療施設が完成されることは、政治の貧困に対する一つの大きな攻撃とも云えるのでありまして私共はそういう点からもこの堀川病院の新発足を高く評価して良いと考えます（『しらみね新聞』第五号一九五八年二月二〇日）。

末川は、助成会を「大衆的な基盤」と捉え、その基盤の上に医療機関が運営されることを評価した。副院長に就任した早川は、「病院の進路」として以下のように語った。

私はこの病院建設のためにアブれた日も仕事の日も、毎日十円のつみたてをしてくれた日雇いのオバさんたちを知っている……ぜんそくの息をはずませて町内を歩いてくれた日雇いのオバさんたちを知っている……常に病む人の立場にたって……常に働く人の立場にたって……常に医療活動に創意と工夫と積極性を発揮しよう（『しらみね新聞』第五号一九五八年二月二〇日）。

早川は、地域の人たちの協力がなくては医療が実践できないことを再確認していたのである。顧問となった松田道雄は、堀川病院が開設された際に住民との関わりについて以下のように寄稿している。

病気になってから、手当をすることよりも、病気にならないためにはどうするか。その方が大事だ。ところが、今の医療の制度ではそういうところまで、やってもらえない。医者の仕事は治療だけでいいということになっている。丈夫な人が病気にならないようにするために、医者と西陣に住んでいる人とが力を合わせてやっていけないだろうか。それは一種の理想論である。だが、西陣の人たちは、この理想論を実際の問題としてとりあげた。この理想論に賛成する若い医者と一しょ《ママ》になってとりあげた。病気になった時にだけ用のある病院とちがう病院をつくろうということになった。そういうことで西陣の人たちのなかにこの理想論に賛成する人を集めて、今の病院をつくりあげた……病院にやってくる病人を治すことだけでなく、医者はどうしてそういう病気がおこってきたのかをここで研究し、現場に行ってしらべ、原因をつきつめたら、他の人たちに、そういう病気にかからないように、よびかける。そういう基地がここにできたのだ（『しらみね新聞』第五号一九五八年二月二〇日）。

松田のいう「病気になってから、手当をすることよりも、病気にならないためにはどうするか。その方が大事だ」という言葉は、生活や社会環境のなかに病因があることを意味し、そのために保健活動が必要であることを示唆していた。「病気にならないようにするために、医者と西陣に住んでいる人とが力を合わせてやって」いくために、堀川病院は多岐にわたる生活調査、健康診断、検診を助成会とともに実践した。保健活動を通して医療を地域に拡大していくためにも、助成会は堀川病院にとって重要な位置づけにあった。ところで、堀川病院の新入研修には、助成会の人たちが地域を案内し、西陣の歴史や職人の生活を見せる取り組みがあった。地域の医療と急性期医療を施す堀川病院の両方を誇りに思う住民の姿であった。

1-2　助成会組織と病院組織

助成会組織は、学区を基本にした支部制が導入されている。一九五九年の「堀川病院助成会しおり」によると、一〇学区を八支部にわけ、小川・室町・中（西陣と桃薗）・翔鸞・洛北・正親・出町・西北（成

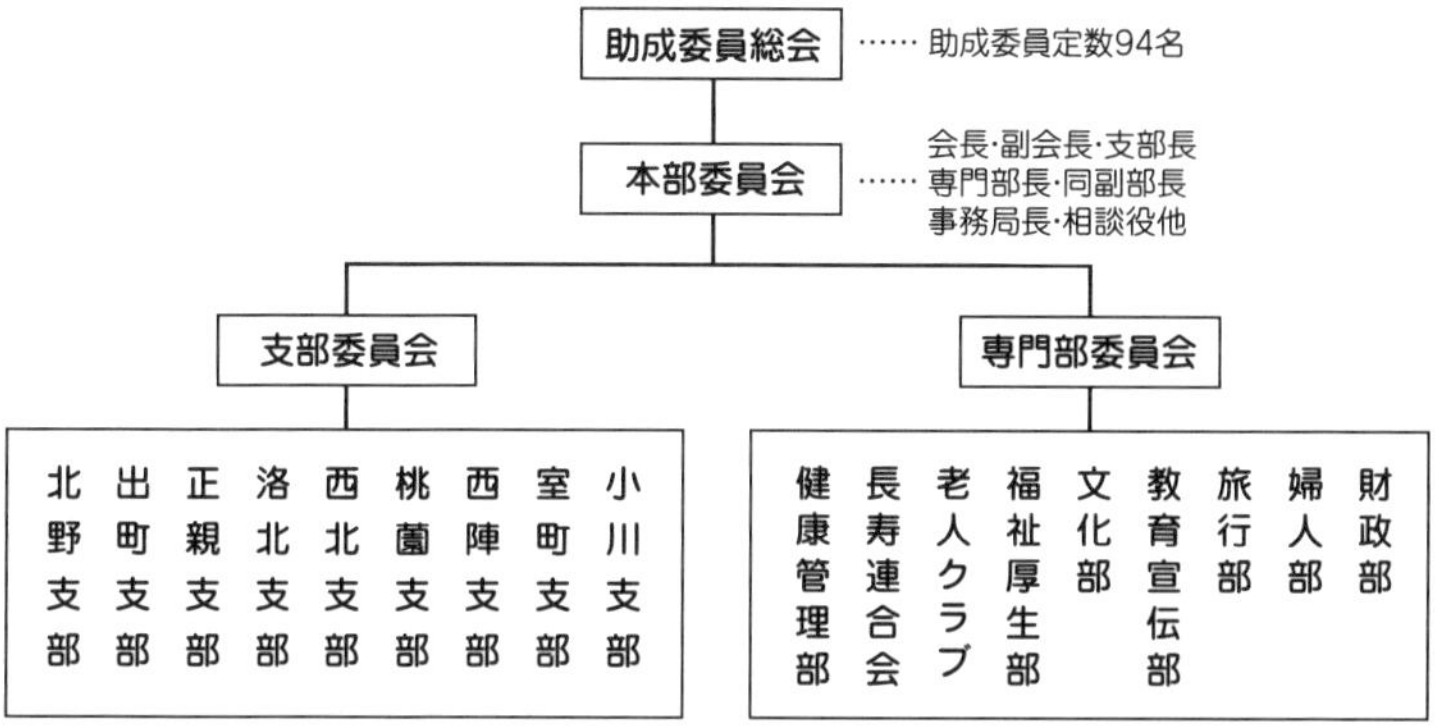

図 3-2　助成会組織図
出典：『助成会だよりほりかわ』1975 年 1 月第 96 号より作成

逸と乾隆）の各支部となっている。後に中支部は西陣・桃園の各支部に別れ、九支部になった。助成会役員名簿によると、一九六四年の時点では、各町内（約五名～二二名）から世話役ともいえる支部委員が十数名選出され、各支部委員は専門部委員とよばれる健康管理部・福祉厚生部、教育宣伝部を兼ねた（図3-2）。支部委員の中から支部長・会長・副会長・専門員の部長および副部長・事務局長が選出され、本部委員会を設け、助成会員による年一回の委員総会を開催した[2]。健康管理部や福祉厚生部が、病院内の地域医療委員会、医療社会事業部を支援し、職員とともに地域住民への健康調査や企業への検診拡大運動などを担った。助成会は、各学区の町内が単位となり、支部としてまとまり、その代表が本部を構成していく仕組みとなっていた。逆に言えば、町内へと裾野が広がるように会員が存在していたのである。

一九五九年当時の会長は小川支部の須田嘉市（織元）、副会長は翔鸞支部の松本粂次郎（織手）であった。八支部の支部長及び支部委員は、廃品回収者や無職の高齢者や商店主など多様ではあったが、織物業・賃織の織手・紋彫・整経など西陣機業

表 3-1　助成会員数表と社員数の推移

年	助成会員数（人）	出資社員数（人）
1958	300	
1960	517	
1961	1,458	
1962	1,957	
1963	2,581	
1964	2,823	
1965	2,900	
1966	3,009	
1967	3,300	86
1968	3,800	200
1970	3,987	506
1972	3,688	612
1973	3,929	634
1974	4,042	685
1976	4,427	1,081
1977	4,696	1,486
1978	4,882	1,923
1980	4,922	2,245
1981	4,955	2,846
1984	4,954	4,086
1985	4,982	4,239
1986	5,006	4,300
1987	5,093	4,372

出典：西陣健康会編（1987）「合同委員会」より作成
注：助成会員数のなかで出資社員になったものの数として出資社員数が挙げられている。よって両者はほとんど重なっている。

に関わる職業が圧倒的に多かった。出町支部は近くに出町商店街があり、同志社大学や京都大学や京都府立医科大学にも隣接しており、支部長には大学関係者や商店主が多かった。加えて東和企業（会員数三五名）、託児所（会員数三一名）、出町職安（会員数七名）などの企業も助成会に参加した。三〇〇名から始まった会員数は、一九六〇年の時点で約五一七名、一九七〇年に三九八七名となっている（表3－1）。助成会員が、九学区（洛北支部を除く）全体の人口に占める割合をみると、一九六〇年は約〇・六％であったのが、一九七〇年は約六％、一九八五年は約一〇％であった。上京区の総人口が一九七〇年の一二万四四四八人から一九八五年には九万二八九七人に減少したこともあるが、会員数の増加は著しいものがあった[3]。

図3－3は、一九五八年から、一九八〇年に「医療法人西陣健康会」として法人になるまでの助成会と

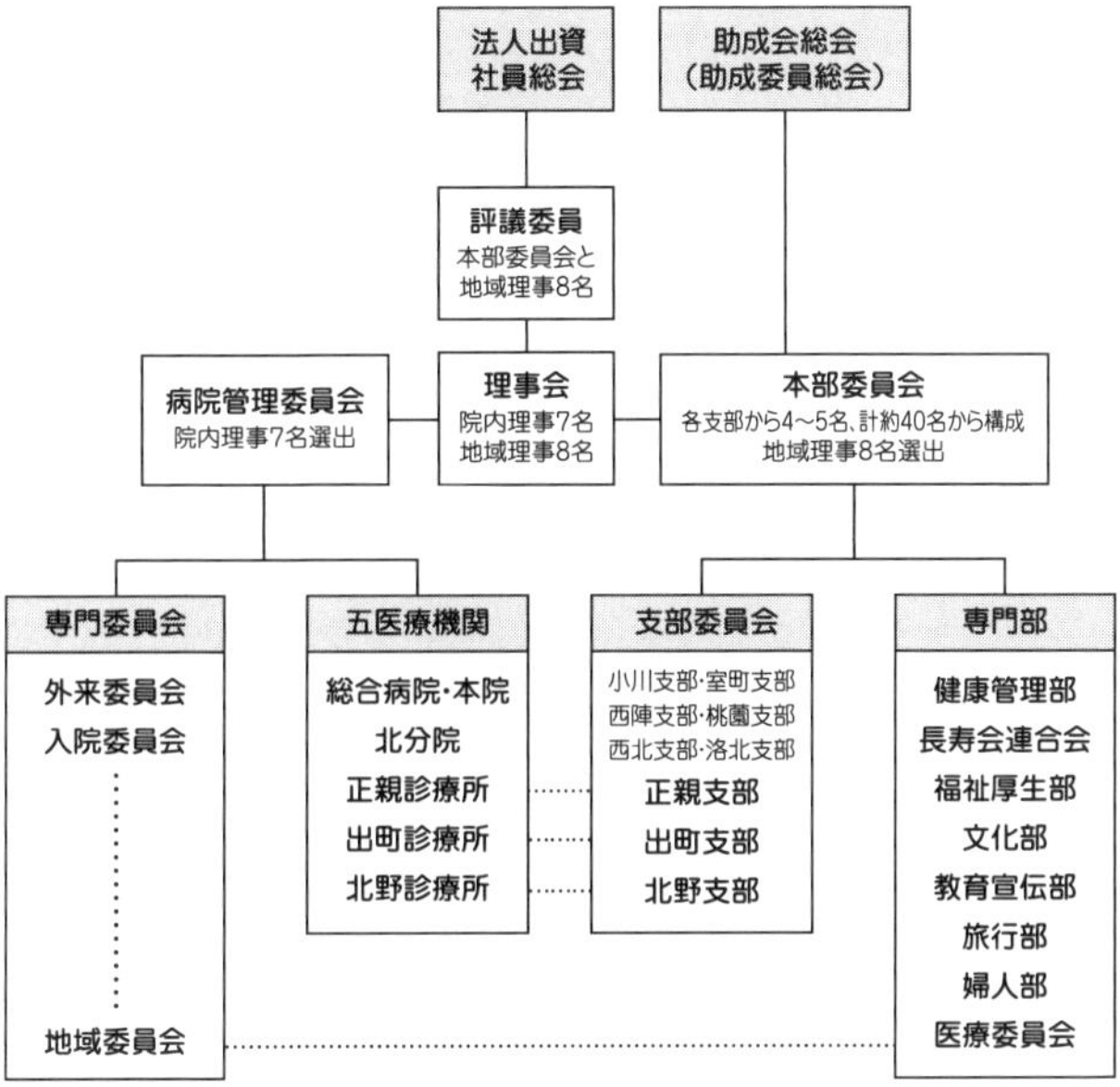

図 3-3　助成会の組織図と病院組織図
出典：竹沢ほか（1976a）より作成

病院組織の関わりの図である。注目したいのが理事会とその諮問機関である評議員会の構成である。理事会の存在は、第2章（3節3-2）で述べたように、白峯診療所時代にすでにその原型はつくられており、診療所を立ち上げた人々の中から地域理事が誕生した。そして堀川病院設立時に、地域理事を選出する母体となる助成会が結成された。これは、住民主体の医療機関であることを組織的に表現し、強化したことを意味する。

理事会は、地域理事が八人、院内理事が七人から構成される住民優位の組織であった。このことを堀川病院の特徴としてあげている先行研究は多い（孫 1998; 山口 1995; 鎌田 1999; 新井 2003）。八対七の構成について早川は、「住民の意見に従うという理念を運営に反映した」ものであるとし、さらに「住民がなにを要求しているのかを聞き分け、考える習慣をもち……病院の苦しさを一緒に投げ出し、反論と説明をだして、みんなで考えていく」場と機会であると捉えていた（『こうほうほりかわ』第四九号一九七六年一〇月一五日）。

助成会発足当初の地域理事は、松本粂次郎（翔鸞支部、織手）・須田嘉市（小川支部、織元）・勝部武吉（正親支部、織物業）・神戸善一（中支部、織物業）・佐々木清一（室町支部、織手）・小野喜三郎（出町支部、京都大学理学部教授）の六人（「助成会のしおり」一九五九年）、院内理事は、竹澤徳敬（医師）・早川一光（医師）・立藤忠（薬局長）・片岡政彦（医師）・米田豊昭（事務長）（『登記簿謄本法務局閉鎖登記簿』一九五八年一二月一〇日）の五人であった。当初は八対七ではなかったが、院内理事は一九六六（昭和四一）年から、谷口政春（医師）・日下本雄（医師）・伊藤亨（医師）・橋本信三（常務理事）らが加わり、七人体制がとられた（『登記簿謄本法務局閉鎖登記簿』一九七一年一〇月一四日）。それ以降は、基本的に院長、副院長、北分院長（一九六六年開設）、北野診療所所長（一九六四年開設）、正親診療所所長、出町診療所所長、事務長の七人が院内理事となっている。地域理事は一九六五年六月の段階から、上記以外に坂出昌三郎（北野支部）・岡田良夫（出町支部、京都大学助教授）・木村健太郎（小川学区、織元）・立入正雄（室町学区、織り手）などが入れ替わり就任し、常に八人の体制が確認される[4]。

病院組織と住民組織がともに病院を経営していくにあたって、理事会は重要な位置を占める。最高意思決定機関は出資社員総会ではあるが、病院の活動方針と活動内容を決定する際には、理事会の討議で審議を経ることになる。また理事会のみではなく、助成会代表と堀川病院幹部で構成される「病院代表協議会」や「堀川病院運営協議会」など、住民組織と医療機関が話し合う場を意識的にもつよう設定されていた。本部委員会や助成会総会には、院長・副院長を始めとする病院職員が出席していた（『堀川病院助成会だより』第三六号一九六三年一一月一日)。また、助成会本部委員会は、病院運営の強化のため理事会の諮問機関として、医療法人西陣健康会評議員会[5]を設けていた。同評議員会は、助成会の支部委員から選出された委員によって構成され、地域理事及び院内理事の選出と承認を行う組織であるとともに、病院の最高意思決定機関である出資社員総会の諮問機関でもあった(『堀川新聞』第二二号一九六二年二月一〇日)。第一回の定期社員総会は、一九五六年一二月一〇日に白峯診療所が医療法人西陣健康会として法人登録された年に開催されており、その後、総会の名称や内容は変化したものの今日まで開催されている。定期社員総会議案書には、医療活動の経過、健康診断の受診者数、患者会開催内容、堀川病院の外来・往診・訪問看護回数、訪問看護者数、貸借対照表、損益計算書などが記録されている(定期社員総会議案書 1974-1989)。

助成会と病院組織を仲介する役割を果たした部署が、助成会結成と同時に病院内に設置された助成会事務局である。主な業務は助成会の活動の全般的な支援であった。助成会事務局内では各支部の担当を決め、医療懇談会や専門委員会の開催を手伝った。また、助成会積立金や設備拡充資金入金の窓口となり、助成会員拡大に努めた。

では、堀川病院はどのように住民から出資を募ったのだろうか。次節では住民出資資金について検討する。

1-3 助成積立金制度・設備拡充資金制度・出資社員制度の創設

助成会による資金援助の仕組みは、一九六〇年度に実施された助成積立金制度、一九六二年の設備拡充資金制度(以下、設備資金)、一九六七年の出資社員制度の三つの制度からなっていた。この三つを合わせて地域資金あるいは住民資金とよんでいた。助成会の入会に際しては、年間一〇〇円の会費を納めることの他、一九六七年以降は既述した三つの制度のいずれかを利用することとされた。助成積立金制度は、一ヶ月一〇〇円以上一万円まで、三年満期の定額積立という方法をとっていた。当時はハガキ五円、出前ラーメン四〇円という時代である。

助成会本部には積立金対策部が設置された。ここで積立金の運用と募金計画が立てられ、それを病院側の管理委員会にある積立金推進会議に諮り、さらに、病院運営協議会で決定するという仕組みが確立していた。資金集めは、主に病院の助成会事務局、助成会の支部委員あるいは専門委員らが担当した。集められた資金は病院経理部が管理し労働金庫や銀行などの金融機関に預けた。三年後に利息がつけられ住民へ返済された。また病院側は預け入れた地域資金を担保に金融機関からの借り入れができた。

助成会結成当初は、会員が払う毎月の積立額は一〇〇円が最も多く、次に二〇〇円となっていた（木村1962）（表3-2）。当時助成会事務局を担当していた木村誠一は、積立をする人たちの気持ちについて以下のように記述している。

地域の会員宅を回って感じるところでは苦しい生活の中から自分たちの病院をよくしていこうとの気持ちで協力してくさっている方々もかなりありますが……頼まれたから入った、カンパをしている積もりでといった気持ち、病院に対する義理から入っている人もある様です（木村 1962: 13）

一人当たりの積立額が少ないため収集の効率は悪かったが、集金のために地域を実際に回ることで、助成会事務局は堀川病院に対する住民の様々な思いを実感することができたのである。前出の栄部は、「毎月支部委員の人たちも、住民のお金を集めてもってきてくれる。住民の間でも信用しかなかったと思う。利息をつけて正確に返済される繰り返しが信用につながり、また医療設備や病院の拡張など目に見える還元もあったということが信頼関係を築いたと思う。資金が足らないときは、地域の繋がりをたどり織物関係の会社に出資をお願いしにまわったこともある」と回顧している（二〇一五年九月一四日　筆者による聞き取り）。職員は当初一人五〇〇～二〇〇〇円を出資しており、西陣機業の経営者のなかには、五〇〇〇～一万円を預けた者もみられたという。会員になった特典として、初診料の半額が助成会から補助され、簡易人間ドックの検診費用については、非会員が一〇〇〇円のところ無料となっている[6]（『堀川新聞』第三六号一九六二年六月二七日）。

一九六二年には、一口一万円の設備資金が導入された。この制度による資金の統計報告がなされるようになったのは、一九六四年以降であるが、前出の木村誠一によると、設備資金の大口投資は西陣機業（事業所）や一般企業が多く、利用する会員は少数であったが多額の援助を受けることができたという。助成会に加入した事業所には、健康診断・成人病診断などの実施を積極的に行なって優遇したという。患者数の増加とともに、助成会積立金や設備資金も増え、それを担保に、堀川病院は一九六〇年代前半に二回にわたって施設の拡張を行っている（本章3-1参照）。

しかし、資本を蓄積する間もなく、病院は一九六五年には三〇〇〇万円の赤字をだした（青木 1976）。もともと地域からの資

表3-2　積立金出資額別の人数
（1960年9月～1961年9月調査）

出資金（円）	件数（人）
100	603
200	429
300	317
500	322
600 ～ 800	8
1,000	203
1,00 ～	75

出典：木村（1962）より作成

金協力に依拠する経営体制には脆弱な面があった。そのうえに、国民皆保険制度以降の国保財政赤字、給付引き下げなどの保険引き締め政策、高齢化の問題なども堀川病院の経営に影響したと考えられる。特に国保は西陣機業者の多くが加入していたが、給付率の低さ、保障内容の不十分さなどから加入者の受療が抑制されていた。経営体制を強化する意味で、一九六三年に医療生協という仕組みを採用することも考えられたが達成できなかった（本章3－2参照）。

そこで、一九六七年に出資社員制度が設けられた。一口三〇〇〇円を出資した者を医療法人堀川病院の社員とし、社員は年一回の社員総会に出席する制度である。もともと堀川病院は社団法人であり、出資を行った社員によって運営されなければならなかった。そこで配当のない出資社員制度（医療法第五四条余剰金配当禁止法により出資金の利潤配当は禁じられていた）による出資を拡大し、より組織を経営的に確立しようとしたのである。会員は助成積立金・設備資金・出資金制度のいずれかに（重複可能）加入することになった（『助成会だよりほりかわ』第九六号一九七五年一月一日）。前者二つの資金援助をした者は助成会員であり人数も多いが、出資社員制度を利用した社員数・人数・出資金額は、ともに少なかった（表3－1・図3－3）。医療法人西陣健康会堀川病院と任意団体である堀川病院助成会の二本立ての組織構成では、出資社員制度を浸透させるには時間を要した。助成会が医療法人西陣健康会に統一されたのは一九八〇年であった（第5章1－2）。

出資社員制度について当時理事長であった竹沢は堀川病院の医療事情を以下のように記述している。

病気の治療だけでなく、病気の予防・病後の健康管理、さらに病気が治った後の仕事につくための相談などの活動もひろく行われてきました。ところがここ数年来、医療の水準が全国的に高くなり、そのため病院施設にかかる費用がかさみ、それに加えて物価の値上がりがこれに拍車をかけています……政府の健康保険に対する予算が少ないため、医療費は低く据え置かれたままで、早急に改められる見込みはありません。堀川病院は、今まで助成会の皆さまの資金援助と銀行資金とによって運営されてまいりましたが、現在の日本経済のもとでは、営利を追求しない堀川病院のような医療をつづけるためには、より一層皆様がたのお力添えが必要となってまいります……今回、出資による社員制度をもうけ、社員による病院経営をおこなうことになりました（『医療生協助成会だより』第六一号一九六七年四月一日）

上記の「病気の予防・病後の健康管理、さらに病気が治った後の仕事につくための相談」とは包括的な医療を往診や家庭訪問によって支援していく実践のことを指している。当時は、保健婦による健康管理や健康相談には診療報酬点数が付かなかった。しかし、住民の要望もあり医療者たちはこの実践を維持していこうとした。これが営利を追求しない実践だと竹沢は主張し出資社員の増大と協力を請うたのである。同様の主張は四年前の一九六三年の『堀川病院助成会だより』（第三六号一九六三年一一月一日）にも記されていた。

働く市民のための医療を目標にして設立された堀川病院が、往診や夜間診療、地域の健康管理の活動などを行うのは当然であるが、国公立病院でさえ現在の健康保険制度のもとでは財政的に出来ない相談だということでやっていない（『堀川病院助成会だより』第三六号一九六三年一一月一日）。

この記事にある「現在の健康保険制度」とは、国保給付率の引き下げや健康保険料の値上げなど課題の多かった一九六四年前後の医療保障制度を指している。これが改善しないままであったため、一九六七年の発言のように、竹沢は再び健康保険制度を批判したのである。他の病院が「財政的に出来ない相談だということでやっていない」医療を実践していた堀川病院が、経営困難に陥ったのも不思議ではない。

次節では、堀川病院の経営にも影響を及ぼした京都市国保の給付率をめぐる京都市と医療団体の論争、またそのなかで堀川病院が京都市国保の「計画的陰謀」に巻き込まれたことを述べる。

第2節　京都市国保の給付率引き下げをめぐる闘争

2-1　京都市国保財政の引き締め政策と京都の医療機関

一九六〇年代は、国民皆保険制度の実施や所得倍増計画による高度経済成長政策とともに始まった。一九六一年に施行された京都市国保は、京都市条例案通り、本人六割・家族六割の給付で始まった。当時、京都府医師会（以下、府医）・京都府保険医協会（以下、協会）などは七割以上の給付率を要望していたが受け入れられず、府医・協会は一九六一年に、診療報酬の単価引上げや国保の国庫負担率増の要求を掲げ国保総辞退に踏み切った（京都府保険医協会編 1979a: 690）。協会は、所得に応じて保険料が課せられる国保について、「国保の受診による現物給付は給付率によって患者の一部負担金を要し、低所得者にとっては受診の機会と治療の継続を困難にさせる原因が一部負担金にあることは周知のことである」とし、市国保発足の際の付帯決議にある「『早急に七割・七割以上の給付に努力すべきである』とあるのは当然の良識であった」と指摘している（京都府保険医協会編 1979b: 527）。府医・協会が国保の家族に七割以上の給付を要望した理由は以下のように記されている。

四六万の対象者の半数近い市民が医療を受けられる条件として、京都市民が貧困層が多いために七割を必要とするのであって、社会保険からもれた市民のために法的に強制される国保が、保険料のかけすての状態になる事態を憂慮するからである（京都府保険医協会編 1979a: 691）

そして、市がこの七割以上の給付を受け入れなかったのは「市長および市当局者の市民に対する健康の考え方と、国保が政府の施策のため、やむなく行うのであるという消極的な態度に起因」したと指摘している（京都府保険医協会編 1979a: 691）。市当局者の市民に対する健康の考え方については、当時の富井医師会長と高山市長の対談を例にあげ、「風邪のような軽症には上等の薬を使わないよう」という高山氏に対して「良い薬を使えばこそ軽症で済む場合が多い」という富井氏との見解に相違があるとした。そしてこのような市の考え方が、国保給付六割に留まった要因であるとした（『京都保険医新聞』第五一四号一九六七年一月一八日）。しかし京都市当局は、給付率の引き上げを要求する医師会の強硬な態度は、受療率を高め医師の収入を増加するためであると主張し、医師会とは平行線をたどっていた（京都府保険医協会編 1979a: 691）。

給付率が問題となったまま、京都市国保は一九六三年に九億円の赤字となった。市当局は赤字の原因はすべて京都市の医療費の高いことにあると主張した。実際、京都市の医療費は他都市と比べると高かったが、協会は、京都市は高年齢層が多い点や、他五大都市のように大規模の事業所が少なく「低収益の手工業的加工業者や小売業者が多い」点などに注目すべきだと分析していた（京都府保険医協会編 1979b: 532）。そして市当局が、医療費の高さを宣伝することで「そのシワヨセを医療従事者たち過重労働と低所得者へと寄せて、その結果が病院・診療所の人手不足となり、患者となった人たちの不満をもたらしている」と指摘している（京都府保険医協会編 1979b: 536）。

一方、一九六一年の国民皆保険制度実施以降、全国の医療機関などが診療報酬の単価引き上げや制限治療の撤廃を要求し、病院スト体制をとるなど抗議大会やデモを起こしていた。一九六四年度、政府管掌健康保険の累積赤字が一七四億円に急増したため、厚生省は初診料の一部負担金を一〇〇円から二〇〇円に、入院時一部負担金を三〇円から六〇円に引き上げる健康保険特例法案を国会に提出した。これに対して日本医師会、各都道府県医師会、保険医団体（保団連）などに加盟する多くの医療機関が、診療報酬の引き上げ方策や制限診療撤廃の具体策、地域格差問題（診療点数の格差）などを掲げ反対運動を展開した。しかし、この法案は一九六七年に健保特例法として成立した。

京都でも、府医・協会・市内の医療機関が、診療報酬引き上げと国保給付率引き下げ反対を掲げ抗議していたが、京都市国保の給付率は一九六四年四月に七割・五割になった。抗議の際の協会の反対理由は以下のように述べられている。

国民健康保険医が、いまこの時点で給付率引き下げに反対するのは、市民の健康を守るための止むにやまれぬ叫びであり、四十一万被保険者はもとより、全市民の強力な結集が望まれるわけです。あらゆる物価を自由に今までつり上げておいてそして医療費だけをおさえつけて、医療を破かいにおとしいれるような試みに対し激しく抗議するとともに、医師不信、医療不信をもたらすような不当な発言をする人たちに反省を求めねばならぬと考えられます（京都府保険医協会編 1979b: 536）

上記の「医師不信、医療不信をもたらすような不当な発言」というのは、一九六四年二月におこった京都市による国保医療費不正の「計画的陰謀」なる報道を指している（『京都府保険医新聞』第三八五号一九六四年二月二五日）。堀川病院と市内のT診療所が、国保を不正請求したとして新聞で報道されたのである。国保給付率が批判されている最中であり、京都市による「卑劣な陰謀」として、府医や協会が堀川病院とともに市当局に対して訴訟を起こしたという経緯がある。次項では堀川病院が国保不正の当事者とされた問題を取り上げる。

2-2　京都市国保による「計画的陰謀」

一九六〇年代、堀川病院は国保給付率の問題を皮切りに、政府の医療保障制度改定案に反対する府医や協会と行動を共にし、反対運動をおこなった。特に京都市国保給付率については導入前から受療抑制につながることを懸念していた。

一九六一年の京都市国保導入に先立ち、堀川病院は住民との懇談会で計画されている国保の内容について議論していた。懇談会では、（1）五割給付（導入時には六割となった）で、窓口で半額負担になること、（2）全国調査（国民健康保険実態調査）では国保・日雇い・政府管掌の順に受診率が悪く、収入の少ない人ほど有病率が高いこと、（3）往診・歯科補綴・入院時の給食・寝具設備などの給付は決定していないこと、（4）日雇い保険は給付期限が三ヶ月であること、などが検討された（『堀川新聞』第二七号一九六〇年七月二〇日）。そして、生活環境・労働環境の悪い人ほど有病率は高いのに、受療しにくいという現在の医療保障制度に反対していこうという結論に達していた。早川は、健康保険料について以下のように指摘していた。

病気をなおす仕事は、これだけしたから、これだけかかったという仕事ではないのです。人間の体が売り買いできないと同じように、人間をいくら治したといって、いくらになると、はかる考えは、いけないことです……しかし、いつの間にか、往診料が一軒一八〇円、一日の食事代が六二五円で、三食たべさせろという健康保険料になってしまっています……今の健康保険の料金では十分な職員の月給をあげられていない……人手不足で患者さんが困っている。往診も早く行こうと思うが……一台の往診車で手一杯となる……医療費値上げ分は一切政府の負担で行われるべきで保険料を上げたり、患者さんに払わせてはいけない（『堀川病院助成会だより』第三九号一九六四年二月一日）

財政基盤が脆弱な堀川病院にとって、診療報酬値上げの据え置きや、制限治療・医療費値上げによる受療の抑制は経営上大きな痛手となっていた。そのため京都市国保体制の内容が低所得者層に適合しないことや、給付率が低いままである点において、実施反対の声をあげていた。その最中に堀川病院は、国保の患者から不正に医療費を騙したとして新聞に取り上げられたのである。

一九六四年二月一五日の『京都新聞』に「また医療費の不正受給、死者を患者に仕立て二病院、審査会をだます」という記事がでた。堀川病院とT診療所が「医師の医療費不正請求が問題化しているおりから、さらに京都市内の医師二人が死亡者を生存者として患者に仕立て、医療費を不正請求して支払いを受けていた事実」が発覚したと報じたのである（『京都新聞』一九六四年二月一五日）。しかし、府医と協会で調査した結果、二人の患者は京都市国保と酒販国保のそれぞれ加入者であり、同姓同名同年齢であったという。その患者のひとりがすでに死亡していたにもかかわらず、職員の事務上の手違いで死亡者の名前で請求が出されたことがすぐに判明した（京都府保険医協会編 1979a）。元来、疑義ある請求書に対しては、事務上の手続きとして再審部会で該当医療機関に照会し、確認をとればすぐに訂正されるようになっている。今回も事務上の過誤であったにもかかわらず、照会作業が行われる前に新聞記者が情報を手に入れ報道されたのである。

この一連の流れに対して、協会は、「赤字財政に悩む京都市国保の給付率引き下げが計画されている折から、これに反対する医療機関側を窮地に立たしめんがための京都市当局の悪質な計画的陰謀と断ぜざるを得ない」と糾弾した（『京都保険医新聞』第三八五号一九六四年二月二五日）。さらに協会は、医療が患者と医療者の相互の信頼関係に成り立っている以上、このような報道によって医療が破綻することも予想され、この種の報道は極めて慎重でなければならないと強調した（『京都保険医新聞』第三八五号一九六四年二月二五日）。府医は、この事務過誤問題を「市側の巧妙な『陰謀』ででっち上げにひとしい事件」として「府医、京都市へ厳重抗議」の記事を掲載した（『京都医報』第三五六号一九六四年二月二一日）。

当時、府医の会長であった富井清と協会理事長の中野信夫は、京都市保険課が直接審査委員会への再審査請求という常道を踏まずに新聞記者に情報を流したことに対して同年三月一〇日に市保険課を告訴した。堀川病院も民生局保険課長を名誉毀損で告訴したが、京都市民生局が非を認めたため、京都市国保の運営を円滑化するためにも府医や協会とともに告訴を取り下げた（『京都保険医新聞』第四三三号一九六五年七月一五日）。協会側は、直接の被害者である堀川病院が告訴を取り下げたことに対して「釈然としない点も残っており、将来に関しても一抹の不安を感じられないでもなかったようであったが、関係者の善意と善処を信頼して両会と行動をともにされた」と堀川病院の思いを明らかにした（『京都保険医新聞』第四三三号一九六五年七月一五日）。

事件から三年経った一九六七年二月一八日の『京都保険医新聞』には、「家族の給付率を六割から五割にダウンすることに医師が反対しないようにと高山氏は新聞を動員して『死人を喰う医師』などと悪徳医師を捏造して大々的に宣伝し、市民と医師会の国保改悪反対の協同運動に水をかけ、自民党や民社の一部市会議員がこれに同調し会員を憤慨させた」と再び高山市長の攻撃を振り返っている（『京都保険医新聞』第五一四号一九六七年二月一八日）。

この事件で、府医や協会が堀川病院を擁護しただけでなく、西陣の住民たちもまた「不正はない」と主張した。このことは、堀川病院にとって大きな支えであった。事件が報道された二月一五日の翌日、助成会は堀川病院の理事会と連名で「不正請求ではない」という事実を書いた文書を作成、住民自身がこれを配布してまわったのである。「皆さん。私たちの堀川病院は、不正はありません」で始まり「私たちは医師の名誉と信頼にかけて、京都市当局に抗議します」という文面は、報道された翌日につくられたものであり、堀川病院にとって救いのビラであった。助成会社会福祉部は、この事件をきっかけに「市民の医療

表 3-3　地域からの各種出資金額の推移

住民出資の種別	積立金（万円）	設備資金（万円）	出資金制度による出資金（万円）	合計額（万円）
1960 年	300			300
1961 年	406			406
1962 年	1,076			1,076
1963 年	1,926			1,926
1964 年	1,688	2,526		4,214
1965 年	3,346	3,967		7,313
1966 年	3,831	4,268		8,099
1967 年	3,777	5,092	210	9,079
1968 年	3,777	6,638	281	10,664
1970 年	5,185	11,792	481	17,458
1974 年	7,684	22,085	1,021	30,790
1976 年	10,729	38,910	1,821	51,460
1977 年	11,753	53,360	2,427	67,540
1978 年	14,875	61,930	3,236	80,041
1984 年	13,552	84,318	5,613	103,483
1985 年	19,372	83,259	6,497	103,693
1986 年	13,046	82,520	6,668	102,234
1987 年	11,227	88,051	7,002	106,280

出典：西陣健康会編（1987）「合同委員会」より作成

と健康を潰すような保険料の値上げや給付率の引き下げを絶対に許さないために」運動を続け、「請願書に署名、自分の区の市会議員さんに電話やハガキで値上げをやめるように」訴えた（『堀川病院助成会だより』第四〇号一九六四年三月一日）。当時院長であった竹沢は「高山市長への公開状――昭和三九年三月一六日」（こうほうほりかわ追悼特集号に全文再録）を京都府医師会機関紙に発表し、高山氏の非常識な手段は京都の医師に対して不信の念を宣伝することになると憤りを表明した。

　地域住民の中には、この事件を契機に病院から離れていく者もいた。一九六五年は、健康保険料の値上げと薬価の一部患者負担に対する医療保障運動のなか、金融引締めや企業業績の悪化など四〇年不況を迎えていこともあったが、助成会では新加入者が減少した。一九六〇年〜一九六三年までの三年間は、平均して年間五四八人増加していたのが、一九六四年の四月から一九六五年四月までの一年間では一〇〇人の増加に留まったのである。積立金額も一九二六万円から一六八八万円へと減少した（表3-3）。一九六四年の医療懇談会や長寿会のテーマは、京都市国保の事件についての議題が多かった（表3-12）。

当時京都府知事であった蜷川虎三は、京都市からの国保補助金要請に対して、（1）社会保障制度に逆行する給付率引き下げに反対である。（2）府の補助は検討するが、市国保の運営が適切かどうか監査する、との意向を明らかにした（京都府保険医協会編 1979a: 705）。

一九六〇年代の京都府・京都市の医療機関や医療者による医療保険改革推進運動は、蜷川虎三京都府政と一九六七年に誕生した富井清京都市政のもとで展開されていった。堀川病院も府医や協会の国保対策や保険問題に対する運動を一体となっておこなっていた。

次項では、一九六〇年代の京都府政と医療団体との関係を概観する。

2-3 京都府政と京都府医師会

一九六〇年代、革新系の自治体の市町村は多かったが、京都でも一九五〇年の京都府知事選に中小企業庁長官であった蜷川虎三（1897-1981）が、社会党公認、全京都民主戦線統一会議推薦で当選し、以後一九七八年まで七期を務めた。蜷川知事は、中小企業政策に関わっていたため、中小企業が多く集まる京都に対しても京都独自の産業振興計画をたて、京都府を横断する交通網の開発や河川改修、ダム建設などを推し進めた。国の大規模公共事業に対しては消極的であり、京都の農漁業・零細企業の育成、過疎対策に力をいれた。また、「伝統産業や中小・零細企業の不満や不安に対しても、京都府は協働組合化の推進とともに、昭和四一（一九六六）年四月から一〇〇万円まで無担保・無保証人の中小企業小口融資制度」を創設した（井ヶ田・原田編 1993: 290）。その政策のなかに、零細企業である西陣産業の育成も含まれており、たとえば、賃織業者に対する営業税撤廃運動の際も、蜷川府政が交渉を請け負い、事業税は撤廃となった。

府医内に結成された京都府医師連盟[7]が一九五八年の蜷川三選知事選から蜷川陣営を支持したのは、一九五二年に起こった保険課長排除[8]の運動や一九五六年の健康保険改悪反対に対する総辞退、診療報酬支払遅延解消などに「蜷川知事は医師会に力を貸してくれた」ためであったという（京都府医師会編 1968: 554）。京都府保険医協会は、地方自治体と保険医の関わりを「保険医が地域住民の健康といのちを守り、同時に自らの権益を守ってゆく立場から自治体の首長の姿勢が日常の医療活動に直接的に大きな影響を及ぼす」と捉え（京都府保険医協会編 1979a: 267）、蜷川知事選挙運動に協力した。特に一九六七年当時医師会長であった富井清の市長選に向けて、一九六六年の蜷川五選以後、京都府医師連盟は京都府市民団体協議会の中核となって首長選に大きな役割を果たした。

一九六七年二月、当時医師連盟副会長の富井清が、京都府内の労働組合、京都府医師連盟、日本共産党、日本社会党などが核となった「全京都市民会議」の後援もあり、京都市長選に当選し（京都府保険医協会編 1979a: 273）、一九七一年まで京都市長を務めた。一九七〇年の知事六選の際には、京都の保険医たちが京都市の老人医療費無料制度の導入（第4章2-1）を公約に掲げた蜷川知事を推している。

堀川病院も、府医や協会と同じように、健康保険や国保問題に対して、国や市当局の政策に反対の姿勢を取っていた。たとえば、健康保険料の値上げと薬代半額負担という改訂案に対して、一九六五年の助成会総会では「健保の大衆負担増額反対」を決議し（『医療生協助成会だより』第四八号一九六五年七月一日）、一九六六年春から「健康保険改悪反対」として二五〇〇名の反対署名を集めている。一九六七年には京都府・京都市議会に「京都市国保は早く全員七割給付にしてください。健康保険の決議を府会と市会で採決してください」という二つの要求をあげ請願署名を行った（『医療生協助成会だより』第六三号一九六七年六月一日）。一九六六年の知事選や一九六七年の市長選では、京都市国保給付率の引き上げを公約に掲げる蜷川虎三や富井清を京都府医師連盟とともに応援した。竹沢が「医は仁術であって政治と関係がないという根本的な考えが横たわっている。しかし私には現在の医療ほど政治と密接な関係を持った時代はないと確信しており、社会機構と医療を切離して考えることほど危険なことはない」（竹沢 1979: 143-144）という認識を示したように、堀川病院は政策の動向を常に気にかけ、必要とあればアクションをおこしていたのである。

ところで、堀川病院は、一九六一年に京都民医連を離脱している。白峯診療所が開設された当時は、日本共産党の党勢拡大という一面があったが、病院拡大を計画した一九五五年には、京都民医連の傘下にあった京都保健会を脱退し、さらにその六年後、民医連を離脱したのである。その背景には、白峯診療所時代から引き継いだ医療実践と政治主義とのずれがあったと早川は振り返っている（『こうほうほりかわ』第四八号一九七六年九月一五日）。

早川は、「一党独裁の方針で医療をやるのではなく、住民の意志によって物事を決めていこう」としたため、党との方針に違いがでてきたという（早川・立岩 2015: 88-89）。「革命を起こすのは党ではなく住民」

であり、健康を守るにしても、「『自分の体は自分で守る』という自主の考え方を、どれだけたくさんの人たちに持たせるか」という思いがあったという（早川・立岩 2015: 91-92）。しかし、堀川病院は、急性期医療に力を入れつつも往診や家庭訪問の実践も維持し、経営的には苦しい状況となった。後述するように、当時は看護学院の設立も重なり、一九六五年には約三〇〇〇万円の赤字となった（青木 1976）。

経営の問題も抱えた堀川病院が、どのように施設や医療技術を拡張・進展させながら、地域での医療にも力を注いだのか、次節では一九六〇年代の活動を中心に詳細にみていく。

第3節　堀川病院の施設拡充と医療内容の向上

3-1　医療内容の向上

全国の医療機関の総数と病床数は、一九五〇年代に続き増加傾向にあった。一九六二年の医療法改正によって公的病院の病床規制が定められる一方で、一九六〇年に私的医療機関を対象に低利・長期の貸付をする医療金融公庫が設立されて以来、私的医療機関が増加した。一九六〇年から一九七〇年の一般病床総数は、六八万六七四三床から一〇六万二五三三床となっているが（2章表2-5）、そのほとんどが私立の一般病床数の増床であった。一九六八年には全病院の約八割を私的病院が占めるようになった。

京都においても、一九六一年に京都府国保が施行されて以降、医療機関の病院数・病床数の増加が著しい（2章表2-6）。病床数で比較してみると、京都市は六大都市（東京都・大阪府・横浜市・名古屋市・京都市・神戸市）のなかでも人口一〇〇〇人あたりの病床数はもっとも多かった（京都府医師会編 1968）

表 3-4　6 大都市人口・病床数の対比（1970 年現在）

都市	人口（万人）	総数		総合病院		結核病院
		病床数（床）	病床数（対千人）	病床数（床）	病床数（対千人）	病床数（床）
東京都	831	49,260	5.9	19,065	2.3	446
大阪府	301	19,155	6.4	7,556	2.5	117
横浜市	137	9,889	7.2	5,888	4.3	1,974
名古屋市	159	12,725	8.0	4,199	2.6	1,128
京都市	128	13,500	10.5	4,691	3.7	2,228
神戸市	111	9,045	8.1	3,296	3.0	2,103

出典：京都府医師会編（1968）より作成

（表3－4）。

一九六〇年代は、医療の量的拡大に合わせて医療技術の質的な進歩があった。一九五八年に二二床から始まった堀川病院も、医療の近代化に力を入れていった。胸部外科手術ができる手術室や断層撮影可能なレントゲン装置なども設置された（図3－4・図3－5）。一九五九年には救急指定病院となった。医療技術内容などの情報を地域住民に伝える手段として堀川病院が発刊する機関紙が利用され、盲腸の手術や症状、早期発見の方法、結核の「空洞」症状における手術などが取り上げられている（『しらみね新聞』第二号一九五七年一一月一日）。一九五八年には「がん特集」が組まれ、肺がんのレントゲンの写真や、手術での切除、切除後のコバルトやラジウムの放射線照射などが解説されている。そして「手術に至らないよう早期発見が重要」であると呼びかけている（『ほりかわ病院新聞』第一一号一九五八年九月一日）。糖尿病や腎臓病の説明、予防のための食事なども掲載された（『ほりかわ病院新聞』第六号一九五八年三月二〇日）。病院設立と同時に病院給食（基準給食）が導入され、栄養士として採用された玉川和子は、栄養相談部門を担当した（図3－6）。玉川は、医療懇談会で調理講習会も実践し、『助成会だより』に減塩料理や食事療法の紹介記事を度々掲載した。食生活と疾患の関係性については竹沢が「給食の問題は特殊ではあるが医療の一部である」と述べている（竹沢 1968）。

一九五九年にはレントゲンを自動車に積んでがん検診を実践していた。このレントゲン車は、堀川病院薬剤部が京都民医連傘下院所に呼びかけ設立した「事業協同組合薬剤センター」が共同購入したものである。事業協同組合薬剤センターの設立は、一九五八年、当時堀川病院の事務長であった米田豊昭が、医療費の中でも三〇～四〇％という大きな比率を占める医薬品をなんとか安く購入する方法を考え、民医連の会合で提案した「医薬品の共同購入」が始まりであった（三十年の歩み編纂委員会編 1991）。この提案は総意に至らなかったが、当時、京都南病院の院長も兼務していた竹沢院長の采配で堀川病院と南病院の二病院が「薬剤センター」として利用し、一九六一年に協同組合組織として認可された。民医連傘下の院所に呼びかけ出資金三〇万円を資本に堀川病院の敷地内に八坪の簡易ハウスが建てられ、体制がスタートした

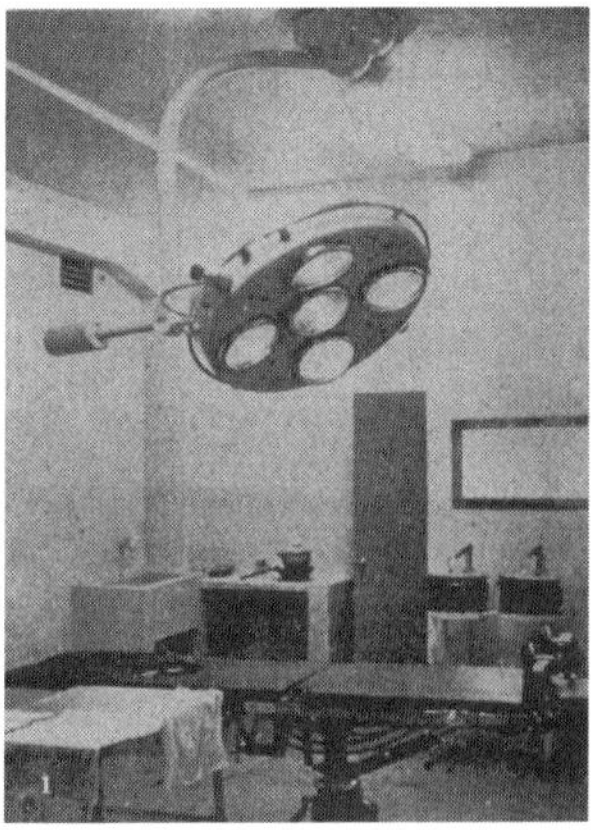

図 3-4　胸部外科も出来る手術室
出典『しらみね新聞』第 5 号
1958 年 2 月 20 日

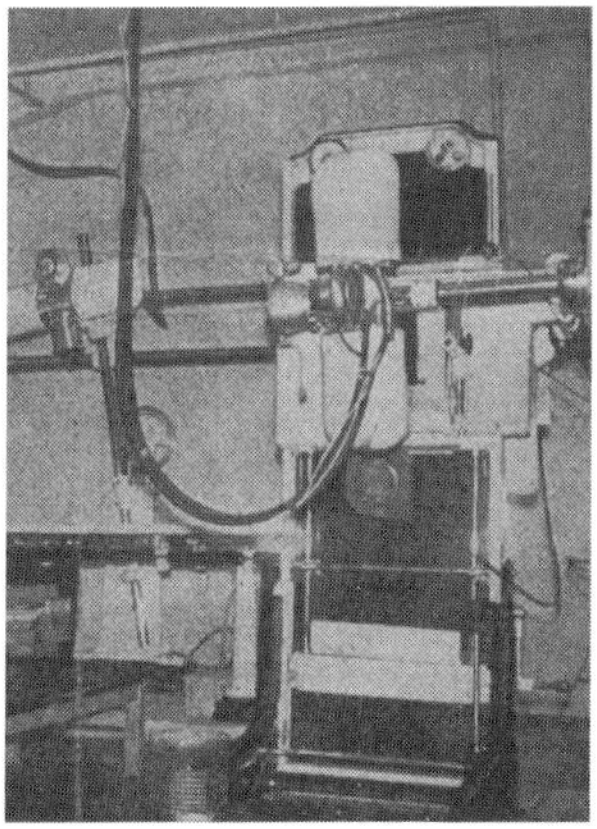

図 3-5　直接・間接・断層撮影の各装置を備えたレントゲン室
出典『しらみね新聞』第 5 号
1958 年 2 月 20 日

（一九七〇年に京都市右京区梅津に移転）。

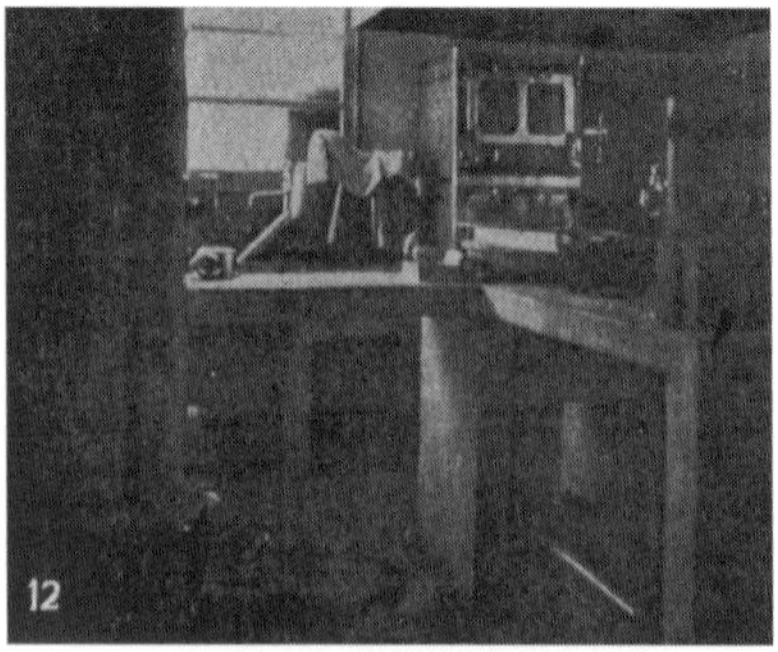

図 3-6　完全給食の設備を整えた給食室の一部
出典『しらみね新聞』第 5 号
1958 年 2 月 20 日

医療者たちは研修会や大学や日赤病院などで行われる勉強会に積極的に参加した。その研究会報告が『病院の動き』に掲載されている。この『病院の動き』という資料は、主に堀川病院内の医療者たちに配布されたものであり、研究会の情報が共有された。たとえば、一九六一年には京都第二日赤でおこなわれたラジオアイソトープ講習会や臨床検査方法の講習会に参加した医療者たちが、これらの機器導入についての検討記事を掲載している（井深 1962）。一九六三年には院内で、赤血球沈降速度測定術の簡便化や最新の尿タンパク検査法の勉強会がおこなわれている（長谷川・河上 1963）。開設一〇周年学術集談会（一九六八年）の研修報告には、（1）新しい臨床検査による手術中や緊急性の検査、（2）内科急性疾患に対応する往診対策、（3）急性肝炎による肝性昏睡の看護、（4）救急医療の統計、（5）疾病管理と健康管理など、今までの研究結果がまとめられている（堀川病院編 1968）。それぞれにカンファレンスが行われ、施設拡大とともに医療技術が導入され、外来や入院の医療・看護に力が注がれていた。

（5）の疾病管理と健康管理については、黒河内剛が「疾病管理と健康管理はそのまま予防活動であり、一旦健康者が病気になった場合なるべく短期で治癒せしめる。そしてその社会復帰を早め再び予防活動へ帰ってくるといった一環《ママ》したものである」と説明し、その重要性を強調している（黒河内 1968: 46）。

3-2　疾病管理と健康管理

では、疾病管理と健康管理について、実際どのような活動が行われていったのだろうか。まず看護体制については、慢性疾患が多くなる一九六〇年前後からは、看護婦たちが気になった家庭に独自で訪問するなど自主的な活動を行っていた。この実践が、後述する脳卒中の居宅リハビリの開始、居宅療養部の設立につながる。看護婦たちの主体的な実践は、従業員労働組合にも反映され、三交代制の要求・実現にもつながった。一九六三年には医療社会事業部の相談業務に保健婦が採用された（『堀川病院助成会だより』第二八号一九六四年一月一日）。民間病院での保健婦採用は当時珍しかったが、その頃の様子が、最初に採用された保健婦の当時の手記を引用しながら『保健婦雑誌』に紹介されている。

昭和三八年といえば、保健婦の九〇％以上が保健所又は国保課に所属しており病院に勤務する保健婦は皆無に近かった。しかし、国保の保健婦活動の中で、ともすれば診療と結びつかない通俗的な患者指導が単なる知識の売り込みではないかと、私は悩んでいた。その頃〝京都西陣地区の地域医療に特色あり〟という広告をみて、飛びつく思いで堀川病院の門をたたいた。そして、日本の医療体制の中では、何の経済的利益にもならない地域医療を堀川病院がやっていることを知り感激するとともに、また堀川病院の発展が保健婦を必要とするに至ったのは当然と思えるのでした（早川ほか 1976b: 164）

民間病院で保健婦が採用されることは珍しかったが、白峯診療所時代の実践から地域や生活を診ることに重点が置かれていたため、採用に踏み切ったのである。

表 3-5　出町診療所における健康保険種別患者数の推移

保険種別	1963 年		1964 年	
	患者数（人）	比率（%）	患者数（人）	比率（%）
保険本人	352	27.3	388	32.4
保険家族	425	33.0	390	32.5
国保	365	28.4	301	25.1
医療券	43	3.3	57	4.8
自費	100	7.7	62	5.2
合計	1,285	100	1,198	100

出典：出町診療所（1965）より作成

社会事業部のケースワーカーは院内だけでなく、地域での成人健康診断の調査、居宅療養調査にも関与し疾病相談にも応じた。また、医療懇談会や長寿会に参加し、生活保護者・医療扶助者の相談も請け負った。皆保険制度施行以降、保険での受療者は増加したが、西陣の人たちの生活が一変したわけではなく、出来高払いの額によっては、生活保護・医療扶助を受ける者もいた[9]。例えば、一九六三年度と一九六四年度の出町診療所における健康保険種別患者のうち、医療券での受療者は三・三%から四・八%に増えていた（表3-5）。一九六七年に居宅療養でのリハビリが開始され、理学療法士が採用されている。このように、ケースワーカー・栄養士・保健婦・理学療法士など、専門職種を重視し採用も早かったのは、堀川病院が生活環境を含めて他職種の協働で、患者の健康管理を行おうとしたからである。

一九六一年に、簡易人間ドックが検討され始めた。医療事務部長の宮本は「短期人間ドックと堀川に於ける簡易人間ドッグについて」をテーマに、「西陣という特殊な地域では、二日間をドックのために費やすという事は容易な事では」なく、「三時間前後ですむ合理的な簡易ドッグを視野にいれ」、医療者・検査技師などと勉強会が持たれたという（宮本 1962: 31）。一九六一年の八月に正親・洛北地区の助成会員および長寿会員を対象に胃がん、心臓病、高血圧などに対する、心電図、血液理化学的検査が無料で実施された。「西陣で働いている人の健康の向上のために職業や生活環境を考えた」簡易人間ドックであったという（『堀川新聞』第三六号一九六二年六月二七日）。受診者は増加し一九六二年九月以降は毎週火曜に実施されるようになった。また、毎年六月・七月・一一月に実施された「職域集検」（職場の集団検診）の人数も増加した。助成会に加入した事業所は、健康診断・成人病診断などの費用の面で優遇された。早期発見・早期治療の効果も見え始め、参加する企業も増えたという（栄部 1964）。一九六五年一〇月一一日から一三日の三日間、堀川病院と出町診療所で胃がん検診がおこなわれ総数一〇〇名が参加した。そのうち四六名が要精密検査を要するという結果であった（『医療生協助成会だより』第五九号一九六六年一一月一日）。このような実績を得て、成人病健康検診の受診者は、一九六五年度は五〇〇名にのぼった。こうした企業を対象とした取り組みは、前述の資金制度による資金の増加に結びついていった。

3-3　施設の拡充

院内では、一九六二年に第二次増改築（第一次は一九五八年一〇月に簡易鉄骨二階建ての三三床を増床、病床数は五五床となった）が行われ、四階建となり、病床数は一一二床になった。レントゲン室、検査室、手術室、待合室など重要部門が拡張され、屋上休憩所が新設された（『助成会だより』第二号一九六二年六月二七日）。一九六四年時点で内科四診、外科、整形外科・皮膚科・小児科・産婦人科・眼科など七科、院内部署は、看護部、薬剤部、理学療法部・食養部・相談部・助成会事務局などが設置された。一九六六年の第三次増改築では北分院を増設、総床で一八〇床の病院となった。この時点での地域資金の合計は八〇〇〇万円を超え、会員数は三〇〇九人となっている。表3-6は施設の拡充、分院の新設状況をまとめたものであるが、一九六〇年代に次々に拡充されていったことがわかる。

堀川病院の患者動態に注目すると、本院のみの入院患者（延ベッド数）月平均は一九六一年一六五三人であったのが、一九七〇年に五一六五人、外来患者月平均は一万二二二人から一万九四九五人となっている（表3-7）。病床拡充も奏功し一九六四年度に赤字であったものが一九七〇年に約二三〇〇万円の利益を計上して経営は回復した。

地域での医療の発展が、医療施設内の検査機能や設備の充実を要求するものとなったと考えられる。地域での健康管理と施設内での治療効果は、どちらも住民が期待するものであり、堀川病院が地域の病院として機能していたことが窺い知れる。しかし、地域住民の中には、病院の近代化に期待を寄せると同時に、「生活に結びついた医療がなくなるのではないか」と心配していたものもいた（早川ほか 1976b: 164）。

3-4 分院の開設

白峯診療所が設立された一九五〇年代、民主的診療所として仁和・柏野・待鳳・盛林・正親の各診療所が開設され、相互に交流・支援しながら、各診療所の独立採算で運営されていた。一九五四年に正親学区で開設されていた正親診療所は、一九五八年に正式に堀川病院と統合し最初の分院となった。その後、一九五九年に出町診療所、一九六四年に北野診療所が堀川病院の分院として発足した。

堀川病院が分院の設置を推進した背景には、助成会員の地域的な拡大に伴い、病院だけでは患者をカバーできなくなってきたことがある。一九六三年の助成会員は、二五八一人で地域的には九支部に分かれ

表 3-6　堀川病院の施設拡充

年	施設と設備	医療活動
1958.2	鉄筋コンクリート3階建（171坪）22床・手術室内科・外科・産婦人科・耳鼻咽喉科・眼科・歯科・皮膚科。職員40名	往診 入院受入 基準給食採用
1958.10	第1次増改築で55床に	
1959.8	出町診療所開設・小児科新設	救急24時間体制
1960	断層撮影レントゲン	助成金積立制度開始
1961	150ボルトレントゲン 出町診療所再建	夜間診療体制の強化 事業協同組合薬剤センター開設
1962	健康管理科設置 第2次増改築で112床に・エレベーター設置	基準寝具採用 成人病簡易人間ドック開始
1963		基準看護実施
1964	北野診療所開設 高性能レントゲン機器購入 堀川高等看護学校創設	生活相談室設置 保健婦の採用 地域への家庭訪問と医療相談開始
1966	第三次増改築　北分院（51床）増設 レントゲン即時現像機（パコロールX 1型購入）	
1969	ホンリー・トラック物療室	脳卒中後遺症リハビリ開始
1970	看護婦小川寮新設（鉄筋4階建・65人収容） 出町診療所新築計画（完成1972年12月）	健康管理部新設
1974		居宅療養部の組織化
1975	放射線装置	基準看護特2類採用
1976	第四次増改築新館8階立て・127床北分院改装40床	
1980	人工透析・頭部CT・病棟PPC方式導入	第三次救急可能。24時間救急体制を組み直し強化
1984	総合病院名称返上	
1985	消化器外科・脳外科・泌尿器科・消化器内科・循環器・透析の専門性拡充。	在宅看護の地域割りで効率化促進。 健康診断・人間ドック24%の増加
1987	第5次増改築210床	全身CT設置
1989		北分院にデイ・ケア開設
1992	京都市在宅介護支援センター・堀川病院開設	北野診療所に小規模デイ・ケア
1993	訪問看護ステーション開設（正親診療所隣）	

出典：医療法人西陣健康会堀川病院（1998）・『堀川新聞』（1962）・堀川病院助成会社員総会議案書（1970-1995）より作成

ていた。九支部のうち、正親・出町・北野・洛北支部は堀川病院から離れていた。「気軽に診てもらえる」という白峯診療所以来のスローガンは、助成会員が拡大すると物理的に困難となった。家で労働する住民にとっては最寄りの診療所が必要であり、また医療者にとっても地域生活に合った家庭訪問や往診活動を実践するために分院は必要であった。

分院は、それぞれの地域の特色をもって実践され、本院と連携をとりあい活動していた。これにより堀川病院は、遠方の地域住民の生活や疾病状況を、診療所を通じて知ることができた。重症の患者は本院に送ることもできる。分院の意義について竹沢は「分院は本院の外来そのものである」とし、分院で実施できない検査や手術は本院で、また本院で対応できない各地域の助成会の拡大や会員の健康管理は分院でと

表 3-7　堀川病院の患者動態（月平均）

年	入院（人）	外来（人）	病床回転率（%）
1961	1,653	12,228	
1965	3,312	13,455	
1970	5,165	19,495	89.3
1971	4,257	18,035	82.7
1972	3,821	16,954	79.5
1973	4,036	18,279	85.4
1974	3,966	18,507	85.2
1975	3,624	16,623	86.6
1976	4,140	17,079	83.7
1977	4,488	19,622	87.8
1978	4,399	20,985	85.9
1981	3,540	20,643	92.4
1985	3,646	18,036	98.4
1987	3,626	15,309	86.2
1988	4,724	16,592	84.8
1989	5,307	18,366	83.7
1990	5,168	19,477	91.9
1991	5,218	19,955	97.4
1992	5,318	19,812	97.4
1993	5,256	19,857	92.7

出典：堀川病院編（1962, 1964）堀川病院助成会社員総会議案書（1970-1995）より作成
注：入院ベッド延数は本院と北分院の総数

役割分担しつつ、疾病管理や患者会の活動については本院と一体化することを主張していた（竹沢 1970a: 7）。

北野診療所の場合、位置する翔鸞学区は西陣機業のなかでも賃織労働者が多く住む地域であり、百軒長屋が並んでいた。白峯診療所が開設した一九五〇年に、賃織労働者たちによって「翔鸞健康を守る会」が結成され、診療所の活動を支援してきた。医師・看護婦たちは白峯診療所時代からこの地域を往診・家庭訪問しており、堀川病院との関わりも深い。その関係性について、一九六五年の北野診療所による報告では「百軒長屋、一名《ママ》、ハーモニカ長屋と云われる所に、早川先生が初めて地域検診を始めてから、病院との関係がはじまった」と記されている（北野診療所 1965: 25）。一九五八年に助成会が発足し、翔鸞学区の人たちも地域活動に関わるにつれこの地域での診療所設立を望むようになった。

しかし、都市での分院の存在意義は、無医村のような医師や医療機関の補充ではない。一九六〇年代にもなると、すでに医療機関の数は増え、翔鸞学区も二〇床以上の病院や開業医による診療所も存在していたため、設立はスムーズにいかなかった。当初は西陣医療生活協同組合という形で開設する予定であったが、京都府医師会から「公的医療機関の乱設」として生協事業の加入を以下のような理由で反対された。

> 三九年一一月上京区今小路七本松に事業所単位に組合員の加入を求め、医療生活協同組合を設立し、組合診療所を開設しようとする計画がなされた。北、西陣医師会は同一基準の医療体制を破るものとして反対。四〇年二月に同様性格の京都勤労者医療生活協設立の計画もなされたが、下京西部医師会が反対し、府医の反対もあっていずれも設立許可に至らなかった（京都府医師会編 1968: 588）。

医療生活協同組合が「公的医療機関」に属するかどうかの判断は一定ではない。しかし、上記のように、医師会は、医療生活協同組合として北野診療所が設立されることによって他の医療機関の経営が圧迫されるとして設立に反対したのである。結果的に、北野診療所は医療生協事業としては成立しなかったが、堀川病院の三つ目の分院として活動を開始した。広さは四五坪で一階は診療室、二階は地域の集会場となり、ここでも医療懇談会が開催された。患者層の多くが国保加入者であった。一九六五年の調査では、助成会員ではない患者も多かったという（北野診療所 1965: 27）。

一方、出町診療所は、一九五九年八月に堀川病院の二つめの分院として京極学区に設立された。しかし、出資者が少なかった。京極学区は、相国寺門前の東側から出町柳のあたりに位置し、中心には出町商店街があり、近くには京都府立医科大学や鴨川を隔てて京都大学があった。大学関係者やサラリーマン、商店街店主などの自営業者が多かった。西陣機業関連の労働者が集まる学区とは少し異なっており、診療所への出資額は少なかった。設立運動に関与した辻忠一（一九五〇年に営業税に反対運動をした生活を守る会の会員。左官業）は、「余裕のある人たちと同時に医療にかかれない人たちが混在していた」と述べている（『西陣健康会だより ほりかわ』第一七二号一九八一年五月一五日）。富裕層にとっては、資金協力してまで医療機関をつくる必要はなかったのである。しかし、一九六〇年六月に京極学区に小児麻痺患者が発生し、助成会出町支部と住民による医療懇談会が頻繁に開催され、「ガランタミンよこせ」運動が活発になった。一〇月には京都小児麻痺対策協議会が結成され、当時市会議員であった早川一光が、一九六一年四月に当協議会事務局長に任命された。このような活動が出町診療所への資金協力者を増やした。一九六五年一月の時点で、京極学区は約二七〇〇世帯、そのうち助成会員は全体の四％となった。保険種別の患者数のデータでは、健康保険の家族が三三％、本人が二七％、国保が二八％、医療券が三％、私費が九％となっている。健保加入が多い点で、他二つの診療所と異なっていた。そのため、地域の活動が他の支部と比較しあまり活発ではなかったが（出町診療所 1965: 30）、本院との連携体制によって、医療者の派遣、往診の支援などが行われ、一九七三年一二月には出町診療所は新しく建て替えられた。

このように、分院の位置する場所や地域住民の層によって、診療所の運営や住民との関わりは異なっていたが、三つの分院は、堀川病院の一部門を形成していた。

3-5 堀川高等看護学院の開設

一九六四年九月に堀川高等看護学院（現・京都保健衛生専門学校）が設立された（『京都府庁文書』一九六四年三八一号京都府総合資料館所蔵）。民間の医療法人としては国内最初の看護学校であった。しかし、地域資金に依拠した病院が、赤字経営のなかなぜ看護教育機関までをも必要としたのか。堀川病院や地域の人たちにとって、看護婦や看護業務はどのような位置づけにあったのだろうか。

堀川病院の医療活動は、白峯診療所時代の地域住民の家を訪ねることから始まっている。そこでの訪問は必ず医師と看護婦がペアになっていた。当時は結核が蔓延し、往診件数も多く、その往診内容は在宅での安静指導・療養指導・生活指導が主であった（石井 1988）。看護婦たちは、家族の状況を把握し相談相手となり、往診後も気になった患者宅に医師を伴わず訪問した。この看護婦たちの姿は、看護婦の業務が医師の診療介助でも手伝いでもなく、医療の重要な担い手であることを示していた。医療技術だけでなく生活環境に合わせた看護の視点が患者には重要であることを、病院では早くから評価していた。一九六三年に病院勤務の保健婦を採用したのも、プロとしての意識・技術が患者に必要だったからである。

しかし、看護の歴史を振り返ると一九六〇年代になっても看護婦の社会的地位は確保されていなかった。戦後GHQの医療改革の中で、看護教育が重視され一九四八年に保健婦助産婦看護婦法が制定され、国家資格が導入されるようになった。しかし、看護婦は常に不足している状態であり、それゆえに労働は過酷となっていた。看護婦不足を解消しようと、一九五一年には法改正で准看護制度が設けられた。准看は当初病院附属の機関で養成され、一九五八年頃から医師会立の准看護婦養成施設が全国各地に設立され始めた。一九六四年に看護高校が発足し、全国に衛生看護科が増設された。その結果、准看護婦の数は、一九五五年の九二二一人（正看護婦一二万七三九人）から一九六七年には正看護婦を上回る一二万九二三四人と急増した。しかし、この制度は、「低賃金の准看の大量養成で表面を糊塗しようとする貧困な政策」であった（小山・志摩 1968: 13）。志摩千代江は「まさしく政府の女子教育の家庭科的ネライと女子の労働力確保の両作戦の実り」であるとし、「ここには、専門職業人としての准看護婦教育の理念は存在しない」と指摘した（志摩 1970: 5）。医師が看護婦を補助者としか見ていないという背景もあり、大量に生産したのが准看護婦制度だというのである。そして「看護制度が准看制度を軸に行政的にふりまわされてきた背後には、看護婦、准看護婦の意識にも責任がある」とし、政府が、仕事に取り組める労働・経済状況を生み出そうとしない状況を「プロの看護婦は正しく把握し、何をなすべきかを考えなければ看護は職業的自立をなしえない」と指摘している（志摩 1970: 5）。また、国家予算を投資した施策は取られず、養成の大半は民間にゆだねている背景そのものが、「公的職業ともいえる看護婦の養成には無責任な対策」だと述べている（志摩 1971: 6）。一九五七年に、進学コースとして准看護婦有資格者を対象に、看護婦昇格ルートが設けられたが、その数は少なく、量・質ともに進学は難しかった。それにも関わらず、准看護婦と看護婦の業務内容は大差なく、看護職のなかに二重構造を形成したことは、今日でも問題を残している。

一九六〇年代は、国民皆保険の実施、疾病構造の変化、病院数の増加など、看護要員の需要は増す一方で、看護婦は常に不足状態であった。一九五〇年に設定された完全看護制度[10]は、一九五八年に基準看護制度[11]に改められ、基準看護を導入すれば診療報酬として加算されたが、その内容は当時の看護状態に見合うものではなかった。特に三交代制と一類看護（入院患者数対看護者数が四対一）を実施できる病院は少なかった（川島 1998）。看護の養成制度や看護体制の不整備は戦後から続き、全国的な看護婦不足を招いていた。その要因の一つが看護婦養成施設[12]の不足であった。

堀川病院もやはり看護婦不足の状態であった。一九六二年に一一二床に拡大されたが、その規模に見合う有資格者を確保することは容易ではなかった。一九六三年に基準看護二類（患者数対看護者数が五対一）を採用したが、病棟・外来・往診の三つが同じ比重で重視され、さらに往診後の経過を把握するために、急性疾患の往診に「パトロールナース制」（4章4-3参照）が敷かれるなど、看護業務は多かった。しかし、このパトロール活動によって、看護婦・保健婦たちは地域における臨床経験を積むことができた。この頃は在宅リハビリの支援あるいは家族を含めた介護方法が求められた時期でもある。在宅リハビリを通じて、彼女たちは、医療専門職と患者の関係のみではなく、家族関係をはじめ患者の生活形態を把握する能力、すなわち「患者の自立への援助、能力維持への援助と、介護者の負担軽減の方策を、家族と一緒に考えること」を専門性として習得していった（角谷 1988: 168）。保健婦や看護婦の仕事は、医師の助手ではなく医療の重要な担い手であり、プロとしての意識・技術が患者に必要であることを、彼女たち自身もそして医療者たちも認識していたことがうかがえる。

一九六〇年代は医療の近代化も進展し、技術向上のための研究会や勉強会も盛んに行われていた。堀川病院独自の看護業務を経験した准看護婦たちが、正看護婦として医療を担いたいという希望が大きくなっていった。病院側も、規定の資格を持った看護婦の養成を必要とした。しかし、現状の看護婦養成制度では「質も経験もある准看護婦たち」が希望を持てないのではないかと懸念されていたのである（『堀川病院助成会だより』第三九号一九六四年二月一日）。

そこで、石井（一九六七年に総婦長就任）らを代表とする看護部会からの強い要望もあり、進学コース二年制の学校づくりが検討されたのである。堀川病院の運営について重要なことは、住民の協力がなければできない仕組みであったことだ。このため、病院管理委員会や助成会総会で、看護学校の入学金・授業料、病院の経営への影響など、二年間に渡って議論が重ねられた（『堀川病院助成会だより』第三九号一九六四年二月一日）。準備段階として看護講座の開催、看護研修への参加、すでに学院を併設していた佐久総合病院、国立河内病院、健康保険鞍馬口病院（現京都鞍馬口医療センター）への見学がおこなわれた。検討の末、京都府立医科大学、国立京都病院、上京保健所などが実習の場を引き受けることになり、資金の一部は、助成会が会員増員に力を入れて援助することになった。入学金は三〇〇〇円、授業料年間六〇〇〇円と決定された。

こうして、一九六四年九月に堀川高等看護学院（現京都保健衛生専門学校）が設立された。開校式には、中村文雄府立医科大学長、住谷悦治同志社総長などが出席した。講師陣は、財政的に困難であったため内部の医師たちが担当したが、当時同志社大学の小倉襄二が社会学、京都大学の大橋隆憲が統計学を担当するなど、貴重な人材の協力も得た（『京都府庁文書』一九六四年三八一号京都府総合資料館所蔵）。堀川病院は、看護学院の併設とともに総合病院として認可された。

しかし、前述したように一九六四年度の経営はすでに約三〇〇〇万円の赤字であった。看護学院にかかる詳細な費用、そして経過については当時常務理事であった橋本信三が、以下のように記している。

「良き素質をもった准看護婦に道を開き」「総合病院をめざして、高い水準の看護を確立し」「あわせて看護婦不足解決の一助としたい」（開校祝賀会における竹沢院長のあいさつ）この様な方針によって、堀川高等看護学校の設立を決定しました……しかしその後、相次いでおこなわれた医療保障制度の改悪によって、医療機関は経営的に全般的な危機の状態に突入し、当院も当然この影響を受けざるをえない状態にありました。年間数百万の学院運営費とともに、過密化した日常診察のため、院内講師である先生方の負担も耐えられない状態に至りました（橋本 1970: 39-40）

看護学院の運営は、経営的に困難であったことがわかる。橋本のいう「相次いでおこなわれた医療保障制度の改悪」とは、一九六五年以降、健康保険の赤字対策のため保険料の値上げや患者の自己負担増、制限治療の強化などを示す。その結果、受診抑制となり経営状態が悪くなっていったのである。

看護学院は一九六九年四月に京都私立病院協会（以下、私病協）によって運営が引き継がれた。看護婦不足と質の低下が社会問題となっていた当時、私病協でも京都に進学コースの道を開きたいとの意見が高まっており、堀川高等看護学院の運営を譲り受ける話がまとまった。堀川病院の北分院の一角で、名称も施設もそのままであらたに開校した（京都私立病院協会二〇年史編纂委員会 1987）。

開設以来運営が私病協に継承されるまでの五年間で、一期生一四名、二期生一〇名、三期生六名の合計三〇名を送り出し、卒後堀川病院に籍を置いた者が一二名、その後、退職もあり一九七〇年時点で卒業生七名が看護部で活動していた。堀川高等看護学院は、現在、京都保健衛生専門学校と京都中央看護保健大学校として引き継がれている。初代校長はどちらも当時堀川病院院長で私病協の副会長であった竹沢が就任した。早川は、看護婦の役割について後年以下のように語った。

私たちから診て〝仕方ない〟と思っても、看護婦さんの眼からみたら「なんとかしよう」「私たちで、家で入浴させよう」と言い実践される…看護婦さんに引っ張りだされて医師が住民のなかに入って行く（早川ほか 1976a: 82）。

ここから、看護婦・保健婦の眼によって、医師の治療・看護が広げられ、当時の社会背景に合わせ訪問看護の土台がつくられたことがわかる。その土壌のなかで、看護学校が設立されたのである。「なんとかしよう」という看護婦たちの言葉は、初期の「踏み込み看護」（早川 1981: 765）から続く彼女たちの一貫した医療姿勢を表すものであったといえよう。

第4節　地域の中の医療活動

4-1　西陣医学研究会の調査と西陣症

「白峯病院設立趣意書」には、堀川病院が西陣地域に位置する関係から「織物企業の生活を充分理解した診療に留意していきたい」と書かれていた。その実践のために、堀川病院の職員と助成会有志が一九五八年七月に「西陣医学研究会[13]」を設立した（『新しい医師』第一八〇号一九五九年一月一日）。「西陣医学研究会設立に関する趣意書」（一九五八年）には、白峯診療所の活動を通じて得た生活環境と疾病の関わりに関する情報を、さらなる「改善と疾病の予防、適切な治療」につなげるための調査や研究を行うという設立理由が書かれている。『ほりかわ病院新聞』第一〇号一九五八年七月三〇日には、設立準備について以下のように記述されている。

> 西陣で働く人達を中心にした市民の健康を守る活動を始めてから八年白峯診療所はその基盤の上に堀川病院え《ママ》と発展しましたが、この私たちの運動をもっと組織的にそして高度にということから、有志によって西陣医学研究会の設立準備が進められています。これ迄の活動の反省と、今後の一層の発展を目指してさらに活動を強化しようとする堀川病院にとって、この会の設立の意義は特に大きいと考えられます……西陣の人たちの健康と生活の、もっと深く溶け込んだ活動と更にそれを学問的に高める運動と研究を一般にも広く呼びかけながら進めて行く予定です（『ほりかわ病院新聞』第一〇号一九五八年七月三〇日）

このように、西陣医学研究会は、生活と疾病の関わりを学術的に明確化していくことを目指すものであった。研究会の中心となった谷口政春は「西陣医学」という言葉について以下のように述べていた。

> 西陣医学、名称は非常に大げさな様ですが、外科学、内科学とかいうものではなく、東洋人と西洋人、農村と都会というように漠然とした違いがありますように、十数万という大集団を持つ、歴史的に古い西陣であり、しかも同一職業で、同一の生活条件、同一の労働条件を持っている地区でありますので、そこには、必ず他の地域とは違った特色がみられます。例えば、結核の発病率は五％－六％もあり全国平均よりづっ《ママ》と高く、近視、脚気、腎臓病等皆そうです……西陣という土着の医学を、土着の人が要求しており、喜んでもらえ、役にたつような直接西陣に必要としている医学を作ることです（『ほりかわ病院新聞』第一一号一九五八年九月一日）

「西陣という土着の医学を、土着の人が要求」という言葉から、西陣の生活を基盤にした医療供給に力を注いでいたことがわかる。第一回目の会合では、「竹沢院長をはじめ松田道雄、笹井外喜雄が参加して調査活動の方向について」検討されたという（『新しい医師』第一八〇号一九五九年一月一日）。西陣医学研究会としての調査は、表3-8のように、テーマを変えながら約一〇年間続けられ、その後は院内の地域医療研究会に引き継がれ、第4章（3節3-2）でも取り上げる老人医療の実態調査などが行われた。その第一回目が一九六〇年八月におこなわれた「西陣織物従業員の疾病調査」であった。

表 3-8　健康調査

実施年月	テーマ	摘要
1960 年 8 月	西陣織物従業員の疾病調査	府立医大社医研と合同での調査。 主に労働者の労働条件、潜在疾病、組合健保の状況対象人数は 1093 人。
1960 年 12 月	洛北、宮東町の栄養調査	
1962 年 9 月	洛北、宮東町の栄養調査	期間 9 月 15 日～ 10 月 1 日、34 世帯 149 名。 10 月 1 日～ 10 月 15 日、50 世帯。
1962 年 10 月	洛北、宮東町の栄養改善	期間 10 月 7 日～ 10 月 12 日 93 名
1960 年～ 1961 年	高血圧患者実態調査	男 87 名、女 73 名計 160 名。自覚症状など。
1964 年	長寿会会員の調査	医療事務部担当。地域分布の状況と入会同期などの意識調査。
1969 年 6 月～ 7 月	西陣手織労働者の健康調査	男 37 名、女 69 名　計 106 名
1977 年 11 月	西陣の老人実態調査	100 名（60 歳以上）110 名（60 歳未満）
1976 年 7 月	助成会会員の職業調査	助成会対象　2130 名
1977 年 7 月	1 人暮しの老人の現状	37 名（病院内・地域医療研究会）

出典：竹沢ほか（1976a）

この調査には、京都府立医科大学の社会医学研究会が協力し、往診や訪問調査が行われた。対象人数は一〇九三人、調査項目は「西陣労働者の労働条件、潜在疾病、組合健康保険の状況」などとなっている。

健康調査の結果、見出されたのが「西陣症」であった。西陣労働者たちのなかで何らかの自覚症状を訴えているものが八六％存在し、早川・谷口たちは、西陣が「潜在疾病の無尽蔵」であったと表現している（早川・谷口 1964: 42）。その自覚症状としては、脚がはれる、頭痛、頭重、体や顔のほてり、めまい、気が遠くなる、肩が凝る、腰が痛い、神経痛などがあり、このうち三ないし五つ以上の症状が重なったものを疾病前症状として重要視し「西陣症」とよんだ（竹沢ほか 1976a）。さらに、労働の内容と関わる右足大腿部の計測をおこない、代償性筋肉肥大があることが実証された。一七歳～七八歳までの男性二〇人（勤労年数は八ヶ月から六〇年）を測定した結果、右足大腿部の大きさが左足よりも大きい者が一八人いた。右足で機を踏み続けるからである。谷口は「出来高払制は、その労働の過激性を一層強化している」と分析した（谷口 1965: 77）。

当時は高度経済成長期ではあったが、西陣機業においては、洋装化に伴う着物離れや、桐生・十日町などの地域機業との競争激化などによって、固有西陣と呼ばれる帯地、着尺、金襴緞子の生産は低下していった（西陣織物工業組合編 1972）。労働面においては、出来高払いや長時間労働は改善されておらず、雇用関係もあいまいで組合化するのも容易ではなく、年金制度も退職金制度も整っていなかった。定年もないかわりに、薄暗く底冷えするなかでの長時間作業は、労働者に疾患をもたらしていた（『堀川助成会だより』第三八号一九六四年一月一日）。企業の近代化・合理化が叫ばれる一方で、伝統的な家内手工業である西陣産業は近代化の波をかぶりつつも、その複雑な労働過程の変容は容易ではなかったのである。

ところで、農村医療に取り組んだ佐久総合病院は、農村には生活環境や労働環境から生じる独特の疾病がみられることを一九五〇年に実証している。若月俊一医師は、農村には病気を我慢してしまうような「潜在疾病」の人たちが七割にも及ぶことを見出し、また、一九五〇年代初頭から取り上げられていた「農夫症」について、農業的因子・農家的因子・農村的因子を組み合わせながら慢性疾患との関わりを裏づけている（佐久病院史作製委員会 1999: 88-91）。早川は、佐久総合病院の農夫症と西陣の西陣症について、「生活の場と仕事の場が一緒、同じところで暮らしつつ働き、休みたい時は休み、忙しい時は忙しい」という共通点をあげ、西陣を都会の農村とみなし、職業による疾病という両者に共通した特徴を見出した（早川 1999: 38）。

西陣症のほかに多かった疾病は、高血圧であった。高血圧は脳卒中のリスク要因である。全国的にも脳血管疾患、悪性新生物、心疾患、糖尿病、高血圧性疾患が増加し、厚生省は一九五六年に成人病予防対策協議連絡会を設置し、一九六一年と一九六二年に高血圧・心疾患対策として成人病基礎調査を実施している。成人病疾患と総称されだしたのもこのころである。京都市の一九六〇年の疾患別死亡率は脳血管疾患、悪性新生物、心疾患の順に高い（京都市衛生局庶務課編 1967）。また、四〇代から五〇代の若年性の脳血管疾患による死亡者数が増加してきた。厚生省によると、脳血管疾患死亡者数のうち、四〇代から五〇代の死亡者数の割合は、一九五〇年の四七・二％から一九六〇年には六二・九％に上昇していた（厚生省大臣官房統計調査部編 1951, 1961）。

成人病の増加に伴い、一九五〇年代半ばから聖路加国際病院や昭和医科大学、東京女子医科大学などが「短期入院精密身体検査」いわゆる人間ドックを実践し始めていた。費用は約一万円前後かかったという。西陣地域ではこの費用がまず問題であった。「一万円以上も出費して健康診断受けようとするものは一人もいない。いやできないのだ」（早川・谷口 1964: 42）と早川たちがいうように、西陣機業労働者にとって高額であった。「健康診断を受けるという意識以前に、もし健康診断を受けたがために疾病が発見されたら、治療費はもとより、明日からの生活をどうしよう」というのが実情であったという（早川・谷口 1964: 42）。

健康保険加入状況については、調査の結果、どの保険にも加入していない労働者が約六五％いることが明らかになった（谷口 1965: 76）。この調査が行われた一九六〇年は、京都市国保が制度化される前であったが、潜在疾病者が八六％存在したことと保険未加入者が多いことの関係性は一九五〇年代とあまり変化がなかった。

4-2 長寿会の結成

病院では、一九六〇年二月にあらためて高血圧の実態調査をおこなった。その結果、地域別集団検診では高血圧患者は七九名中二〇名、医療懇談会での検診では三七〇名中七四名を示した。西陣地区に高血圧患者が多い理由は食事にあった。西陣織に従事する人たちは、出来高払い制のもと、一反でも多く織る必要があり食事に時間をかけていられない。その為に、腐りにくい濃い味付けのものを多量につくっておくという食習慣があった。

高血圧は食事内容を含め長期的な健康管理が必要であり、一九六〇年二月から一二月まで、三三三名の高血圧治療の実態調査が行われた。その結果、五ヶ月以上経過を観察できたのは二七％に過ぎず、治療中断が多かった。調査を担当した内科医の谷口は、この阻害要因として、出来高払い制度のもと、受診に時間をかけていられないという経済的理由と、疾患に対する患者の無理解があったという（谷口 1965）。谷口たちは、実態調査を継続するとともに、医療懇談会を頻繁に開き、高血圧も含め医学知識を住民らに啓蒙し疾病に関する関心を高めた。患者自身が積極的に自分の体を管理できるよう勉強会が開催された。その勉強会が、高血圧の会「長寿会」となって一九六〇年に正親学区に結成された。疾患の特性から会員は老年よりも四〇～五〇代の男女が多かった。医療懇談会では、医療者や栄養士らによって、食事指導・試食会・降圧剤との関わり・心臓病・成人病などの情報提供が行われ、検診も実施した。一九六一年一〇月には洛北・西陣・桃薗学区にも長寿会が発足し、毎月一回の例会を開催した（表3-9）。会費はどの学区も月二〇円～三〇円であった。三三人から始まった会は、一二地区に各々長寿会が結成され一九六四年の時点では会員約五〇〇人となっていた。この長寿会の拡大とともに病院は、成人病健康検診を推進し、拡

表 3-9　長寿会例会内容（年次別の回数と人員）

例会 年月日	行事内容	会員数 （人）	住民 出席者（人）	職員 出席者（人）
1959.11.26	高血圧について		13	2
.12.24	高血圧の食事指導		13	2
1960.1.21	高血圧食の試食会		16	5
2.25	降圧剤を中心に薬と高血圧		12	2
3.24	高血圧と心臓病		11	2
4.28	高血圧と心臓病者の感冒（流感対策）		20	2
6.23	梅雨と成人病（長寿会結成準備会）		15	2
7.29	長寿会結成大会　日本脳炎の予防		25	3
8.19	動脈硬化症について	47	16	3
9.16	赤痢と日本脳炎の予防	58	17	3
10.23	野外懇談会（霊山観音）	80	114	10
11.18	幻灯と医療懇談会。高血圧と心臓病	85	41	4
12.16	高血圧・心臓病の食餌指導	96	29	4
1961.1.07	新年懇談会	102	90	11
2.22	脳出血の予防（高血圧食の試食をかね）	101	35	3
3.24	結核と癌について	102	40	4
4.21	個人医療相談	111	31	2
5.07	野外懇談会（霊山観音）宝ヶ池）	115	137	9
6.16	小児マヒと日本脳炎。その他梅雨に向けての小児の健康	121	36	5
7.21	老人の社会保障と国民年金赤痢・日本脳炎・クモ膜下出血の予防　小児マヒ生ワクチンについて	122	56	6
8.16 ～ 9.05	集団検診（成人病簡易スクリーニング）	139	90	5
9.22	健康診断の結果報告	147	40	5
9.29	野外懇談会（善峯寺）	157		

出典：堀川病院編（1965）『病院の動き（26）』より作成

大していったのである。

西陣医学研究会の一連の調査によって出てきた「西陣症」を学問的に立証するために、あらためて行われた調査が一九六九年の「西陣手織労働者の健康調査」である。担当した黒河内剛医師は「白峯診療所以来の日常診療活動の中で、経験的に煮つめて来た前疾病状態としての仮称『西陣症』を学問的に立証し、更に職業病を追求し、手織労働者の健康増進から健康管理に役立てようとするものであり、更に、手織労働者達の手によって西陣手おり健康会を設立し、手織労働者による自主的健康管理を推進するようすがにしようとするものである」と調査の主旨をのべている（黒河内 1969: 4）。手織歴二〇年以上で、できるだけ堀川病院で加療していないという条件に該当した一〇六名（男六九名、女三七名）に対して、一九六九年六月から七月にかけて病院職員や助成会や地域住民の協力を得ておこなわれた（黒河内 1969）。

その調査内容には、健康保険加入状況、収入、労働環境（住居・仕事場）、自覚症状や臨床検査など、多岐にわたる項目があった。保険加入で注目されたのは西陣健康保険加入者が七〇・七％で最も多く、その次に国保の一五・一％であったことである。ここから、西陣機業における雇用関係が一九五〇年代と比べ明確になってきたことがわかった。また、疾病と労働との関わりであるが、腰痛・痔疾・神経痛・脚気、高血圧、肝機能障害など、労働時間・労働環境、食生活などと因果関係にあることが認められた（黒河内 1970）。これらの結果は一九七〇年に行われた老人医療費無料請願運動を推進する資料にもなった。

4-3　往診体制の継続問題

白峯病院時代から行われてきた堀川病院の家庭訪問は、患者からの依頼による往診だけではなく、病人

表 3-10 定期往診の状況（1963 年 12 月～ 1964 年 5 月）往診患者数

往診年月	朝（人）		昼（人）		夜（人）		合計（人）		1日平均		総合計
	新	再	新	再	新	再	新	再	新	再	
1964 年 12 月	12	397	9	417	11	74	32	888	(1)	29.6	920
1964 年 1 月	12	466	9	455	15	114	36	1,035	1	34.5	1,071
1964 年 2 月	13	480	9	392	16	92	38	964	1	32.1	952
1964 年 3 月	29	522	15	397	18	131	62	1,050	2	35.0	1,112
1964 年 4 月	16	506	9	325	2	78	27	909	1	30.0	936
1964 年 5 月	5	389	8	279	9	54	22	622	1	24.0	644

出典：堀川病院編（1964）『病院の動き』（25）より作成

はいないかと、医療者側が尋ねてまわる形態から始まった。このような往診の継続は、白峯診療所から堀川病院になるときの条件であった。「而も大病院で出来ないような家庭と密接に結ばれた開業医の長所を失うことなく」（白峯病院設立趣意書 1957）という主旨に沿って継続された。往診体制には「パトロール活動」という仕組みが持ち込まれた。「パトロール活動」とは「医療上のパトロール」を意味し「往診依頼を受けた患者の病状が回復に向かい外来が可能になるまで責任をもつ」というものであった（谷口 1988a: 67）。患家から依頼された時だけ行くのではなく、定期的に往診を組み状況を把握していく方法である。担当医師は「パトロールドクター」、看護婦たちは「パトロールナース」とよばれていた（『堀川病院助成会だより』第三一号一九六三年七月一日）。「一度みました患者さんは、どんなに進んでいるか、すっかり治ったか必ずたしかめにまいります。元気で治療の必要がない場合は治療代はいりません。少しでも悪い時は直ぐ連絡してください」と説明されている（『堀川病院助成会だより』第三一号一九六三年七月一日）。

急患往診の場合は特にこの体制が導入され、継続した医療が提供された。急患往診と定期往診を一日三回に分け、日替わりで担当の医師・看護婦の体制が作られていた（表3-10）。具体的には「往診の点検活動にあり、往診した患者の容態を往診依頼の有無にかかわらず積極的に『容態はどうかね』と尋ねていくこと」であり、黒河内は「今なお疾病についての理解、関心の薄い西陣においては非常に大切な事である」と評価していた（黒河内 1965: 88）。往診件数（本院のみ）は、一九六一年に九二八一件、一九六二年に一万二二五二件、一九六三年に一万一七四二件、そして一九六四年度は上半期だけではあるが五六三五件であった（堀川病院編 1965）。

しかし、一九六〇年代は、医療技術の進歩によって、外来・入院患者の増加も著しくなってきた時期である。分院の開設や患者数の拡大に伴い医師も看護婦も業務に追われ、外来看護と病棟看護あるいは救急看護と慢性疾患の看護との協力体制が困難な状況が続いた。このような状況を背景に、従来の往診形態を継続させるか否かが問題となった。先述の黒河内は、西陣に大切な体制といいつつ、その上で「無駄も多く、『出前持ち』の様な事はやめたらよいとの批判もないわけではない」と院内の賛否両論を指摘していた（黒河内 1965: 89）。医療者側が計画をたて往診するスタイルは、今でいう訪問診療にあたるが、当時はこれには点数がつかなかった。

黒河内は一九六四年に「Ⅰ疾病管理の充実、Ⅱ合理化――能率化、Ⅲ外来における所謂〝Nursing〟の確立の観点から、パトロール活動をNursing patrolの組織によって疾病管理を立て直そう」という案を提出した（黒河内 1965: 89）。すなわち、週一回の往診で良い場合は、看護婦あるいは保健婦のみの往診体制を組み、急患往診の場合は担当医師を一名のほか、看護婦あるいは保健婦を二名という体制を組むというのである。このように、効率的な方法をとることで、堀川病院の特徴である往診体制を維持しようとする医療者もいた。しかし、往診体制そのものの廃止を訴える医師が多くなった。経営上、往診は明らかに不採算医療であった。谷口医師は、往診体制の縮小が課題となった一九六四年頃の様子を、インタビューに答えて以下のように語っている。

施設医療が中心となって、医師らの間から往診のような不採算医療はやめよう、という声が出たんです。夜間診療はパートの医師で埋めていましたからね……住民からは、当然、不満の声がでましたよ。〝往診があってこその堀川病院やないか。往診がなくなったら、なんでワシら病院を支持せなあかんのか〟とね（安田 1987: 28）。

谷口は、往診廃止論が主張されるなかで、職員中心の医療か、住民中心の医療かを改めて問われたという。

一九六〇年代には、救急搬送され一命を取り留めた脳卒中患者に対する在宅リハビリも開始されていた。疾病の変化と在宅患者の増加を背景に、地域住民は、通常往診のほか土日、祭日、正月、深夜の往診も要望し、医療者もできる限りそれに応じていたが、往診廃止論の是非については議論が長引き、決着がつかなかった。谷口は「いいからやろうというのではなく、出来るからやろうというのでなければ、病院経営は成り立たないいんです。需要はあっても病院に力がなければ、何もできない」と、理想と現実の狭間のなかで苦しんだという（安田 1987: 31）。

本部委員会を通じて住民側が出した結論は、住民が金を出してでも往診体制を持続する、ということであった。理事会で再び議論され、往診料とは別に、病院からの距離と時間帯に応じて車代を住民からもらい、夜間の往診は、パートの医師ではなく、常勤の医師が交代で担当することで決着がついた（『医療生協助成会だより』第四四号一九六四年一一月一日）（表3-11）。

住民の経済的援助によって往診が維持されたことに対して、早川は「そういう協力の手の中で、私たちの医療がまもられた」（早川 1981: 768）と述べている。早川のいう「私たちの医療」とは、住民の暮らしに基づいた「生活医療」を意味した（早川 1981: 764）。医療者らは、白峯診療所時代にはじまった「出っ張り医療」「踏みこみ看護」を原点に、「患者さんの家は病室、家族は看護婦、この路地はそれらをつなぐ病院の廊下」という視点で、生活環境と疾患を結びつけ看護計画を立てた（早川 1981: 765）。早川は、往診や訪問看護に奔走する医療者たちとそれに協力する西陣の人々を含めて「チーム医療」とみなし、住民の暮らしを支援する堀川病院の地域医療を生活医療と表現したのである。その原点は往診にあり、石井は、堀川病院が在宅ケアにいちはやく取り組めた背景には、地域住民からの「往診をしてほしい」「往診を頼んだのに断られた、けしからん」という要望や苦情に応え続けたからだとみている（石井 1986: 90）。往診を維持するためには困難が伴ったが、早川は、双方の反論と説明を提示し議論することの重要性を述べた（『こうほうほりかわ』第四九号一九七六年一〇月一五日）。

4-4　患者会と医療懇談会の存在意義

長寿会に続き、疾病構造の変化とともに病気別の患者会も発足していった。一九六六年一〇月にがん患者による「がんをなくする会」、一九六七年に糖尿病友の会が「つづれ会」、一九六八年には脳卒中後遺症の患者たちが、社会復帰を目指して「半歩でもの会」を発足させている。その後一九七七年に一人暮らし

表 3-11 往診宅までの距離と交通費（1964 年）

往診時間帯	2km 以内の交通費	4km 以内の交通費	6km 以内の交通費
午前 8 時～午後 9 時	0 円	200 円	300 円
午後 9 時～午前 8 時	100 円	300 円	400 円

出典：『堀川病院助成会だより』1964 年 11 月 1 日第 44 号より作成

の老人友の会が「とこしえの会」、喘息患者の会が「こまくさ会」を立ち上げた。「とこしえの会」は、助成会のひとつである福祉厚生部が主体となって、一人暮らしの老人やねたきり老人にオムツを送るなどの運動を開始していた。その後一九七九年に「独身クラブ」と改称し、同年発足した「堀川福祉奉仕団」とともにさらにこの活動を続けていった（第5章）。

これら患者会は、基本的に患者自身やその家族が主体的に発足させ運営するものであるが、活動していくためには医師・看護婦・医療事務の参加は必須であった。患者どうしの相互交流と情報交換は精神的な支援となるが、そのうえで、適切な療養方法、治療後のケアなどについては医療者からの情報が必要である。したがって、患者会は患者と医療者が一体となる場として存在していた。これは白峯診療所時代から続く医療懇談会と同じ位置づけであった。一九六〇年代になって助成会員が増え、健康検診が必要な疾患も増えてくると、医療懇談会は知識の啓蒙や検診推進活動の重要な場となってきた。医療者側から見れば住民の実態を把握し、疾病の統計や情報を共有するためにも重要な場であった。

では実際にどのようなテーマで、いかなる人数と場所で医療懇談会は開催されたのであろうか。表3-12は、一九六二年～一九六四年に開催された主な医療懇談会のテーマと開催場所と人数を示したものである。医療懇談会は、開催される支部の役員や会員の家あるいは寺や会館が利用されるなど、地域の人たちが誘い合って参加できる会場で実施されていた。テーマは、住民が知りたい医学的な情報や知識が組まれており、スライドや八ミリ、模造紙などを用いて医療者たちが説明している。住民側からは、テーマに関する質問（酒は薬になるか、タバコは心臓に悪いかなど）もあった。血圧測定や医療相談もおこなわれた。たとえば、一九六三年三月二九日、米田宅にての医療懇談会では、上京区勤労者福祉センターの提案や国保の問題などが取りあげられている。堀川病院で受診している患者から、病院の業務に対する不満や要望（夜診の先生の態度が悪い、病院の待ち時間が長い）も積極的に述べられている。

初期のテーマは、伝染病や寄生虫の話、医療制度（主に医療扶助制度や減免制度）の利用方法などが多かったが、時代とともに、成人病、高血圧、癌、老人の病気や国保制度の問題点などが取り上げられており、その変遷も明らかである。議論を重ねるたびに、住民の医療に対する関心も高くなり、健康保険制度の改正や医療点数の見直し要求などを含む医療運動の契機ともなった。一九六三年度の医療懇談会に関する資料によると、各学区総数で三九回の開催、延べ七七九人の参加となっている（『堀川病院助成会だより』第四二号六月一日）。重複しているとはいえ、ある一定の地域で七〇〇人近い住民が、病院の運営状態や医療体制（これらは社員総会でも知り得た）の他、医療情報・知識などを知る機会を得ていたわけである。自分たちの病院を納得のいく医療機関にしていこうという意識は、組織に参加することでさらに強くなっていったのではないだろうか。早川・谷口は「『納得のいく医療』とは西陣の人たちが自ら『納得のいく』ことであり、我々医療人が『納得のいく』ことではない」とし、「医療そのものが、西陣の人々と共同し、協力されなければいけないこと」と述べている（早川・谷口 1964: 33）。一二〇床をもつ病院が、地域のなかに入り住民の不満や要望を直接聞く場を設けたことは特異的である。また、これらの手段に

表 3-12　各学区における医療懇談会の状況（1962 年～ 1964 年）

	月日	懇談会・例会名	内容	場所	参加者（医療者と地域住民の数）
1962年	9 月 7 日	医療懇談会	職場の健康管理について死因と有病率・癌疾患について。	川島織物株式会社	医局 3 名・検査・看護婦各 1 名医事 2 名。川島織物参加者 23 名
	9 月 8 日	西陣長寿会	癌疾患について。	西陣学区・渡部氏宅	医局 1 名・看護婦 1 名・医事 1 名　参加者 20 名
	9 月 15 日	桃園長寿会	夏風邪・癌疾患についてレクレーションの決定。	桃園学区・増田氏宅	医局 2 名・看護婦 1 名・助成会事務 1 名　参加者 18 名
	9 月 18 日	医療懇談会	簡易人間ドックの結果について。	中京区星池町・平田氏宅	医局 1 名・看護婦 1 名・助成会事務 1 名　参加者 21 名
1963年	3 月 29 日	医療懇談会	はしか・パトロール往診について。　上京区勤労者福祉センターの設置提案について。	米田氏宅	医局 1 名・医療事務 1 名参加者 19 名
	3 月 22 日	長寿会	死因と有病率について。　患者さんの手術体験談。国保問題の経過について。レクレーション場所決定。	富山会館	医局 1 名・看護婦 2 名・医療事務 2 名　参加者 40 名
	4 月 15 日	医療懇談会		河辺氏宅	医局 1 名・看護婦 1 名・医事 2 名　参加者 18 名
	4 月 16 日	医療懇談会	消化器の解剖生理や胆石の症状・原因、胃がん・胃潰などをスライドを使用しての説明。集検の必要性を説明。	竹田武市氏宅	医局 2 名・看護婦 1 名・助成会事務 1 名　参加者 25 名
	4 月 16 日	長寿会	癌の早期発見、潰瘍のはなし。	洛北・箕浦氏宅	医局 1 名・看護婦 1 名・医事 2 名　参加者 39 名
	5 月 11 日	長寿会	成人病健康診断の結果説明。肝臓の病気。	妙蓮寺本光院	医局 1 名・看護婦 1 名・医事 1 名　参加者 21 名
	5 月 11 日	料理講習会	栄養 3 色。	九里氏宅	栄養士 2 名・　事務 1 名参加者 41 名
	5 月 20 日	医療懇談会	成人病検診の必要性。赤痢のはなし。	山口織物宅	医局 1 名・看護婦 1 名・医事 2 名　参加者 39 名
	10 月 21 日	医療懇談会	高血圧・低血圧・消化器疾患・癌に関する幻燈映写での説明。現行年金法と健康保険のはなし。	小川住宅	医局 1 名・看護婦 1 名・医療事務 1 名　参加者 12 名
	10 月 24 日	医療懇談会	肺炎について、レントゲンフィルムでの説明。血圧測定。	中村宅	医局 1 名・看護婦 1 名・医療事務 1 名参加者 18 名
	11 月 9 日	医療懇談会	8 ミリ撮影会。「堀川病院の状況とそのなかに働く職員」「広島での原爆禁止大会参加者とその模様」。枚方大菊人形レクレーション。	正親学区。浅井氏宅	看護婦 1 名・医療事務 1 名　参加者 25 名
	11 月 11 日	正親長寿会	長寿会に対する希望・意見。成人病検診について。枚方レクレーションの 8 ミリ映写。	正親学区。五十嵐氏宅	看護婦 1 名・医療事務 2 名　参加者 21 名
	11 月 16 日	西陣長寿会	老人の精神衛生。血圧測定と健康相談。		看護婦 1 名・医療事務 2 名　参加者 25 名

表 3-12　続き

	11 月 18 日	桃園長寿会	癌について（日本における癌の特徴）。血圧について。	桃薗学区・増田氏宅	医局 1 名・看護婦 1 名・医療事務 1 名　参加者 10 名
	12 月 14 日	医療懇談会	高血圧症・動脈硬化の原因、食事療法などの説明。スライド使用。	小川住宅	医局 1 名・医療事務 1 名　参加者 10 名
1964 年	2 月 15 日	西陣長寿会	流感と予防注射の受け方について。　更年期の現症と手当について。市国保の家族給付の引き下げについて。	妙蓮寺内本光院	医局 1 名・看護婦 1 名・医療事務 1 名　参加者 14 名
	2 月 19 日	小川長寿会	市国保不正請求事件について。医療費の引き上げについて。市国保給付率引き下げ反対運動についての説明。	助成会事務局	医局 1 名・看護婦 1 名・医療事務 1 名　参加者 18 名
	2 月 20 日	医療懇談会	若年者胃がんの診断について。胆石症について市国保給付率引き下げ反対についての説明。	西陣学区・神戸氏宅	医局 1 名・看護婦 1 名・医療事務 1 名　参加者 14 名
	2 月 21 日	桃園長寿会	高血圧の正しい知識。肝臓の医学的情報。助成会紹介。国保問題に関して。	桃園学区・木村氏宅	医局 1 名・看護婦 1 名・医療事務 2 名　参加者 14 名
	2 月 26 日	室町長寿会	現在の外科手術における麻酔の役割。胃がんと胃潰瘍の手術例。京都市国保の改悪反対の主旨説明と最近の社会保険の動き。	室町学区・橋本氏宅	医局 1 名・看護婦 1 名・医療事務 1 名　参加者 12 名
	2 月 26 日	婦人部例会	自分たちの手で自分たちの体と平和を守ること。国保の問題点を説明。養老院の設置提案。	助成会事務局	医局 1 名・看護婦 1 名・医療事務 1 名　参加者 12 名
	3 月 11 日	医療懇談会	国保問題について。虫垂炎・胃潰瘍及び癌・麻酔の様子などをスライドにて説明。	小川住宅	医局 1 名・看護婦 1 名・医療事務 1 名　参加者 11 名
	3 月 17 日	洛北長寿会	保健婦の仕事について . 地域福祉共済の説明。長寿会の今後の運営と方針。レクレーション実施について。	九里氏宅	医局 1 名・保健婦 1 名・医療事務 1 名　参加者 18 名
	3 月 18 日	小川長寿会	スライドを中心に、外科の目的と内科との相違点。盲腸のはなし。外科治療と麻酔のはなし。	助成会事務局	医局 1 名・看護婦 1 名・医療事務 1 名　参加者 12 名
	3 月 21 日	西陣長寿会	国保の家族給付率引き下げについて。堀川病院に対する市当局の攻撃について。成人病検診について。血圧測定。	西陣学区・山口氏宅	医局 1 名・看護婦 1 名・医療事務 1 名　参加者 19 名
	3 月 25 日	室町長寿会	国保の家族給付率引き下げについて。堀川病院に対する市当局の攻撃について。成人病検診について。血圧測定。	室町学区・佐々木氏宅	栄養士 2 名・看護婦 1 名・医療事務 1 名　参加者 13 名
	3 月 26 日	西陣長寿会	スライドを使用し更年期障害について。子宮癌について。	西陣学区・神戸氏宅	医局 1 名・看護婦 1 名・医療事務 1 名　参加者 11 名
	3 月 27 日	正親長寿会	国保問題の報告。動脈硬化症の心筋梗塞について。	富山会館	医局 1 名・看護婦 1 名・医療事務 3 名　参加者 35 名

出典：堀川病院編（1962, 1963, 1964）『病院の動き』（19, 22, 25）より作成

よって住民資金が増額していった。

おわりに

本章では診療所から病院へと拡大した初期の堀川病院の医療活動と供給体制をみてきた。住民組織である助成会員数は一九六八年には三八〇〇人となり、地域資金も一億円を超えた。全国的に私的医療機関が増設された一九六〇年代に、堀川病院も増床され分院も開設された。住民組織を通じて、医療の対象が患者だけではなく、住民や地域社会にまで拡大されており、その意味で、住民組織は病院と地域を一体化させるために重要な存在であったといえよう。病院は、在宅療養をする患者の自宅を入院病床と考え、医療者が施設内から地域にでかけて患者や住民の生活を診るという方法で医療を地域に拡大していった。医療施設内にいなくても居宅が病床になれば、住民たちは動かずして医療の恩恵にあずかることができた。住民らは、生活の延長に病院があり、まさに自分たちの病院という自覚を持っていた。地域全体が堀川病院の外来・入院部門であったといえよう。さらに、予防や健康管理の分野を病院の活動に結びつけ、院内での治療を進展させていった。地域での医療の発展が、病院内での医療を充実させていったのである。医療技術の発展とともに、住民も治癒を期待したからこそ、最新の技術をもつ病院と地域での医療の拡大が同時に可能であった。また、助成会を中心に、医療者や住民が病院と地域を行き来できたという実態は見過ごせない特徴である。これは、「疾病予防などの保健機能は、セカンダリケアと直接の連絡をもたない医学的関与の領域」とする猪飼の捉え方とは異なる点である（猪飼 2010: 18）。

当時、看護婦による家庭訪問や定期往診は保険点数がつかず採算がとれなかったが、それでも実践を堅持したのは、病院が、地域における看護を重要視したからであった。堀川高等看護学院もこのような主旨で開校した。経営的に維持はできなかったが、こうした医療方針が、後の居宅療養部の創設につながり、全国的な訪問看護体制の展開に一石を投じることになった。

地域資金に依拠し、住民組織と供に運営する医療機関は、利潤の追求は困難であったが、それでも施設拡充が可能であったのは、構築された住民と医療者の信頼関係のほかに、西陣機業がもつ協業、すなわち地域の相互扶助の影響もあったのではないだろうか。地域の支援活動は高齢化社会となって以降、さらに強化されていった。次章では、高齢化する西陣地域で、堀川病院がどのような医療体制を整備していったのかをみていく。

■注

1　一九六〇年当時、保健所や国立療養所・聖路加国際病院などではケースワーカーの活動がみられた（松下ほか 1989）。

2　委員総会の内容については、助成会会則第七条に、「委員総会の内二回は会の年間予算や事業計画、規約の改正、役員選挙を行い、ほかの一回は堀川病院の運営について協議する」と書かれ、病院の運営にも関与する立場であることが示されている。

3　学区に対する会員数の占める割合であるが、助成会を構成する洛北支部が、北区のいずれの学区に相当するのか、明確にわかる資料が見つからなかった。よって、洛北を除く九学区（小川・室町・西陣・桃薗・翔鸞・正親・京極（出町）・成逸・乾隆）に対する会員数の割合を示した。九学区人口総数は、七万六四八六人（一九六〇年）、七万二四六八人（一九六五年）、六万四七五三人（一九七〇年）、五万六三六三人（一九七五年）、五万一〇七八人（一九八〇年）、四万七六八八人（一九八五年）であり、各年の会員数が占める割合はそれぞれ約六％、約四％、約六％、約七％、約九％、約一〇％となっている。（京都市統計書国勢調査による京都市の人口概要一九六〇年、一九六五年、一九七〇年、一九七五年、一九八〇年、一九八五年）。

4 地域理事・院内理事名の人数配分は、各年の社員総会議案書で確認できる。八（地域）対七（院内）のかたちは基本的に継続したが、一九九〇年に八対六、一九九二年に九対九、二〇〇一年～二〇一二年までの理事会は、七対六など変則的ではある。理事会のこのかたちは、二〇一六年現在、継続されている。

5 一九六八年の西陣健康会評議員については、評議員三八人（各支部、小川五人、室町四人、西陣四人、桃薗一人、西北三人、正親七人、出町六人、北野五人）が確認されている（『医療生協助成会だより』第六七号一九六八年九月一日）。

6 一九六一年から一九六七年まで初診料は一〇〇円、一九六七年から一九七八年まで初診料は二〇〇円であったが、会員と会員の家族には、助成会が半額を負担した。（『ほりかわ』第九六号一九七五年一月一日）。一九六四年には毎月行う成人病健診は非会員五〇〇円のところ会員および会員家族は三〇〇円と記載されている（『医療生協助成会だより』第四四号一九六四年一一月一日）。

7 京都府医師連盟は京都府医師会のなかで政治と関わる部門として有志でつくられた組織である。一九四七年に発足した際には医政会という名称であったが、一九五七年に京都府医師連盟となった。

8 「保険課長排除の運動」とは、当時の竹下保険課長が、審査内規によって保険医らの指定取り消しを決定したが、審議が公正ではないとする医師会の言い分を蜷川知事が聞き入れ、竹下保険課長を左遷させるに至った運動である（京都府医師会編 1968）。保険診療をする医師たちにとって、府県の保険行政つまり審査・監査などの采配を揮う保険課長の姿勢は重要であった。「保険課長というのは知事の部下ではありますが、実際は厚生省の直轄下にある官僚」であるがゆえに、蜷川知事の「そういう京都の保険医さんの不信をかうような課長はかえさせます」という判断を下して以来、京都府医師連盟として蜷川支持は不動のものとなったという（京都府保険医協会編 1979a: 288-289）。

9 京都市の医療扶助受給者数は、一九六一年に一四万九五五六人であったのが一九六四年には一二万三四九七人に減少している。また上京区の医療併受者は一九六一年の八七〇人から一九六四年は六九七人に若干であるが減少していた（京都市編 1965）。しかし、西陣機業の不況によって学区によっては医療扶助が増加していたと考えられる。

10 完全看護制度は一九五〇年に導入され、それまで家族や付添婦によって行われていた入院患者の世話は看護婦による一切の看護となり、看護婦三交替制、看護記録の義務、看護用器具の整備などが承認基準となった。

11 完全看護制度は一九五八年に基準看護制度に改められた。看護補助者を含めた看護要員による看護を前提とし、一般病棟患者四人に対して看護要員一人（一類看護）、同様に五人に一人（二類看護）、六人に一人（三類看護）の比率で配置人数が決定され、その基準に応じて看護料が診療報酬点数として加算されるようになった（看護職員が多いほうが診療報酬加算点数は高い）。その後も幾度かの改定が加えられ入院患者二・五人に一人（特二類看護）、三人に一人（特一類看護）が加わった。堀川病院では一九七四年に特一類看護（三対一）から特二類看護（二・五対一）に引き上げ承認され、一九八九年に特三類看護（二対一）が承認されている。看護部を中心に病院全体の取り組みがあって看護婦確保が実現できたことがわかる。

12 看護婦養成機関として一九六四年時点で京都では、京都大学、京都府立医科大学、第一・第二日本赤十字病院、国立京都病院、舞鶴病院、宇多野療養所、中央市民病院、社会保険鞍馬口病院の九つがあり、すべて国公立であった

13 西陣医学研究会については『新しい医師』第一八〇号一九五九年一月一日に、「西陣織りの特殊な労働と疾病の関係を明らかにするため調査活動に着手することになり、その成果が期待されている」と記述されている。

第4章

堀川病院における高齢者医療の取り組み（一九七〇年〜一九七九年）

はじめに

一九七〇代は、高度経済成長が終焉へと向かい、同時に高齢化率が七％を超え高齢化社会に突入した時期である。一九七三年には、老人医療費無料化制度が実現し、高齢者の受診への経済的制約がなくなったが、「社会的入院[1]」といわれる高齢者の長期入院を招いた。経済基調の変化と高齢化の進展を背景に医療保険制度の見直しが始まった。

新井光吉は、「社会的入院の激増と医療保険の危機」を招いたのは、現代医療が高齢者の慢性疾患に対しても急性疾患と同じような医療体制で対処したからであり、その結果、「保健・医療・福祉を統合する包括ケア[2]に対する関心を強めることになった」と分析している（新井 2011: 1）。山路克文は、「社会的入院」問題は、日本の社会福祉制度体系が「中央集権的な『措置制度』体系であったこと」と、「扶養義務者による私的扶養を補うかたちで制度体系ができ」ているという構造的問題であると分析している（山路 2013: 98）。

医療供給システムに注目する猪飼は、高齢者の長期入院傾向をもたらした供給側の要素として、第一に、「一般病床を医学的治療以外の目的に利用する」柔軟性と、それに対する医師の寛容さ、第二に高齢者に十分な病床を提供するために収益のあがる「経営モデル」を構築したことをあげている（猪飼 2010: 263）。第一の要素は、一般病床の治療化の抑制を意味し、第二の要素は、「日本の開業医が、高齢者の病床需要に対して資本増強という形で応えた」ことを意味している。そしてこのような開業医の存在は、所有原理型医療システムの特質でもあり「社会的入院問題を解決するとは、所有原理型医療システムを解消する」ことだと指摘する。

このように、高齢化と医療をめぐる問題については、地域での医療・保健・福祉の連携、あるいは一般病床の治療化など供給の観点から検討されている。では高齢化を迎えた西陣地域では、高齢者に関わる医療問題にどのように対応していったのであろうか。

本章では社会の高齢化を背景に、長期在院や救急体制をめぐる住民側の視点や医療者との論争、切れ目のない医療・看護の継続をめぐる医療者間の葛藤を中心にみていく。

第1節　疾病予防と在宅リハビリ

1-1　健康管理部の新設――疾病予防と健康管理

西陣が位置する上京区は、一九六五年の時点ですでに高齢化率は七・六％（全国平均六・三％）、一九七〇年では九・六%（全国平均七・一%）となった（表4-1）。京都市のなかでも高齢化がすすんでいる地域であった。堀川病院の内科入院患者の年齢構成も、一九七四年には六〇歳以上が過半数をしめていた（図4-1）。また、六ヶ月以上の長期入院患者の年齢層は一九七一年の時点で約四割が七〇歳以上であった（図4-2）。居宅療養患者の疾病別では、脳血管障害や心臓疾患など慢性疾患による寝たきりの高齢者が多くなってきた（図4-3）。

堀川病院は一九七〇年に、地域住民の疾病と健康の管理を担う部門として健康管理部を設置した。健康管理部は、医療部・看護部・事務部と並存した病院の医療供給体制の一部門となった。竹沢は現代医学の特徴を「健康診断と健康管理、早期診断」そして「治療（外来・入院）、疾病管理、リハビリテーション」の統合と捉え、特に「予防医学とリハビリテーションの幅をひろげてゆくもの」が広義の医学であって、病院の機能が従来のような治療医学だけではなくなったと述べている（竹沢 1970b: 5）。生活機能が低下した高齢者が増加し、外来・入院において長期管理を要する慢性疾患の医療需要が高まり、看護もリハビリテーションも必要となってきた。

疾病管理と健康管理は、白峯診療所時代から続く実践のひとつであった。生活環境と疾病の因果関係を重視し、定期往診や医療懇談会を通じて疾病予防の啓蒙を行ってきた。初期には、結核患者のケース・ワークや治療中断者の追跡調査、排水の改善や回虫駆除指導などが行われたが、疾病構造の変化とともに、助成会のなかから疾病別の患者会が作られてきた（3章4-4参照）。竹沢のい

表4-1　京都市および上京区の65歳以上の対人口比

年	全国	京都	上京区
1968	6.3	6.4	7.6
1970	7.1	7.5	9.6
1975	7.9	7.9	12.2
1980	9.1	10.4	15.2

出典：総理府統計局（1970, 1981）より作成

う「健康診断と健康管理、早期診断」と「治療（外来・入院）、疾病管理、リハビリテーション」の統合は、このような患者会を通じて「歴史的に徐々に生まれ発展」していったものである（竹沢 1970b: 5）。

しかし、「最初から理論的に組織したものではないだけに、矛盾も生じて」いたという（竹沢 1970b: 5）。たとえば、患者会は、各診療科が業務の一部として個々に支援しており、他科とのつながりがなかった。それらを統括する目的もあり健康管理部が設置されたのである。これにより各患者会の医療懇談会や高齢者の実態調査なども病院業務として規定され、管理責任の所在が明確になった。病院内でも、地域住民の疾病予防・健康管理の情報が共有され理解されるようになった。一九七二年には、産業医である野上勝が健康管理部の指導にあたり、助成会や病院事務職員とともに地域住民を対象にした成人病検診・老人検診・がん検診、企業の健康診断の拡大を図った。一九七七年には、西陣織工業組合のほか一三四社の企業（総受診者数一九五七名）が集団健診を受けるまでになり、健診によって早期受診する者が増えた。

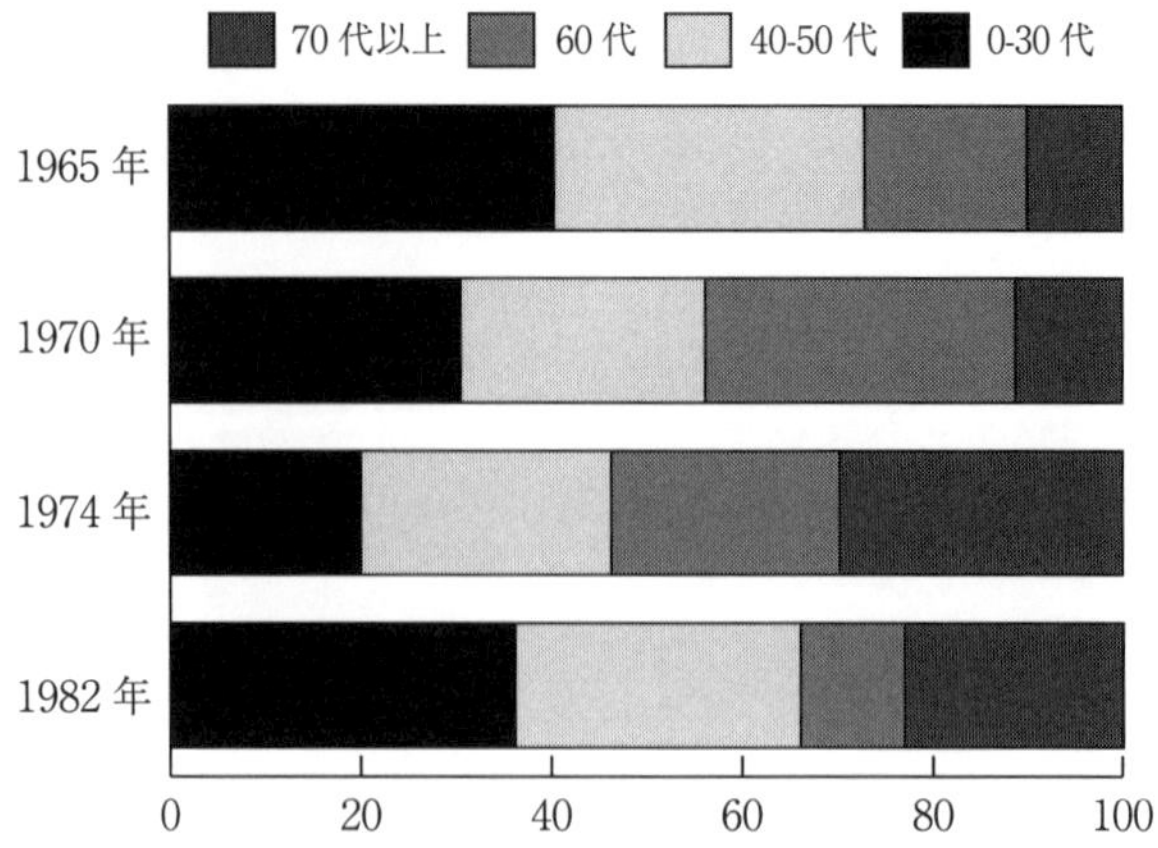

図 4-1 内科入院患者年齢構成の推移

出典：西陣健康会堀川病院編）（1983）より作成

竹沢は、「病気を持ったまま生活し、仕事を」する人たちや「もはや診療を要しない状態にまで回復し

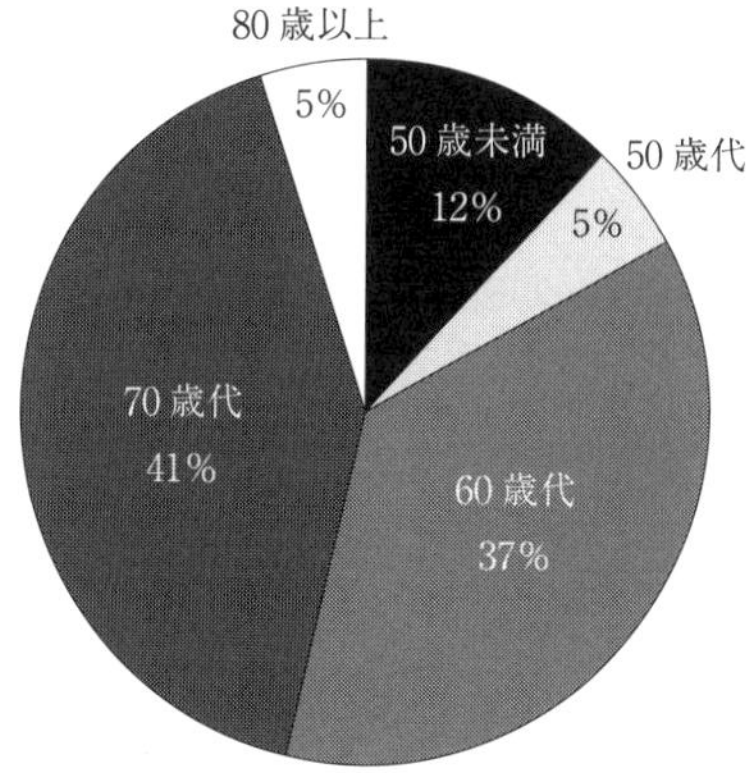

図 4-2　6ヶ月以上の長期入院患者の年齢層（41名）
出典：『こうほうほりかわ』（第12号 1973年9月15日）より作成

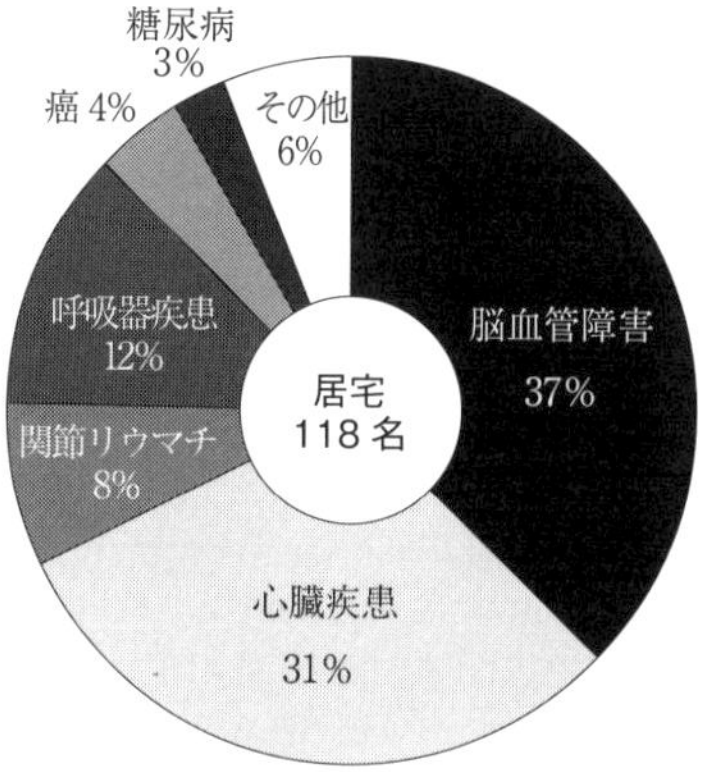

図 4-3　居宅療養者の疾病別分布（118名）
出典：『こうほうほりかわ』（第12号 1973年9月15日）より作成

たけれど、自分ひとりでは日常生活が出来なかったり」する人たちのために、「指導していわゆる社会復帰させる」取り組みを行うことが病院の果たす機能であると主張していた（竹沢 1970b: 5）。そして、これらの活動によって浮き彫りにされてくる福祉の要求、たとえばホームヘルパーの増員や福祉施設の設立などを助成会とともに行政に働きかけていった。

健康管理部の様々な業務では、往診を実施していたことが役立った。第3章で述べたように堀川病院は、救急や患者が要請した往診とは別に、訪問診療（定期往診）を早くからおこなっていた。院内では「パトロール活動」として、朝昼夜に分かれて往診が行われた（第3章表3-10）。往診患者に対しては主治医制・担当看護婦制を用い、医療者たちは往診先での患者の病状、家庭環境、経済状況を通じて、患者が家庭でどのように療養しているかを把握していた。

往診先の患者の疾患が、脳血管障害や慢性疾患へと変化してくると、在宅のリハビリ、成人病の生活管理など長期的な看護の継続も必要になってきた（竹沢ほか 1976b）。一九六〇年代後半頃から「往診だけでは、患者さんに看護ができていない」（松下ほか 1989: 179）という反省の声があがり、看護婦たちは、家庭での必要な看護方法を指導し「心残りする家庭は、次の日または後日往診または訪問」するようになった（谷口 1988a：68）。断片的ではあったが、家庭での看護指導、食事指導、症状点検、中途点検など往診とは別に、看護婦が独自に訪問する回数が多くなってきた。この取り組みが訪問看護の体制作りのきっかけとなった。

1－2　脳卒中後遺症患者の在宅リハビリ

一九六六年頃に、脳卒中患者の往診を契機に医療者たちはチームを組み、半身麻痺になった患者の在宅での機能訓練を始めた。当時担当した看護婦らは「患者さん自身がいろいろな悪条件の中で何とか回復しようと努力している様子を見るにつけ、私たちナースや事務がもはやおだいじに、の一言だけで患者の家を去る事が出来なくなり……1㎝でも半歩でも動かしたい」と努力を重ねた（小倉ほか 1968: 53）。連日、往診し看護婦が家で出来る運動プログラムをつくった。患者も家で出来る機能回復の道具を自らみつけ利用した。糸繰り機をゆっくり回す、そろばんをはじく、大豆をひろい、ピンポン球をつまみ、筆を使って絵を描いた。医療者と家族は、少しずつ回復していく患者の姿を8ミリカメラに収めた。映像を記録することが「患者にとっては励ましになり、また回復の糸口」になった（小倉ほか 1968: 53）。少しずつ動き出す手足、起き上がる体、歩行訓練の姿を、試写会を開いて観ることで、同じような症状の脳卒中患者は励まされた。

一九六八年に脳卒中の患者たちが「半歩でもの会」を組織した。歩けなかった人が「半歩でも」歩けるようにと、患者仲間で作った自主組織であった。月一回の交流会を開き、互いの経験を語り、「マッサージ師の講義（家でできるマッサージの指導を受ける）、音楽のリズム打ち（打楽器を使って、みんなが歌い、リズムを打つ）、花見、そしてもみじ狩り」などのレクリエーションも企画された。「もう一度たちなおりたい」という患者と「なんとかしよう」と模索する人の集まりであったという（青木・早川 1978: 564）。会が開催される際には、基本的に医師、看護婦、保健婦、医療事務、マッサージ師が参加し、随時ボランティアが要請された（青木・早川 1978: 564-565）。

「半歩でもの会」は、一人より二人、二人より三人と互いに訓練に励むグループの活動となった。やがて、「世話される人から世話する人に、世話する人からならなくてはならない人に」（『こうほうほりかわ』第五五号一九七七年四月一五日）をスローガンに、地域住民を結びつける会となった。「人の世話ができる行動と心掛けを取り戻した」人は、会を卒業し、「後輩のケア」を担当した（青木・早川 1978: 565）。この卒業式の様子は「世話する人になれば卒業」というタイトルで『朝日新聞』（一九七六年二月一八日）に紹介されている。在宅リハビリの試みは、当時珍しかった。

一九七二年に、半歩でもの会の会員たちは、京都市に対してリハビリセンターの設立運動を起こした。当時、上京区には脳卒中対象のリハビリ専門の施設はなく、機能訓練をするには、遠方の南区の身体障害者センターまで出かけなければならなかった。一九七二年八月九日に、会員たちは当時の船橋求己京都市長（任期一九七一年～一九八一年）に、上京区での脳卒中機能回復センターの設立と身体障害者センターまでのマイクロバス送迎を交渉した（『ほりかわ』第八五号一九七二年九月五日）。半歩でもの会代表六人と医師・看護婦・院内の健康管理事務局長の九人が、市長のほか当時の石堂民生局長と沢井民生局保護課長との交渉にあたった。その後、「脳卒中後遺症身体障害者の機能回復訓練所設置請願」に関する署名活動を始め、三ヶ月後の一一月八日に、約三〇〇〇人の署名を市議会に提出した（『ほりかわ』第八六号一九七二年一二月一日）。その結果、身体障害者センターが車椅子のまま乗れるバスの送迎を受け入れ、毎週木曜日に会員たちは堀川病院前から通う事ができるようになった。この運動は、その後、地域福祉施設の設立につながった[3]。

一九七二年には脳卒中家族会が結成された（『ほりかわ』第八八号一九七三年五月一〇日）。脳卒中の人を支える家族の苦労や経験を分かち合い、励まし合おうという主旨で、一回目は約二三人の家族が集まった。世話役は、家族のほか助成会の役員や地域支部の会員が担当した。在宅でのリハビリは施設でのリハビリとは異なり、医療者と患者の関係のみではなく、家族関係、患者の生活、住居構造との関わりを考慮する必要がある。したがって、在宅リハビリ看護の目的は、「介護者の負担軽減の方策を家族と一緒に考えること」であった（角谷 1988: 168）。その意味で、家族が集まり経験を話す場ができたことは意義があった。

さらに「一歩進んだ試み」が行われた（早川・小倉 1976: 207）。その試みとは、助成会を中心に、地域住民を巻き込んだ支援運動であった。助成会は、先の署名集めの支援と同時に、「脳卒中や病弱老人に車椅子運動などの支援」をおこなう活動を始めた。カンパ活動の結果、一五〇〇人の地域住民から約六〇万円が集まり、車椅子を一一台、歩行器を二台購入した。「寝たきり老人など家庭療養患者」に車椅子が贈られた（『ほりかわ』第九〇号一九七三年九月二五日）。さらに助成会は一九七三年九月五日に助役・民生局長・保護課長を訪れ、京都市立のリハビリセンターの設立や「リハビリ料や老人看護料の市負担」などを訴えた。
居宅リハビリの成果であるが、一九六九〜一九七四年までの調査では総計三〇人中一八人が完全に生活復帰できた（早川 1976: 5）。調査対象者の平均年齢は六五歳である。早川は老人たちの生活復帰の実現について、「医師がもはやこれまで、これ以上手をかけても効なしと思っても、しょせん、医師だけの判断であったことを痛いほど知らされた結果であり、身障老人とそれをかかえる家族の集団を中心に、保健婦、看護婦、理学療法士、マッサージ師、理髪師、ケースワーカー、各種ボランティア、医療事務などの方たちの参加と力をかりて……身障老人を生活の中に再び返していく力になるのものだと思います。医師はやはりこの一大オーケストラのコンダクターであるべきです」と述べている（早川 1976: 5）。半歩でもの会の意義について、当時、京都大学老年医学教室の奈倉道隆は、以下のように記述している。

心理的生命と社会的生命を助ける医療には、患者さんの主体的努力がどうしても必要である。健康を志す意欲と困難に耐えて進む忍耐とが、いのちをながらえさせる力となる。それは云うはやさしく実行はむづかしい。だが、一人ではむづかしくともグループワークとなると事情は一転する……グループワークが単なる集団活動と違うのは、グループの構成員同志が自発的に深いつながりをもち、同じ目標をもつこと、そしてそのグループ全体を一定の見通しをもった指導者が援助するという点である。半歩でもの会は、自発的に生まれ、会員相互の深い結びつきのなかで、自主的に運営され、一定の目標をもってボランティアや医療従事者がお世話をしているという点で、立派なグループワークとなっている（『助成会だよりほりかわ』第一〇九号一九七六年二月二日）

奈倉のいう「自発的に深いつながり」があってそれを「ボランティアや医療従事者のお世話」や「見通しを持った指導者」が援助したという言葉は、先の早川の「オーケストラのコンダクター」と同意である。実践の主体は現場にいる当事者であることを、両者は示唆している。

半歩でもの会は、個別に始めた訪問看護から患者グループの会、家族の会、そして地域へと、病気への取り組みを通して住民が連帯した例である。患者や家族の会が主体となって支援の輪を広げ、それに対応して地域住民や助成会がバックアップした。この流れは、医療的治療と生活機能の保全や自立への援助という福祉的ケアの両方の必要性を提示している。半歩でもの会の活動は訪問看護体制の取り組みと同時に、デイ・ケア体制の始まりでもあった。

第2節　老人医療費無料請願運動と長期入院による看護問題

2-1　助成会による老人医療費無料請願運動

半歩でもの会が健康管理部門の一つとして位置づけられ、在宅看護の支援が続いていたころ、西陣地域でも高齢者の「医療費無料請願運動」が始まった（『医療生協助成会だより』第七六号一九七〇年八月一〇日）。

一九七〇年代の厚生省による六五歳以上の老人健康調査の受診状況をみると、一九六八年～一九七九年までの一一年間で受診者に対する要療養者率が上昇しているにもかかわらず、一般検診受診率が平均して約二〇%前後と変化がない（表4-2）。一九六三年の老人福祉法の施行により、六五歳以上の老人健康診査が無料で実施されるようになったが、健康診査によって病気が発見されても、治療を受けるだけの経済

表 4-2 老人健康診断の受診状況

	65 歳以上人口（千人）	一般健診受診数（千人）	一般健診受診率（%）	精密検査受診数（千人）	要療養者数（千人）	受診者に対する要療養者率（%）
1968 年	6,899	1,315	19.1	335	458	34.8
1970 年	7,307	1,596	21.8	508	674	42.2
1975 年	8,858	1,883	21.3	361	818	43.4
1979 年	10,308	2,298	22.3	460	1,077	46.7

出典：厚生省大臣官房統計調査部編「社会福祉行政業務報告」各年版より作成

力がなかったからである。では西陣地域の高齢者の実態はどうだったのか。

一九七〇年八月、堀川病院のケースワーカーによる「老人健康審査受診状況」の調査がおこなわれた。対象者四六名中、健康診査を受診していないものが二二名で約四五％近くいた（硯川 1971: 7）。未受診理由について、調査時のケースワーカー硯川征時は、「病気が発見されても、そのための治療費と治療環境に事欠いている」（硯川 1971: 7）と分析している。助成会の人々からは「みんなは健診をいやがっている。病気を発見されるのが恐ろしい」「家族の人に診療費をだしてくれと言いづらくて、二の足を踏むのや」（谷口 1988a: 71）という声が上がっていた。

一九六九年一一月、堀川病院は、西陣地域の住民を対象に「成人病老人検診および老人の実態調査[4]（以降、老人の実態調査）」を行なった。実態調査対象者は六〇歳以上一〇〇名、六〇歳未満一一〇名であった。六〇歳以上の高齢者のうち、「元気である」と答えた者は五六％であったが、なんらかの病的な自覚症状を訴えるものは四四％いたにも関わらず受診にまで至っていなかった（図4-4）。

要検診・要療養にもかかわらず受療を拒ませているものは治療費の負担であった。先の老人の実態調査によると、職業があると答えた人は約半数おりそのうち西陣機業関係は四九％であった[5]（図4-5）。定額収入を得ている

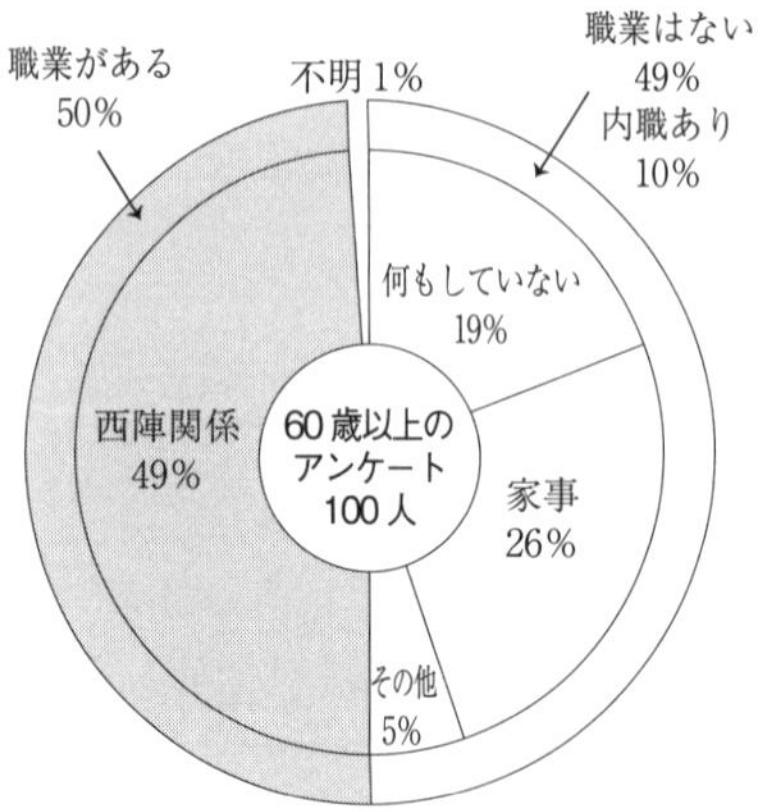

図 4-5　職業収入の状況
出典：堀川病院編 （1971（1））より作成

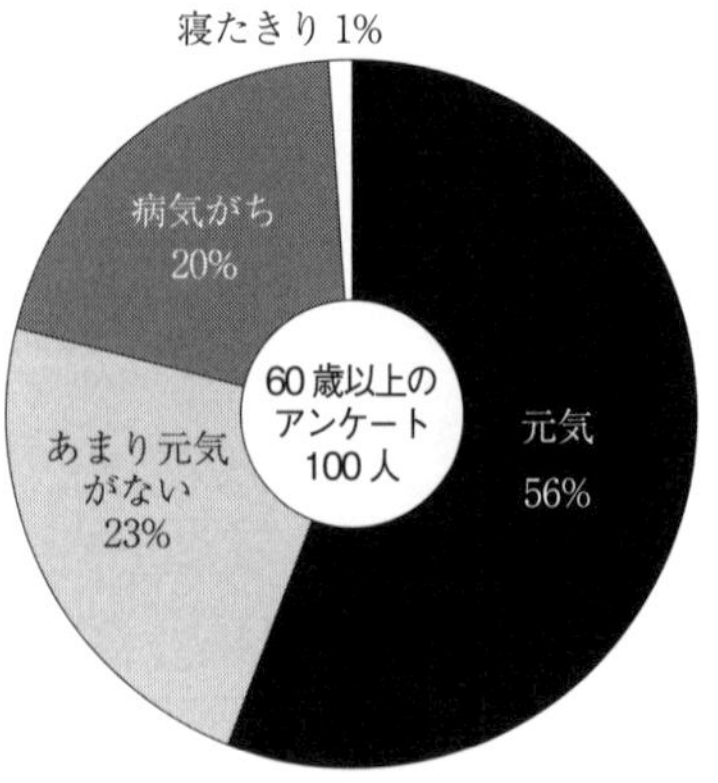

図 4-4 身体に関する自覚症状
出典：硯川（1971）より作成

ものを対象にした収入額では、三万円以下が六六％であった。そのうち、自分で収入を得ている者が一〇〇人中三五人となっていた（城ヶ野 1970）。老人の収入には、職業収入の他に恩給、年金、仕送り、家族からの小遣い、財産収入など重複している場合があり、その生活も同居家族の収入や、家庭での地位、社会的地位などの影響を受けるが、いずれの場合も高額ではない。また収入がないと答えた者が二割近くいた。

では、医療費の負担についてどのように感じているのだろうか。病気のとき治療費に困らないと答えたものが五二％（軽症の場合を含む）であった（図 4-6）。しかし、調査を担当した保健婦の城ヶ野芙美子は、この結果に対して「困らない者の中でも、保険の種類、医療扶助受給者、長期療養になった場合を考慮すれば、当然この数は減少していくであろうし、意志表示の無い二二％を含めるとかなり医療費の負担はある」と推測していた（城ヶ野 1970: 17）。実際、医療費の支払いが困難なため、薬を取りに来ない、受診をやめるなどの患者も増加していた。西陣地域の高齢者たちは有職者が多いが、その収入は一定ではなく高額ではない。働き続けなければならないという不安も医療費に対する負担を重くしている。

老人の実態調査は、受診率が低いのはなぜかという調査のみに終わらず、医療費公費負担や福祉資源の補充と体系化などを行政に働きかけるための資料となった。こうした調査を経て、病気が見つかった後も誰でも受診できるように、医療保障を要求しようと堀川病院で無料化の請願運動がすすめられた（谷口 1988a）。

では、助成会は、無料化にどのように賛同・参加したのか。京都での運動は、京都府医師会・京都保険医協会・京都民主医療機関連合会・生活と健康を守る会などが積極的に参加しており、住民団体を巻き込む大きな運動となった（岡本 2006）。住民団体の中心は老人クラブ[6]の組織であった。堀川病院助成会の各学区に結成されていた長寿会も、一九六八年に老人クラブとして組織された。当時、長寿会は九学区で八一一人が所属していた。各長寿会には年間一万八〇〇〇円の補助金が市から支給されたが、長寿会は、この補助金を老人検診で精査を必要とした会員の医療費に充当した。「受診能力の無い者があれば、検診費用三〇〇円について……長寿会が一五〇円、助成会が一五〇円負担しできるだけ病院に負担をかけないようにしよう」と長寿会連絡会で決議された（谷口 1969: 7）。一九六九年の時点で上京区内では老人クラブが二二団体あり、そのうち一一団体が長寿会であった。長寿会は活動を活発におこない「老人医療費の無料化」を国には

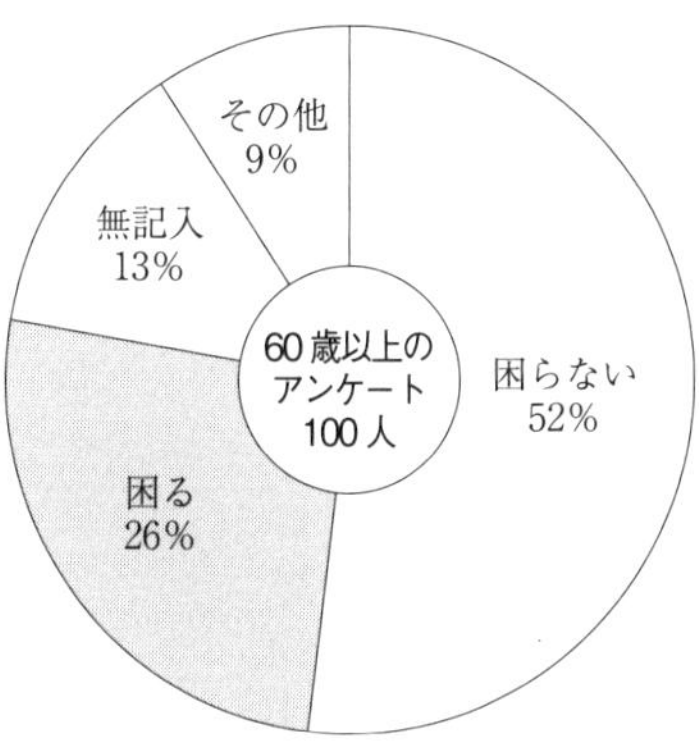

図 4-6 病気の時治療費
出典：堀川病院編 （1971（1））より作成

たらきかける先頭にたった。

一九六九年六月二二日、助成会の長寿会連合会（各学区の長寿会の連合）と上京老人クラブ連合会の協議会で、「老人医療費無料請願署名」の実施が決議された。その結果、上京区内で四五〇〇名、全市で一万二〇〇〇名の署名が集まり、「第一次老人医療費無料請願」として一九七〇年七月二四日に市会本議会より市会厚生委員会に付託された。第一次請願は社会党の中村徳三、自民党の福島滋弥、公明党の宮下芳郎、共産党の若宮修の五名の紹介議員によって提出された（『医療生協助成会だより』第七六号一九七〇年八月一〇日）。署名とともに市議会に提出した書類は、長寿会のこれまでの活動内容と老人実態調査の結果と請願書であった。請願書には、請願事由と請願事項が以下のように記述されている。

老人検診の無料取り扱いは、老人保健の飛躍的な前進として大いに期待を集めたのでありますが、現実には予期に反して、受信者が少ないのは何故か。この事実は、病気を確認されても、治療上の物質的保障を持たない故に、罹患を知っても治療しての道を迷う精神的不安を怖れる事が大きいためであります。我々老人は、年齢とともに収入は減少します。年と共に職場は狭くなり、年々進む高物価のため、苦心した蓄財は虚しく、堂々たる老後の設計は無意義となりました。加うるに、我々戦後の家族制度の崩壊により核家族化した家庭には、老人の座は揺らいで止みません。今や老後の不安と不幸を除く道は、心身の健康を保持する事に尽きるかの感があるのであります。近時世上に於いては、労働力の不足著しく、西陣産業等に於いても軽産業部門では、老人の熟練度が再認識され第二軍的労働力として尊重される傾向にありまして、其の健康こそは改めて重大関心事であらねばなりません。此の際、我等は自らの生きる道を護るために、「老人医療費の

「公費負担」の実現を期し、病気の早期発見と早期治療に努めたく請願いたします。

請願事項

一、京都市の予算により京都市内に居住せる六十五歳以上の老人の医療費を無料にすること

二、昭和四十五年四月一日より実施のこと

（「健康と福祉の開発老人クラブ『長寿会』」1964）

老人の実態調査で七〇歳以上の老人にアンケートを実施した結果、「生きがい」を「働くこと」と答えた者が九〇％以上あった。この結果と、請願書にある「老人の座は揺らいで止みません」いう言葉を重ねると、老人が健康でいて労働力となり居場所を確保することが生きがいにつながり、そのための公費負担の請願であったことがわかる。

一九七〇年九月一四日に、助成会は上京老人クラブ連合会とともに「老人医療費無料運動」の「お年寄りデモ」を実施し、一二〇名が行進した（『医療生協助成会だより』第七七号一九七〇年一〇月五日）。

京都府では一九七〇年一〇月から、京都市では一九七二年一月から七五歳以上のすべての老人、寝たきりの場合は六五歳以上を対象に、老人医療助成制度が実施された。しかし、所得制限がつき、老齢年金を受給している者に限られた。老齢年金受給資格者は七〇歳以上で年収七〇万円以下となっていた。一九七三年一月から国の制度として七〇歳以上の高齢者に対して医療費が無料となった。しかし、年収三八万以上ある者などは無料ではなかった。京都市では、一九七四年二月になって、七〇歳以上のすべて

の高齢者は収入の制限なしに無料となり、六五歳以上六九歳以下の層も、所得税が非課税の場合などの条件がついたうえで無料となった（京都府保険医協会編 1979b）。

2-2 長期入院による病棟看護の問題

堀川病院では、第一次老人医療費無料請願の運動が始まったころから、長期入院患者[7]が増加していた。一九七四年以降の入院患者は六〇歳以上が五割を超え、七〇歳以上は三割弱を占めている（図4-1）。病棟は高齢患者の増加に伴い、急性期と慢性期の患者が混在するようになった。

院内ではまず看護の面で問題が生じた。たとえば認知症の高齢者には付ききりの看護が必要であるが、急性期患者に治療が集中すると、慢性期の患者にまで手が回らなかった。人数・技能において看護体制の改善が必要であった。病棟部門の要求としてあがってきた課題は、看護の機能面から急性疾患と慢性疾患を分けること、さらにリハビリを重点に置いた患者や若年者と、長期に渡る生活介助を重点に置く長期入院の高齢者への対応を分けること、という内容であった。一九七〇年代は、超音波技術、コンピューター断層撮影装置、MRIの臨床応用など新しい医療技術が開発された時期でもある。院内でも、一九七〇年にX線TVや脳波計などを購入した。若い医療者たちは、診断機器を中心とした高度な技術を使用した医療に意欲を持っていた。そのような彼らにとって高齢者の看護に費やす時間と労力は負担となり、それが不満となって院内で大きな問題となった。当時堀川病院総婦長の石井松代（一九六七年〜一九九〇年まで堀川病院総婦長）は、院内の混乱について以下のように語った。

慢性疾患の高齢者が増加することで、病院内で非常に混乱がおきていたのが事実です。院内の若い医師や看護婦から、「ここを老人病院にするのか、私はおむつ換えのために働いているのと違う、もっと先端の医療がしたい」と、たくさん苦情がでました。急性疾患に対しての集中看護と高齢者に必要な生活看護の並行は、看護婦の増員と機能面の分離を要求せざるを得ず、それに経営的に応えられない病院に対して、家族がすべき老人の世話をいつまで看護婦が代行するのかという苦情となりました。（二〇一一年九月一一日　著者による聞き取り）

看護婦の増員を要求されたが、それは容易なことではなかった。当時、日本の看護職は、労働内容に見合わない低賃金と医師の補助的な役割の域を出ず、終戦時から慢性的な不足状態が続いていた（杉田 1971）。一九六八年には、新潟県立病院の看護婦たちによるニッパチ闘争がおこった。「夜勤は二人以上で月八日以内」という労働条件の改善と看護の向上を求めたストであった（横山・前川 1971; 川島 1998）。

堀川病院も、看護婦を増員し、機能分担をする経営的な余裕はなかった。院内の若い医師や看護婦の苦情は、一九七一年の春闘となって現れストライキが行なわれた。青木信雄によると「地域住民側の病院に対する不信も極限に達し、地域理事から一斉に辞表が出された」時期であった（青木 1976: 187）。当時、労働組合の委員長であった西池季一は「新しい医者が辞めていき、診療所を立ち上げた古い医師たちが、この穴埋めをすることになり、医師たちの間でもかなりの不和が生じていた。病院が経営難であることは、労働組合側もわかっていた。しかし、病院側のこれからの方針が煮え切らなかったことに、地域理事も失望したのだと思う」と振り返る（二〇一一年九月一六日　筆者による聞き取り）。

堀川病院の一九七〇年度の収支状況は、約二三〇万円の黒字であった。しかし、一九七一年度は一八〇八万円の赤字を出している。「第一六回定期社員総会議案書」（一九七二年五月二八日）には、「一九七一年度の外来収入は、一四・二％伸びたのに対して入院収入が一八・六％減少している」と記述され、その理由について、「入院収入の減少は常勤務医四名の退職とその補充が十分にできず、患者収容の体制に万全を期しえなかった。病棟や治療に従事する医師、看護婦、そのほか職員間の意志の疎通、業務調整を的確に管理できなかった」とあり、院内の混乱が指摘された（「第一六回定期社員総会議案書」1972: 7）。支出の面では、職員要求に応えた人件費の増加が課題となった。総会では、「現在の物価上昇の情勢下で職員の要求として、やむをえないものがあるが、この趨勢的な人件費上昇をのみこめるだけの意欲的、積極的な業務推進体制を作り上げ得なかったところに問題がある」と分析されている。これが、西池のいう「煮え切らない」病院側の態度であったのだろう。

一九七〇年前後は、国が患者負担を増やす医療保障制度法案を次々に提示した時期である。一九六七年に健康保険特例法案として、初診時の患者負担二倍（一〇〇円から二〇〇円）、入院時二倍（三〇円から六〇円）、保険料一〇％値上げ、薬代一部負担などが出された。法案に対して、医師会や国民の反対運動が起こり、堀川病院も「法案反対の国会請願三九〇〇人分を集め、集会やビラ配布を行い国民世論の一翼」を担った（医療生協助成会だより第七二号　一九六九年九月一〇日）。一九六七年七月には通常国会閉幕で健康保険特例法案はいったん廃案になったが、八月には二年間の時限法として成立した。その後、九月には薬代一部負担は外されたものの、一部は健康保険法に組み込まれた。一九七〇年には診療報酬引き上げ（引き上げ率は一三・七％）が建議され一九七二年二月に実施された。しかし堀川病院では「実質五％程度の引き上げ率」

しかならず、経営的にも困難な状態であったことがうかがえる（「第一六回定期社員総会議案書」1972: 7）。

堀川病院の外来患者数を一九七〇年と一九七一年で比較すると、月平均で一四六〇人減少し一万四一七九人となっている。入院患者数は九〇八人の減少、病床回転率[8]は八九・三%から八二・七%へと低下した（3章表3-7）。入院患者数からみて長期入院の影響があったと思われる。高齢者の長期入院をきっかけに、地域住民の要望にそった医療ができなくなってきたことがわかる。医療者同士の間にも亀裂が入り、また地域住民の医療に対する不信も大きくなっていった。

2-3　急性期患者の受け入れ拒否と長期入院患者の退院拒否

堀川病院は救急も含む総合病院を標榜していた。表4-3は、堀川病院における救急受け入れ数の推移である。上京区の救急件数が一九六七年から一九七〇年まで毎年、一二〇〇件ほどあり、堀川病院はそのうちの約三割を受けいれてきた。しかし、一九七一年、一九七二年の受け入れ率は、それぞれ約一六%、約九%に低下している。緊急搬送された患者の入院件数も一九六七年に一九〇件あったものは、一九七二年には五二件に減少している。満床で受け入れができなかったことが要因のひとつである。

一九七二年度（一九七二年四月〜一九七三年三月）の院内の年間救急車収容閉鎖状況の資料によると、外科では七八・四%、内科では六二・五%の収容閉鎖期間があった。谷口は「病院本来の救急医療の機能が果たせない状態」であると分析した（『こうほうほりかわ』第一二号一九七三年九月一五日: 4）。急病患者の受け入れを拒否する状態が続くと、地域の人たちからも地域病院本来の姿ではないと大きな批判をあびるようになった。地域の人たちの資金協力で成り立つ病院であったがゆえに、なおさら、何のために誰のため

表 4-3　堀川病院の救急収容件数の推移（1967 年～ 1978 年）

年	1967	1968	1969	1970	1971	1972	1973	1974	1975	1978
上京区救急発生件数（件）	1,251	1,200	1,295	1,290	1,290	1,241	1,441	1,317		
堀川病院救急収容件数（件）	420	410	495	495	213	115	203	178	148	346
上記の内入院件数（件）	190	118	165	165	61	52	115	124		
堀川病院病床回転率（%）				89.3	82.7	79.5	85.4	85.2	86.6	85.9

出典：青木（1976）

に建てた病院だと怒りをかった。病床回転の停滞によって、緊急患者や急性期治療を要する患者たちの収容が不能となり、経営にも影響がでた。

しかし、病床を空けることは簡単ではなかった。入院している高齢者を退院させる場合、家族の納得がなかなか得られなかったからである。長期の入院が続くと、高齢者は残存機能まで失うことがある。石井によると、家族からは「こんな状態で退院させてもらっては困る」という批判や「治るまで入院させてほしい」という要望があったという（竹沢ほか 1976b: 415）。さらに、長期の入院になると「老人の部屋を子供部屋に転用したので帰ってきても部屋がない」と訴えられ、「一人暮らしの老人が入院すると近所の人たちが、あぶないから、よくなっても退院させないでください」と陳情された。また、医師の中にも「こんな状態では患者を退院させられない」あるいは「人間的な信頼関係から入院させておくのが一番よい生活である」と主張する者もおり、一致した方針が出なかった（竹沢ほか 1976b: 416）。ここでいう「人間的な信頼関係」とは、助成会員との関わりも含まれている。堀川病院にとって助成会員は「病院の発展のために物心ともに多くの寄与をされてこられた人々であり……もし、これらの人々が入院を希望した場合、無下にも断れ」なかったのである（谷口 1969: 6）。

一方、「病院の機能は無限に長期の入院患者を収容することは不可能」

であり、病院にとっても住民にとっても大きな問題であった（谷口 1969: 6）。医療者たちの医療への展望や疾病観の違いなども処遇を困難なものにした。竹沢は「入院が長期化し、或いは家庭との関係などで退院ができなくなる場合や、身体不自由となって特別な介助者を要する付添がないために、病院が付添をつけなければならぬ場合が生じ、病棟看護上からも、事務上からも困難なケースが増加する」と経営的な問題にも触れ懸念していた（竹沢 1970c: 4）。急性期治療や救急患者を受け入れるためには、増床や新たな老人病棟が一つの解決策になり得るが、地域資金に依拠する堀川病院の経営ではそれも困難であった。

当時、「痴呆」の高齢者も増加しつつあったが、一九七〇年代までの高齢者対策の対象は主に「ねたきり老人」であり、「痴呆」の高齢者は、神経病理学的な病態や精神心理という精神医療対象の視点で捉えられ福祉対策の範疇にはなかった（市丸・小寺 1970; 人見 1973; 仲村 1974）。また、特別養護老人ホーム（以下、特養）に「痴呆」の高齢者が入所できるようになったのは一九八四年であり[9]、それまでは福祉施設への入所も困難であった（蛯江 1993）。福祉施設の代替として、一般病院や精神科の病院が、経営維持のため高齢者専用の病床を確保していった。そのなかには、経費抑制のために低水準の医療に留め、看護職員の水増し、健康保険の水増し請求がなされた例もあった。一九八〇年代に入り「薬漬け・検査漬け」「寝かせきり」の「悪徳老人病院」の存在が告発されていった事例もある（大熊 1988）。

堀川病院は福祉施設の代替が確保できたのであろうか。当時、地域医療研究会に参加していた保健婦の桐島世津子（一九七五年から居宅療養部に所属）は、「正直、中小病院である堀川病院では老人専用の病棟をつくっても、経営的に無理であり、手薄の看護になることは目にみえていた。そのような看護は、住民出資によって成り立つ病院ではできなかった」と振り返っている（二〇一一年一〇月一三日著者による聞き取り)。では増床せずに具体的にどのように対処したのであろうか。

第3節　間歇入院制の導入と訪問看護の確立

3-1　地域医療研究会での長期入院対策

堀川病院にとって長期入院の対応には、二つの課題があった。一つは、高齢化する患者の医療・看護的ケアの充実、もうひとつは救急患者の受け入れを可能にすることであった。

こうした課題に向き合い、効果的な対策をみいだすために、一九六九年に、ケースワーカーによる六ヶ月以上の長期入院の患者に対する調査が始まった。一九七一年にその経過がまとめられ、一九七二年の居宅療養調査と比較されている(3節3-2)。調査の結果をもとに「病棟看護部を中心に地域の人々と老年医学の研究者を交えたケースカンファレンス」が行われ、地域医療研究会で検討が重ねられた(青木 1976: 184)。

堀川病院は、設立以来多岐にわたり住民の生活状況を調査してきた。多くが広汎な調査であり京都府立医科大学社会医学研究会と合同で行われ、調査活動を担う院内グループとして「堀川病院社会医学研究会」が結成されていた。そこから地域医療研究会があらたに発足した。地域医療研究会は、助成会員・病院職員・医学教育者・医学生などが集まり、住民の生活や労働環境と疾病の関係について健康調査や家庭訪問などの事例検討を行う場であった。一九七一年頃から高齢者医療の問題もこの会で取り上げられるようになった。当時、京都大学老年医学教室の奈倉道隆や、高齢者の問題を研究していた大阪医科大学の吉田寿三郎らが研究会に参加するようになり、専門的立場からの助言や提言を受けることができた。やがて、病院職員や老人施設で働いている職員、保健所の保健婦、大阪医科大学の社会医学研究会の学生、佛教大学の社会福祉学科の学生、老人を抱えている家族など、老人問題に関心をもっている人たちが集まるようになった。長期入院患者や居宅療養患者のケースカンファレンスを通じて、地域ケア体系に重点を置く論議がおこなわれるようになり、これが老人問題研究会となった。

老人問題研究会では、「弱った老人を見るのは病院の使命ではないか、手のかかる老人の家庭での世話はたいへんだから、病院に老人病棟の併設はできないのか」などの意見がでた（竹沢・谷口 1977: 19）。老人病棟の併設は、地域住民の要望でもあった。すでに述べたように、長期入院の高齢者のなかには、帰りたくても家族がひきとりを拒むもの、家に帰るよりも病院の方が良いと主張する者もいたからである。

竹沢は、「本来福祉のなかでおこなわれるべき老人の居住が、安易に病院に託されている」と指摘した。老人医療は「社会福祉と有機的に結びついた生活費、住居の問題の解決の上でなければ不可能と考えられるが、当面これに対処する方法としては、外来・入院を問わずソーシャルワークの綿密な協同作業が必要である」（竹沢 1970c: 4-8）とソーシャルワーカーによる生活相談業務と外来・入院の医療業務の組織化を提案していた。ところで竹沢は、一九六九年に、デンマーク、スウェーデンの老人施設の視察を行っている。北欧では、広い敷地に病院と老人病棟と観察室が整備され、その敷地内には老人が自立して社会生活が送れるような大食堂、劇場、酒場など開放的な生活空間が存在していたと報告している（竹沢 1971a、1971b）。そして日本事情と比較し、「国による社会保障でこれを行う場合、現在の老人ホームの在り方は一考を要する」と警鐘をならし「老人福祉と医療が有機的に結合されなければならない」と指摘している（竹沢 1971a: 18-21）。また、日本の病院が「一部特別養護施設の如き観さえある」のは老人施設の不足から

表 4-4　京都市における各種老人ホームの在所者数（施設数）

	1970 年	1975 年	1980 年	1985 年	1990 年
養護老人ホーム	987（7）	810（7）	774（7）	774（7）	641（8）
特別養護老人ホーム	283（3）	250（3）	784（5）	1,074（18）	1,473（14）
軽費老人ホーム	41	42（1）	43（1）	43（1）	47（1）
利用者数合計	1,311	1,102	1,601	1,891	2,161

出典：京都市民生局福祉課 各年版より作成

くるが、「日本のような閉鎖的な施設収容」ではなく、老人が地域で生活できるような病院からの移行に重点を置くべき」だと主張した（竹沢・谷口 1977）。

では、高齢者自身は、病院から地域生活への移行についてどのように考えていたのだろうか。先の「老人の実態調査」であるが、対象の七四％が老人ホーム入所の意向は「ない」と答えている。また、「臨終したい場所」は、自宅が六七％、病院は一九％、老人ホームは三％となっている。施設入所は「収容される」イメージがぬぐいきれない状況であったことがわかる。表4-4は、京都市における各種老人ホームの在所者であるが一九七〇年代では減少傾向にある[10]。収容の域を越えない福祉施設の不備を背景に、高齢者の多くは、施設ではなく、自宅か病院で最期を迎えることを希望していた。老人問題研究会では、地域の住民組織をもつ堀川病院だからこそ実現できる老人医療対策を考え始めた。

3-2　長期入院患者と居宅療養患者の調査

老人問題研究会では、六ヶ月以上の長期入院患者（一九六九〜一九七一年）と、居宅療養患者（一九七二年）を対象に調査をおこなった。この調査結果は、一九七三年五月二七日の第九回京都地方病院学会（私立病院協会主催京都会館会議場於）で開催された「老人医療について」のシンポジウムで、谷口が堀川病院の事例として発表している（『こうほうほりかわ』第一二号一九七三年九月一五日）。

表 4-5　長期入院の理由

理由		人数
帰るところがあるが、病状が思わしくない		6
病状的にも退院は無理で、帰る家もない		5
病状的に退院は無理だが、家族の希望で退院		2
症状は慢性化し、居宅療養が可能	帰るところがない	3
	老夫婦・独居になるので病院がよい	4
	家族がひきとってくれない	4
	帰るところはあるが家が狭い	2
	家族とあわないので帰りたくない	3
	仕事がないし、生保入院による病院生活の方がよい	3
	歩けない	7
	生涯本院にいると決めている	1
その他		1
合計		41

出典：硯川（1971）

発表によると長期入院患者の調査対象は四一人で、その内六〇歳以上が七八%を占めていた。保険種類別では、生活保護がもっとも多く、健康保険本人、国民健康保険と続く（図4-7）。疾患はリハビリ施設を必要とする脳血管障害と、心臓疾患が多くなっている。また表4-5にあるように、長期入院のなかで居宅療養が可能な人が全体の六三%を占めた。にもかかわらず長期入院となっている理由が「老夫婦・独居になるので病院がいい・家族がひきとってくれない・仕事がないし生保入院による病院生活がよい」などであった。家族との関係性、高齢者自身の生きかたなどが、居宅療養を受け入れる障害要素となっていたことがわかる。

他方、居宅療養患者の状況把握の調査結果では、対象者一一八人のうち、七〇歳代が四五%と最も多く、次に八〇歳代が二三%、六〇歳代が二一%であった。保険種別では、多い順に国民健康保険、健康保険の家族、本人、そして生活保護の順であり、

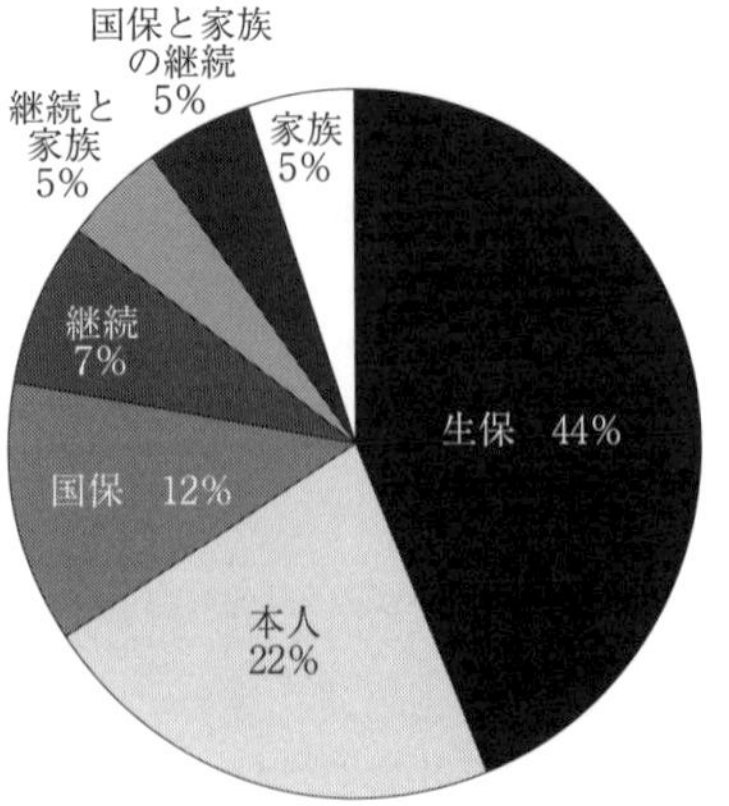

図 4-7　長期入院患者保険種別分布

出典：『こうほうほりかわ』

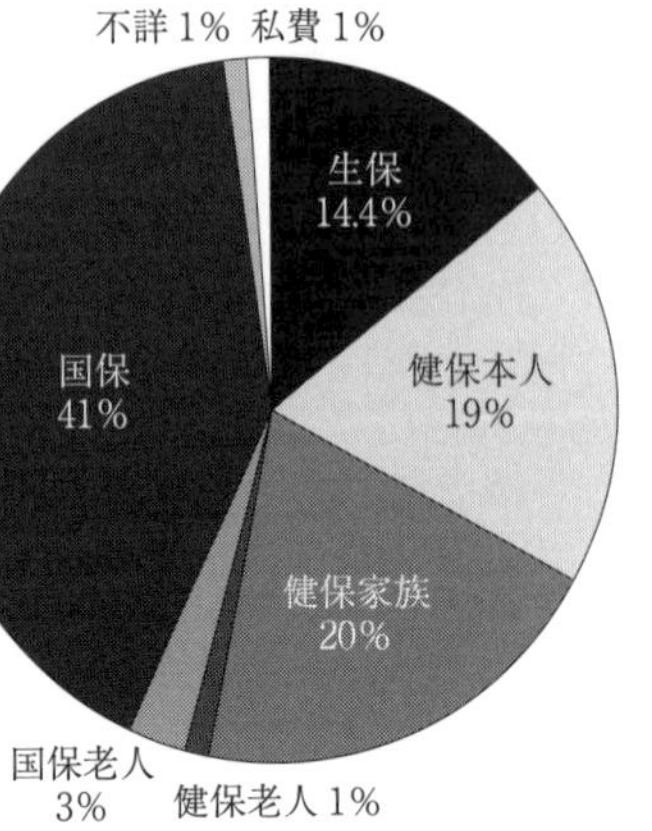

図 4-8　居宅患者保険種別分布

出典：『こうほうほりかわ』（第 12 号 1973 年 9 月 15 日）より作成

長期入院患者とは異なる（図4－8）。疾病例は、脳血管障害、心臓疾患、関節リウマチであり、こちらは長期入院患者の状態と類似していた。生活機能は、「寝たきりかあるいは全部人手を借りる」を合わせると三七・五％と多かったが、「全部自分でできる、何とか自分でできる、少し人出を借りる」者が約四〇％いた。おもな介護者はほとんどが家族であり、妻、嫁、娘の順であった。家族構成は約一〇％が一人暮らしまたは老人世帯である（図4－9）。居宅療養の往診状況は、調査した一一八名に対して月別総往診回数は少ない月で一六五回、多い月で二三七回であった。

これらの調査結果に対して谷口は、長期入院については、（1）医療上必ずしも入院しなければならない症例ではない（2）長期入院の理由に家族関係がうまくいっていないこと・自身の生き方・居宅に帰った時の不安などがあること（3）費用負担の少ない保険に加入している者が多いことを指摘している。居宅療養については、（1）疾病別では長期入院と変化がないこと（2）寝たきりが多いが、自立できる人も多いこと（3）一人暮らし・老夫婦世帯が認められ、訪問看護婦・保健婦・ホームヘルパーの必要性があること（4）長期入院と比べて家族関係が良いこと（5）長期入院と異なり、費用負担の多い国保加入者が多いこと、を挙げている（『こうほうほりかわ』第一二号一九七三年九月一五日）。

老人問題研究会では、長期入院の患者のうち、居宅療養に移行可能かどうかを医療的な側面から再度検討した。老人の病状は幾つかの機能障害をもち、心理的環境的要因も重なるが、入院における長期の安静臥床が二次的障害を起こす結果になっていることが指摘された。「老人の場合は病気に目がうばわれていると、生活機能が低下してしまう」「病気を放っても援助訓練をして自立的な生活をさせる」「老いのせいとあきらめてはいけない」（竹沢ほか 1976b: 416）などの議論が交わされた。病棟看護側からみると、「生活機能があまり低下していない患者でも、看護婦の介助をうけることを要求し、自立させようと働きかけても、退院のめどがつかないことから、成果があがらない」（竹沢ほか 1976b: 416）状態が続いたという。

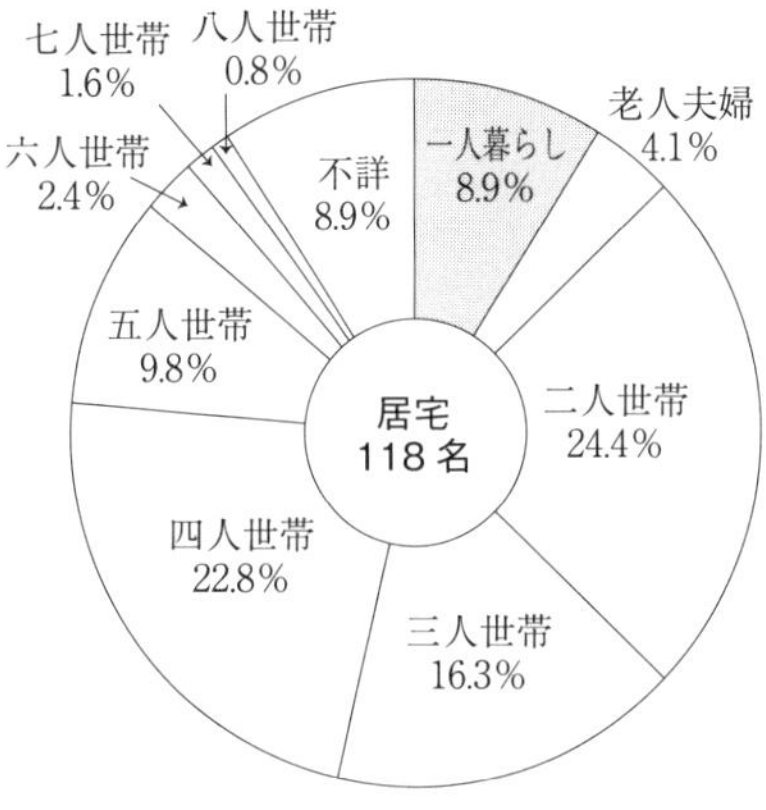

図4-9 居宅療養の家族構成
出典：『こうほうほりかわ』（第12号 1973年9月15日）より作成

この論議の指針となったのは、老人問題研究会で行われた奈倉道隆の老人患者の援助についての連続講義であった。奈倉は「長期臥床による手足筋肉の萎縮」「受け身の入院生活による精神的自立性の喪失」「家庭における老人の座の喪失」（奈倉 1978: 120）などを挙げ、老人の長期入院の弊害を指摘している。

3-3　間歇入院制の導入と住民の不安

老人問題研究会で、事例研究を通して幾度も議論された結果、一九七二年度の定期総会で老人医療に対する処遇として早期入院・早期退院・訪問看護がセットになった間歇入院制が導入された。具体的には、(1) 老人の問題は老人自身の問題として、長寿会の活動の強化を進めること (2) 慢性化した老人の看護は住みなれた地域社会や家庭で見守り、さらに老人自身の生活自立性を高める必要性から、居宅療養体制、訪問看護が必要であること (3) 老人の生活機能低下を防ぐために、急性期病状の時はできるだけ早く入院させ、病状の回復とともに、早期退院の実施が望ましく、間歇入院制度のシステムをとること (4) 現状では、病院医療と居宅医療のみでは、老人医療システムとして不十分であり、デイ・ケアサービスの強化、中間施設、リハビリ施設、ナーシングホーム（訪問看護ステーション）の設立が必要であること、などである（竹沢・谷口 1977: 19)。このように、間歇入院制は急性期の一定期間のみ早期入院・治療し、よくなれば退院して居宅療養を続けるというシステムである。居宅療養からすれば、病状が急変すればすぐ入院という考え方である。これが「間歇」の意味である。高齢になっても、手足さえ動けば機が織れるという職人としての誇りを取り戻すためにも必要な手段であった。奈倉は後に、間歇入院制を実施するために、在宅福祉サービス、ディ・ケァの設置など、生活の場での保健・医療の総合の必要性を指摘している（奈倉 1982; 奈倉・中川 1989)。

間歇入院制によって入院から居宅療養に切り替えるためには、病棟と外来の切れ目のない看護が重要かつ必要であった。城ヶ野は、「訪問看護における看護は病棟看護と同じレベルを家庭で行うことを原則としている」と述べ、継続看護の重要性を指摘している（城ヶ野 1976: 190)。訪問看護は、往診患者に対して個別的に始められていたが、間歇入院制の導入後は、外来看護部として組織的に実施していった。

しかし、当初は、どの患者を在宅に戻すか、どのような継続看護が必要かなど重要かつ困難な課題を抱えた。患者本人の意思・家族の介護体制・家族と患者の関わりは多様であり、医療者の間での医療観の相違もあった。この頃の様子を石井は「当初は在院六ヶ月以上の患者が対象であったが、長期だけに家族と医療者の関わりや患者の身体的機能など様々な要因が重なっていた。また、保健婦の訪問看護は必須であったが、外来看護・病棟看護・医師の体制があいまいだった」（二〇一一年九月一一日著者による聞き取り）と振りかえっている。

一方、間歇入院制の考え方を建前として納得していても、高齢者が家に帰されるという現実を受け入れられない住民も多かった。京都市では一九七二年一月に条件付きではあるが七五歳以上のすべての老人、寝たきりの場合は六五歳以上が対象となって医療費が無料になったばかりであった。「死ぬ時は堀川病院で。動けなくなったら堀川病院で診てもらおうと思って病院に協力してきたのに、退院させられる、という苦情が助成会役員宅に次々と持ち込まれた」という（竹沢ほか 1976b: 418）。「病院は薄情だ」「老人を追い出すのか」「儲け主義になったのか」（桐島 1988: 31）、「病院は病気を治すところやないのか」（青木 1976: 186）などという反論もあった。地域の人たちにとって、出資し発言し医療に参加してきた場所が堀川病院であり、病院は地域住民との信頼関係を基盤に運営されていた。そうであるがゆえに、早期退院は住民にとって納得がいくものではなかったのだ。「薄情だ」という言葉がそれを物語る。訪問看護体制の不十分さや施設入居に対する不安もあり、住民たちは家庭で看護する覚悟を決められなかったのである。医療者たちは、まずは家族の不安を払拭することから始めた。これに関して先の桐島は以下のように語る。

「悪くなったらすぐ入院すればいいから」という条件で、「じゃ、やってみようか」という実験に等しかった。家に高齢者が帰ってくることに家族のほとんどが不安をもっていたから、退院前に何回か家族にきてもらって、傷の手当方法に慣れてもらったり、在宅で実際にやっている方のところに連れていって、家族同士を引き合わせ、安心してもらうなどコミュニケーションとれるよう時間をかけました（二〇一一年一〇月一三日著者による聞き取り）。

では、間歇入院制によって退院となった患者家族はどのように感じていたのだろうか。当時、長期入院していた父親が退院となった患者家族のSさんは以下のように語った。

父は、一九六一年に事故に遭い、全身がマヒした状態で一三年間堀川病院に入院していました。入院最後の四年間は無料でしたから、経済的にも楽でした。病院では、歩行器で廊下を歩けるようにまでなりましたが、退院となると、狭くて障害物のある家ではそんなわけにはいきません。父もその点で、退院は半分納得がいかなかったようです。父を退院させるかどうかで、医療者の間で結論が出なかったようです。家族が介護しようと覚悟したのは、定期的な訪問看護と、緊急の往診システムがあったからです（二〇一一年九月一九日筆者による聞き取り）。

Sさんの語りから、医療者の間でも医療観が異なり、高齢者の処遇を一律に決定することは困難だったこと、定期的な往診と訪問看護がなければ、退院は患者・家族から納得が得られなかったことがうかがえる。間歇入院制を決定した際に、退院した患者に対して、訪問看護体制を強化し、居宅療養を支援することは必須条件であった。

堀川病院の他にも一九七〇年代には訪問看護活動を実践していた病院や自治体はあった。たとえば、一九七一年に東村山市は、社会福祉法人東京白十字病院の協力を得て「寝たきり老人訪問看護」事業を導入した（信太ほか 1982）。また一九七二年には社会福祉法人静岡済生会総合病院が保健婦による寝たきり老人の家庭訪問を始めた（川田 1987）。一九七四年には東京都新宿区区民健康センターの訪問看護も始まった。こうした状況のなか、寝たきりに限らず、退院した高齢者を訪問する目的で院内に居宅療養部を確立した堀川病院の取り組みは、民間病院としては早く、一九七〇年代当時から「新たな」在宅医療として注目されていた（前沢 2008; 黒岩 2008; 河野 2011）。

3-4　居宅療養部の発足と活動・展開

居宅療養に必要なのは看護の継続性であり、患者に対する切れ目のない看護と医療である。定期往診は一九五〇年から始められていたが、そのなかで看護婦による家庭訪問（訪問看護）も個別に行われてきた。しかし、生活機能が低下した高齢患者が増え、間歇入院制が導入されると、訪問看護の専門性をより高めるとともに、訪問看護供給体制を組織化することが求められた。

一九七三年四月に院内に居宅療養部が発足し、医師二名・保健婦三名・看護婦一名・医療事務一名が配備された。訪問看護の定義、運営方法、受け入れ基準、看護内容などについての検討が始まった。訪問看護の定義は「急性期症状を脱した通院不能の居宅患者の看護」とされた（竹沢ほか 1976c: 750）。目的は

「入院患者の早期離床を促し、早期退院者に対する居宅療養を円滑にするために看護する」「病状と日常労作機能が通院に不適当もしくは通院不能で、何らかの事情で入院できない、または入院しない居宅療養者の看護」であった（竹沢ほか 1976c: 750）。高齢者に限らず、退院した患者の継続的な医療や看護を実施するには、往診や訪問看護を組織化する必要があった。退院から居宅への移行は以下の手続きで進められた。まず病棟主治医が退院を決定し、居宅療養部でカンファレンスが行われ、退院後の主治医、担当保健婦（看護婦）を決め、退院前に病室を訪問する。その後退院と同時に初回訪問を開始し、以後継続的なカンファレンスで方針を検討するなど、患者側が不安にならないよう支援体制が組まれた。

一九七三年六月の訪問看護対象患者数は八名であったが、徐々に増え、一九七四年三月には二七名となった。一九七四年から一九九三年までの年間の往診と訪問看護回数の統計を表4-6に示した。一九七四年から一九八一年までは本院のみの総数である。一九七〇年代の変化を見ると、往診延数は一九七四年に二〇〇一回であったのが一九七九年には五一八〇回、訪問看護延数は九四四回であったのが二一四六回と増加している（表4-6）。訪問看護回数が増加してくると、看護体制の機能分化が必要となってきた。居宅療養部は外来看護部の内部組織であったため、訪問看護のほかに定期往診の業務もあった。退院した患者の訪問看護が始まると業務量は増加し、外来業務（診察介助、専門外来、処置室、往診同伴）と訪問看護を両立させるのは困難になってきた。人員不足や体制のないまま訪問看護に出かけてしまう状況には、看護婦同士の間でも抵抗があった。

そこで、一九七四年に外来看護部の業務は、外来と居宅療養看護に分けられ、それぞれに主任が配備された。さらに、一九七六年には、外来婦長と居宅療養部婦長が配備され、外来看護部から居宅療養部が

表 4-6　訪問看護・往診の回数（回）

	1974 年	1975 年	1976 年	1977 年	1978 年	1979 年	1981 年
往診回数（急患と定期）	2,001	3,116	3,909	3,376	4,997	5,180	5,146
訪問看護回数	944	843	1392	1,981	1,668	2,146	1,675
合計	2,945	3,959	5,301	5,357	6,665	7,326	6,821

	1982 年	1983 年	1984 年	1985 年	1987 年	1988 年
本院往診回数	5,574	5,924	6,060	6,468	5,155	5,005
本院訪看回数	1,198	1,095	1,001	1,265	910	849
本院合計	6,772	7,019	7,061	7,733	6,065	5,854
分院（往・訪）	1,411	1,517	1,591	2,065	3,904	4,343
合計	8,213	8,536	8,652	9,798	9,969	10,197

	1989 年	1990 年	1991 年	1992 年	1993 年
本院往診回数	6,093	6,642	6,642	6,868	5,675
本院訪看回数	1,211	1,907	1,907	3,107	3,650
本院合計	7,304	8,549	8,549	9,975	9,325
分院（往・訪）	5,260	5,408	5,408	2,987	2,667
合計	12,564	13,957	13,957	12,962	11,992

出典：医療法人西陣健康会編（1975 ～ 1994）「社員総会議案書」から作成
注：1974 年～ 1981 年までは分院の往診回数は除外。

独立し訪問看護専門の部署となった。居宅療養部は保健婦を中心とするチームで構成された。訪問先では、家族関係の調整、経済的な問題の相談、在宅療養に必要な情報提供などをおこなうため、豊富な経験や知識および高度な専門性を要し、独立した部門が必要であったという（石井 1988）。このほか、院内では保健相談などの業務を遂行した。外来と業務内容を分担したことで、病棟看護・外来看護・居宅療養部の連携がうまくいき始めた。同時に、管理体制も一新され、各部門長による管理委員会、そこから選出される常任管理委員会が作られ、そこで各科による議題整理や実践報告などがおこなわれた（石井 1988）。

では、病院の経営面ではどのような変化があったのだろうか。救急件数を確認すると、一九七二年から一九七三年の一年間で八八件の増加がみられ、救急搬送による入院数も増えている（表4‐3）。病床回転率も一九七二年に七九・五％であったのが、一九七三年には八五・四％まで回復している（表4‐3）。外来患者数は一九七二年から一九七三年の一年間で一三二五人の増加、入院数は二一五人の増加があった（3章表3‐7）。数字だけで安易に判断はできないが、外来患者数の増加も考慮にいれ救急収容や救急入院が可能になったのは、間歇入院制の導入と訪問看護の強化により、長期入院患者が減少した結果であった。一九七〇年から一九七二年まで赤字経営であったのが、一九七三年度には約二八六六万円の黒字となった。

このように、地域での医療活動によって全体からみれば経営が上向きになり、本来の病院機能が回復したといえるであろう。しかし、訪問看護は、定期往診と同じで診療報酬の点数はなかった。では諸経費はどうしていたのだろうか。次節では、訪問看護の経費面も含め、住民がどのように受け入れていったのか、居宅と地域との関わり、そして、居宅で介護をする家族らがどのような援助を求めたのかをみていく。

第4節　居宅療養と地域支援

4‐1　住民の受け入れと訪問看護制度化への要求

間歇入院制が導入された当時、訪問看護に点数はつかなかった（訪問看護料が在宅患者訪問看護指導料として診療報酬が設定されたのが一九八八年である）。一九七三年に居宅療養部は、一回の訪問看護料を五〇〇円に決定し、患者の自己負担とした。一九七四年以降は「訪問看護を必要とする患者について合意の上で交通費、衛生材料、消毒料消毒・衛生材料は当面私費料金とし、看護料については滞在時間・看護内容により三段階に分け一回五〇〇円〜一二〇〇円」（城ヶ野 1976: 189）となった。交通費は堀川病院から二キロまでは六〇〇円、四キロまでは八〇〇円、六キロまでは一〇〇〇円であった。では、西陣の住民たちは自己負担をしてまでなぜ間歇入院制を受け入れたのだろうか。

間歇入院制が導入された際、住民たちは早期退院に抵抗を感じつつ、長期入院と急性期患者の収容の両立が難しいことも知っていた。自分たちの病院を維持するためには、病院から居宅へという解決策を住民は地域のなかで受け入れていくしかなかった。当時、助成会理事であった勝部武吉は地域から見た老人医療について「お年寄りや患者は、全面的に医者や看護婦さんに頼り切ってはいけない。自分の病気は自分でなおす努力が必要だし、なおすのは患者自身の力であると思う」（『助成会だよりほりかわ』第一〇二号一九七五年七月）と述べていた。時間をかけながら、慢性化した高齢者を住み慣れた地域社会で見護ることを、医療者と住民はともに引き受けていったのである。桐島は間歇入院制を根付かせるための工夫として訪問看護を往診に組み込む方法もとったという。

医師が往診すると無料ですが、私たちがいくと基本料金と材料費が要る訳ですからいやがられる場合もありました。でも滞在が長いし、家族の話もじっくり聞くからと、わかってもらえる家族も多かったです。経済的に無理な家庭に対しては、往診として行き、診察の合間に褥瘡や清拭という看護をしました。だからこそ、訪問看護・リハビリ看護などきちっとした国のシステムの整備が必要でした（二〇一一年一〇月一三日著者による聞き取り）。

桐島の語りから、制度が不十分ななかでの在宅療養は、医療者にとっても患者本人や家族にとっても、困難な課題であったことがうかがえる。

もっとも、堀川病院が行っていた訪問看護のシステムは、入院療養よりも経済的に負担が軽かった。入院すると付き添いが必要な場合があり、さらに長期の入院になると家族が仕事を休んだり、やめたりする場合もあった。家で仕事をする西陣機業であればなおさら居宅療養が良い場合もある。一九七四年五月に開かれた第一〇回京都地方病院学会で堀川病院居宅療養部が現状報告をし、入院と自宅療養の一ヶ月間の費用を比較している。それによると、入院では付き添・食事・個室料を合わせて二一万七五〇〇円（この三割負担となる）、自宅療養の場合は、往診・訪問を二〇回として訪問指導料・衛生材料費などで約二万二〇〇〇円となっている。しかし、その反面「看護の中心である家族の人が、それこそ過労に陥る危険は常にあり、これに対して医療・訪問看護チームの適切な援助と、家庭奉仕員制度の充実が望まれる」と報告された。

患者も家族も費用や看護の面で安心できることが、住民が居宅療養を受け入れる第一条件であった。その条件のもと、長期入院患者が居宅に移行すれば、病床も回転し多くの患者を受け入れることができるようになる。それが「自分たちの病院」を維持する方法であり、暮らしやすい地域にする手段であると住民たちは結論づけたのである（『こうほうほりかわ』第二一号一九七四年六月一五日）。堀川病院の居宅療養システムを維持するためには、まず訪問看護料の保険適用を制度的に確立することであった。そこで、一九七四年度の「第一八回定期社員総会議案書」では、（1）長期重症患者の付き添料、家庭看護料、室料、その他を国及び地方自治体で認めるよう要望すること（2）老人に対する中間療養施設とリハビリテーション施設を地域ごとに設置するよう国および地方自治体に要望すること（3）保健婦・看護婦の家庭訪

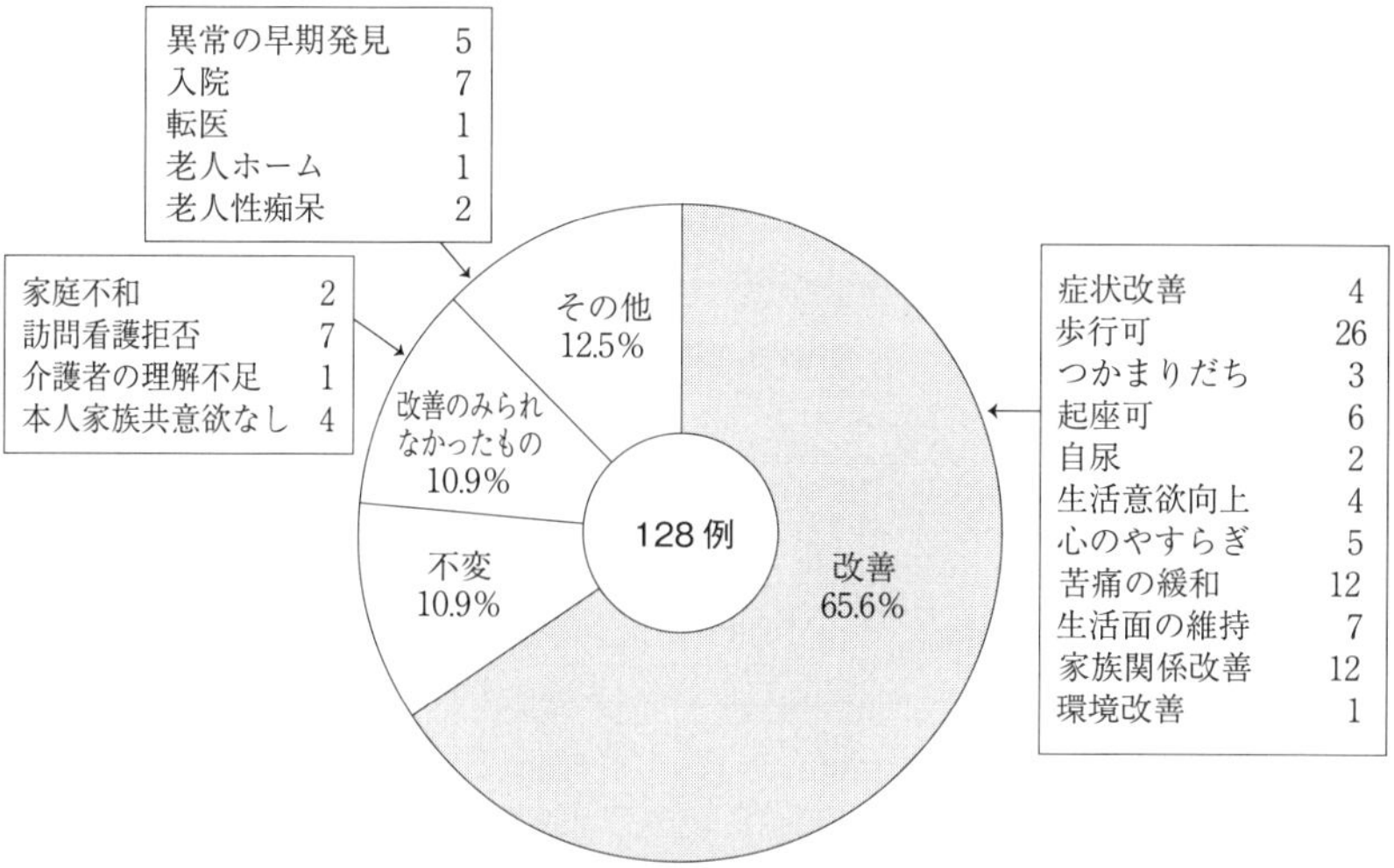

図4-10　訪問看護の評価
出典：竹沢・谷口（1977）

問看護技術料を国および地方自治体で認めるよう要望すること、という目標が掲げられ、病院や助成会だけでは解決できない問題を国や行政に訴えた。

　このように病院と地域住民の協力のもと、間歇入院制は徐々に受け入れられていった。一九七九年三月二五日の『朝日新聞』は、堀川病院の長期入院患者の在宅看護をとりあげ、間歇入院制の導入で成功したとしながらも、その確立は「医療者側と住民のきめ細やかなふれあいと住民の寄せる信頼が大前提」であると分析している。この「大前提」を構築するために、病院と住民は約三〇年の月日を重ねている。

　居宅療養者数も増加してきたが、高齢者は居宅で療養することでどのような効果があったのだろうか。一九七三年四月から一九七六年までの三年間の訪問看護件数のうち、一二八例を対象にした調査が行われた。その結果、医療的な効果としては「改善した」が六五・六％を占めた（図4-10）。もっとも、病棟と居宅での回復比較はできないが、竹沢・谷口らは、

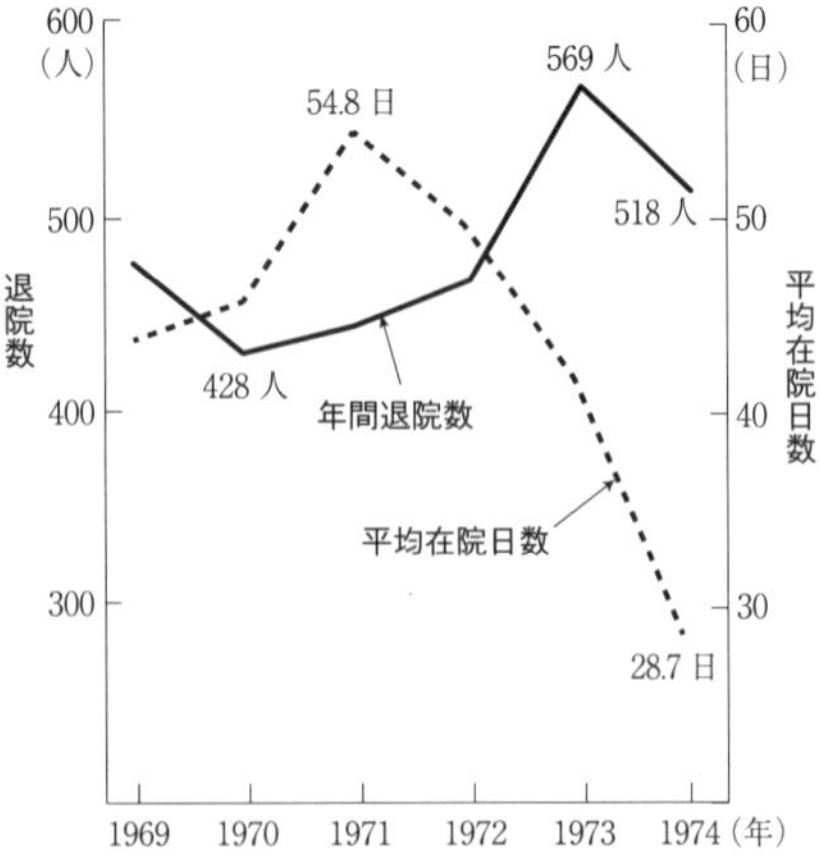

図4-11　内科退院数と退院者の平均在院日数推移
出典：青木（1976）

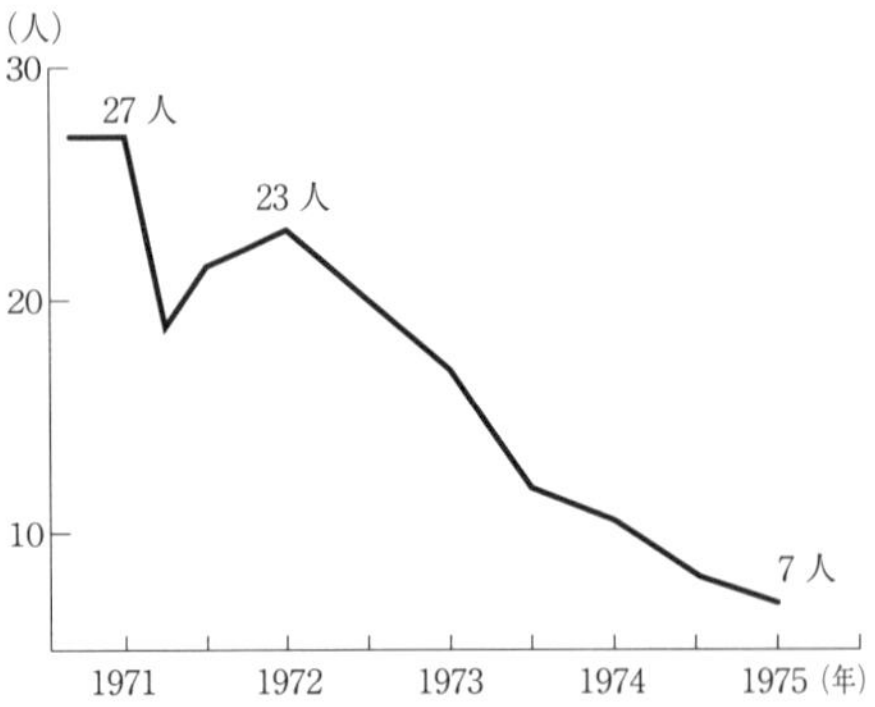

図4-12　6ヶ月以上長期在院患者推移
出典：青木（1976）

「病棟で痴呆に発展するものもある。これらの老人のその後の病院内でのケアは困難を極めることが多いのであるが、しかし、このような老人をたまたま居宅療養に転換し、訪問看護を実施したところ、極めて良い成績をうることになり、高齢者の家庭での適応性を再評価する結果になった」と分析している（竹沢・谷口 1977: 21）。

間歇入院制の目標であった在院日数の短縮であるが、一九七一年に平均五四・八日であったのが一九七四年には二八・七日となった（図4-11）。さらに、図4-11には記載されていないが、一九七六年には平均二七・三日であった（竹沢・谷口 1977）（平均在院日数とは、在院患者延日数／（新入院患者数＋新退院患者数）÷2で算定したものである）。また、六ヶ月以上長期入院患者数の推移をみると、一九七一年は二七人であったが、一九七五年には七人に減少した（図4-12）。堀川病院の病床数は、一九六七年から一九七七年の一〇年間で一六七床から一七七床と一〇床の増加のみである。増床する経済的余力がなかったこともあるが、増床という手段をとらず、訪問看護で間歇入院制を補完したのである。

表 4-7　堀川病院への入院経路別の件数（1975 年～ 1992 年）

入院経路	堀川病院外来	北野診療所	その他の診療所	救急車	その他	合計
1975 年	828	126	219	74	42	1,289
1976 年	926	132	341	80	68	1,547
1977 年	1,034	134	302	92	68	1,630
1978 年	923	96	380	115	79	1,593
1979 年	885	90	450	187	81	1,693
1981 年	1,007	97	418	192	117	1,831
1982 年	885	134	417	231	80	1,747
1983 年	1,014	158	469	284	74	1,999
1984 年	927	161	504	288	107	1,987
1985 年	976	177	458	189	78	1,878

出典：医療法人西陣健康会編（1975 ～ 1994）「社員総会議案書」から作成

在院日数の短縮で、病床回転が良くなり、救急・急性期患者の収容も可能となった。堀川病院への入院経路では、一九七五年からの一〇年間、地域の開業医からの受け入れ数が増加している（表4-7）。これは、一九七六年四月に本院が増改築され、医療機器の購入など、救命医療の設備充実を図ったからである（『助成会だよりほりかわ』第一二六号一九七七年七月一〇日）。同時に、当時の堀川病院は、開業医が利用できるようにオープンシステムをとっていた（松下ほか 1983, 谷口 1988b）。谷口はそのシステムを以下のように説明している。

開業医から入院紹介があれば、原則として無条件でお引き受けするようにしている。そして患者を随時見舞っていただき都合がつけば医局の症例検討会にもきていただく……病状が軽快し、退院が可能であれば前開業医に、入院中のサマリーを添え、患者は引き続き開業医の治療を受けられるよう配慮している……盆と年末年始の休診日や、学会などの出張で開業医が短期または長期に休暇をとるときも……事前に紹介があれば、病院が休日であっても当直医が代行して往診または外来、あるいはショート・ステイを行っており、徐々に関係は深められる（谷口 1988b: 238）。

一九八三年当時、堀川病院と提携している開業医は約四〇人から五〇人おり、院内のカンファレンスにも参加していた（松下ほか 1983）。日本で地域の開業医が病院を利用できるシステムは、一九九〇年代以降にみられる。たとえば一九九四年の尾道医師会におけるチーム医療・他職種協働による連携や（田城ほか 2004; 片山 2008）、二〇〇〇年以降には、長崎市内で取り組まれた診療所の連携などがある（白髭・藤井 2005）。堀川病院の場合は、一民間病院と開業医との連携であり、たとえば尾道市のように医師会レベルでのチーム医療[11]まではいかなかったが、一九七〇年代にすでに上記の様な取り組みを行っていたことは、特筆に値する。

4-2　居宅療養患者家族会の発足と助成会による支援

訪問看護体制が徐々に確立し始めた一九七五年七月に、居宅療養患者家族会（以後、居宅家族会）が発足した。介護の大変さを互いに話し合いたいという患者家族と、病院が今までおこなってきた方法が果たして自分たちの自己満足ではなかったかという訪問看護側の思いが重なり、家族と医師と保健婦の合計一一人が集まった。患者や家族を中心にまわりが援助するだけでなく、生活しつつ介護する家族の横のつながりに焦点があてられたのである。

介護が家族内に閉じられた状態にあるという状況は、一九七〇年代後半に実施された全国的な高齢者の実態調査でも明らかにされた（東京都民生局総務部企画課 1975; 東京都民生局総務部企画課 1977; 大阪府社会福祉協議会 1978 ）。一九六〇年代の調査では高齢者の生活実態が主であったのが、長期就床高齢者の増加にともない、一九七〇年代後半は、介護者の生活実態が詳細に調査されるようになり、介護家族の負担が明らかにされた。同時に、公的支援を充実させる必要性が各調査で論じられるようになった。

居宅家族会の中には、すでに一〇年以上も寝たきりの夫を介護してきた人や、「痴呆」の姑を五年間も看つづけた人たちが存在していた。居宅家族会に関わった保健婦の坂口は、「かぜをひいても寝ておれない。家の中に一人病人がでると、全員が病人になるのと同じだ」「食事が決まった時間にできない。食べさせるのに一番苦労する」「疲れたときに二〜三日でも休みたい。預かってもらえるところが有ったらいいのに」（坂口 1988: 116）など切実な悩みが出されたという。これらの思いが家族共通のものとなって会合がもたれ、それ以降、もっとたくさんの人と介護経験の共有を図ろうと、家族から病院・助成会、そして地域へとよびかけの輪が広がった。この活動を一緒に取り組んだのが助成会であった。

訪問看護体制を確立させるためには、家族関係の調整、経済的な問題、独居患者の食事、買い物、入浴サービス、在宅療養に必要な制度の利用方法など、あらゆる情報や支援が必要であった。医療者や専門職だけの力だけでは限界があり、地域住民の支援は重要であった。助成会の地域福祉部を中心に住民らは各支部で連絡を取り合い、日常的な買い物や独居の患者の食事、洗髪などを手伝った。助成会が、各学区を基本に支部をつくっていたことが、横のつながりの拡大に役立った。一九七三年、助成会は居宅療養者に車椅子を送る運動を行った。各支部から一七七四人のカンパによって七六万四八六〇円が集まり、車椅子や介護用品を購入した。

一九七四年度の第一八回定期社員総会では、リハビリ施設と患者専用の入浴施設を含む病院の増築計画案が出された。訪問看護によってリハビリの重要性を知り、寝たきりの老人を風呂に入れたいという居宅家族会の要求があったからである。一方で高度な医療施設での受診をしたいという住民の要望もあった。この計画が一九七六年の第四次増改築完成につながり、八階建てとなった院内には、寝たまま入浴できる患者専用の浴室が完成した（『助成会だよりほりかわ』第一一五号一九七六年八月一〇日）。

さらに、助成会と居宅家族会は、折りたたみ式の簡易風呂や予防マットを共同購入するため病院職員も含め実行委員会を結成し、バザーを開催した（『助成会だよりほりかわ』第一一三号一九七六年六月一〇日）。集まった資金約八五万円を活用して歩行器や布団乾燥器や紙おむつを共同購入した。これをきっかけに理容師や大工や車の送迎など様々な人たちのボランティア訪問も始まった（『助成会だよりほりかわ』第一一五号一九七六年八月一〇日）。居宅家族会の行事には、ボランティアが募られ、車椅子による遠出のレクリエーションも可能となった。病院のなかにボランティアグループが結成された。一九七六年に病院は、経管栄養や気管切開の管理などが必要なケースに限り、検査入院の名目で院内ショート・ステイ（一時預かり）を始めた（5章3-1参照）。

このように、居宅療養と間歇入院制を軌道にのせるためには、病院も地域住民もかなりの時間と労力を要した。その間、互いの言い分を主張し噛み合わない時期も経た。急性期医療が、地域病院の維持に重要であることは互いに理解しながらも、病院運営の維持のためだけに、地域での医療を選択するほど、その実践は簡単なものではなかった。このような過程をみると、地域での医療実践は病院中心の医療を単に補うものではなく、地域か病院かの選択でもないことがわかる。奈倉道隆は、堀川病院の間歇入院制の導入が、単に、病床滞留を防ぐ病院の自己防衛策とは言い切れないと指摘する。慢性疾患や高齢者の疾患が増加しつつあることを踏まえ「医療を患者本位に考える限り、医療は生活の場すなわち地域社会で展開すべきものである」という観点から間歇入院制が始まっていると主張する（奈倉 1976: 49）。そして、堀川病院の地域医療における看護活動の歴史を振り返り、医療機関発足当時から「患者の看護のみではなく家族に対する家庭看護法の指導や療養環境を整備するための看護活動を行なっていたことは十分に注目すべきこと」であると述べ、その地盤があったからこそ、間歇入院が実践できたと指摘している。さらに、地域での医療の発展に応じて病院の改築・増築や検査機能の充実と共に救急体制を整えてきたことから、奈倉は、「地域医療は施設医療と対立するものでもなければ代替するものでもなく、むしろ施設医療を包括してこれを地域住民のために真に役立てようとするものである」と述べている（名倉 1976: 50）。その上で奈倉は「地域医療」を以下のように分析している。

単に患者を地域社会のなかで治療したり看護するというだけでは、地域医療はすすめられたとはいいがたい。地域社会そのものが患者にとって療養しやすい環境となり、介護者にとって介護しやすい条件が整備されるのでなければならないからである。そのためには、地域住民の健康を目的としたさまざまな地域活動を組織したり、患者や患者の家族を支援するための近隣の人々の自発的な活動を生み出す働きかけが必要となる（奈倉 1976: 50）。

奈倉のいう地域活動の組織や近隣の人々の自発的な活動とは、助成会の活動であり、居宅家族会の活動を指している。堀川病院の間歇入院と居宅療養の確立は、堀川病院という施設も含め、西陣地域そのものが地域住民にとって療養しやすい場となっていたからこそ実践できたのである。

4-3 「高齢者なんでも相談」から「呆け老人をかかえる家族の会」へ

一九七五年に発足した居宅家族会のなかには、「痴呆」の高齢者を何年も介護してきた家族もおり、介護と仕事の両立に限界があること、最後まで看たいという家族の思いがあること、そして短期間でも預けるところが欲しいことなどが語られていた。抱える悩みを吐き出す場所として、家族交流の場が持たれていたが、「痴呆」そのものが家族にも社会にもあまり理解されていなかった当時、助成会や奉仕団の協力を得たとしても、家族介護の状況は困難を極めていた。介護する家族たちの実態は深刻であった。有吉佐和子の小説『恍惚の人』(1972, 新潮社)や大熊一夫『ルポ・精神病棟』(1988, 朝日新聞社)などにより「痴呆」症状は知られてはいたが、介護そのものが家族内部に閉じられた状態であった上に「痴呆」に対する理解や援助は一九八〇年まではほとんどない状態であった。

一九七三年に東京都民生局が、全国で初めて「老化性痴呆疾患」を対象とした実施調査を行い「老人の生活実態および健康に関する調査報告書」を一九七五年に刊行した。一九七五年時点で全国の「痴呆老人」の数は約三〇万人と推測された(『読売新聞』一九七六年二月二九日)。しかし、当時の特養は、「痴呆」症状をもつ者は行政措置によって入所できず、「痴呆老人」の大半が在宅で家族の介護を受けていた(蛯江 1993)。対処方法は「ねたきり老人」対策で代用されていた。しかし、機能回復訓練や褥瘡軽減の技術指導は、徘徊や妄想を伴う「痴呆老人」の介助には全く役立たない。「老人専門員制度」があっても、「痴呆」に関する専門の相談員や医療機関が少なかった。加えて「ねたきり老人」短期収容事業は利用できないなど、福祉施策からとりこぼされる「痴呆老人」の問題が鮮明になってきた。

介護される本人と介護者が地域や家庭で快適に生活するためには、非専門であれ家族以外の人たちの協力が必要であったが、「痴呆」が持つ臨床的な特徴からその協力を得ることは容易ではなかった。「痴呆」には、せん妄、幻覚、妄想、被害的念慮などの行動を伴う場合が多い。症状の多様性、特異性から「痴呆」に対する差別や偏見があり、家族はその介護を家族だけで背負っていた。当時、千葉大学看護学部で教鞭をとっていた中島紀恵子らは、看護の立場から、当時は呆け老人を介護する「家族内部の問題」も「専門職種に求められているケアの内容や質」もほとんど把握されていなかったと指摘する（中島ほか 1982: 25）。

京都では、一九七六年の京都市民生局と衛生局による「要介護老人の実態調査」（京都市民生局 1976）で「痴呆の有無及び情緒障害の有無」が調査項目に挙げられ、「痴呆老人」の実態が調査されている。市内全行政区九区のなかで四五ケースと対象者数は少なかったが、調査によると、対象者の四分の一が完全な「ねたきり」であり、褥瘡、関節拘縮、失禁など全面介助がいる状態であった。このうち、「痴呆」の老人は、程度の差はあれ約四分の一を占めていた。対象者のうち七割は同居であり、主に介護にあたる者は、子どもと配偶者で六割を超えていた。しかし、家庭内で介護を分担できたとしても、訪問援助を必要とするものが約六四％を示していた。また、本人は病院及び福祉施設への入院・入所を希望していなかったが、一六％の家族は希望していた。福祉サービス・看護指導・家政援助があれば利用したいという要望も多かった。

このような背景のなか、当時、堀川病院の居宅家族会に関わっていた早川一光が一九七七年三月〜一九七九年一月にかけて『京都新聞』に「ねたきり老人」や「痴呆老人」を介護する家族とのやりとりを連載していた。早川（1979）は、往診の実践から、多くの「痴呆老人」が、必ずしも適切でない家族による介護を受けていること、ときには家に閉じ込められた生活を送っていること、医療者自身も模索の段階であったことなどを記している。

連載の反応が大きかったことをきっかけに、一九七七年、京都新聞社会福祉事業団主催で「高齢者なんでも相談」が京都近鉄百貨店（二〇〇七年閉店）の七階で開設された（『助成会だよりほりかわ』第一二九号一九七七年一〇月一〇日）。この企画の担当であった京都新聞社会福祉事業団の栗新二は、「連載の反応が大きかったのは、家族が介護に悩んでおり、また、「痴呆」に対する社会の関心もあったからです。誰もが避けられない高齢者問題であり、それを社会に取り上げたかった」という（二〇一二年三月五日筆者による聞き取り）。「高齢者なんでも相談」では、「痴呆」に留まらず、高齢者の生活に関わる問題を考えるため、健康・介護・くらしと年金・法律・生きがいなどの窓口を設置した。相談スタッフは、総括助言者として当時京都大学医学部老年科医師の奈倉道隆、健康相談として当時京都府医師会理事の田辺朋之、老人「ぼけ」相談として堀川病院医師の三宅貴夫・早川一光、「ねたきり」老人介護相談として日赤京都府支部家庭看護法教師の栗岡みどり、暮らしと年金相談として京都の地域福祉を考える会からケースワーカーの湯浅晃三、生きがい相談として京都市老人クラブ連合会の会長などが担当した（『助成会だよりほりかわ』第一二九号一九七七年一〇月一〇日）。また、家族が相談に来れるよう、その間の留守を預かるボランティアの募集もおこなった。高齢者なんでも相談の開催状況は、『京都新聞』（一九七七年九月一四日）に「初日から五三人が訪れるという大盛況であった」と掲載されている。総括助言者である前出の奈倉は、その記事のなかで以下のように語っている。

先進国ではこの種の相談は、一人の人間の悩みについて、その人が乗り切れるように力づけてあげるジェネリック・ケースワークの時代に入っている。日本では、この〝なんでも相談〟がその先がけといってもよく、初日の様子もその期待にこたえるものがあった（『京都新聞』一九七七年九月一四日）

奈倉のいう「その人が乗り切れるような力づけ」は、当事者と家族の視点とともに、それを個別に対応できるよう多様な分野からの取り組みを意味している。

高齢者なんでも相談の取りくみが進むなか、「ぼけ」相談を受け持っていた三宅は、「こうしたさまざまな経験を家族と医師という関係の中にとどめておくことなく、家族同士が集い、経験を共有する必要性」を認め、「ぼけ相談」にきた家族に、「家族の集い」をよびかけた（三宅 1994: 309）（なお、高齢者なんでも相談は一九八四年九月まで七年間継続した）。一九七九年六月に「家族の集い」第一回目が開かれ、数家族と堀川病院の医療者や病院の医療事務や少数のボランティアグループが参加した。「家族の集い」は堀川病院の医療活動の一環としてではなく、ボランテイア活動という位置づけにあった。堀川病院は、間歇入院と訪問看護の実践や居宅家族会の活動を経験していたので、「家族の集い」に援助者として参加したのである。家族と医師との関わりから、家族同士の関わりに転じた発想は、堀川病院の住民中心の医療実践と繋がるところがある。

「家族の集い」の事務局を担当した斉藤貞夫（当時堀川病院の事務職員）は、「ギリギリの状況に置かれてきた家族の苦悩と想いを込めたスタート」だったと振り返っている（斉藤 1982: 110）。三宅は、「家族の集い」で介護の苦悩を語り合うことによって、「孤立感、被害意識が薄らいでいく家族も少なくなかった」と、語ることの重要性を指摘した（三宅 1994: 309）。月一回の開催で、六ヶ月間で計四〇家族が参加した。この集まりを重ねるなかで、「より恒常的な集いをもち、呆け老人について継続した学習をしたいとの声が上がり」京都での「家族の会」の結成が検討され始めた。数回の準備がもたれ、会の目的や結成、運営の方法など議論された（高見ほか 1981: 878）。「家族の会」結成の話が、『京都新聞』（一九七九年一二月一九日）と『朝日新聞』（一九八〇年一月一六日、一九八〇年一月一八日）で報道された。

「家族の会」は「呆け老人をかかえる家族の会」という名称[12]で、一九八〇年一月二〇日に京都市岡崎の芝蘭会館で結成総会が開かれた。全国各地から約九〇名余りが参加した。「呆け老人とその家族への援助と福祉の向上を図る」ことが目的に掲げられた。介護する家族が中心となった組織の発足は全国で初めてであった。家族の会の立ち上げについて、東京都老人総合研究所の冷水豊は、「家族が苦しい経験を分かちあい、また社会的施策の必要を訴えていくために、組織化に取り組み始めたと聞くが、この問題の顕在化のために当事者自らが起き上がった意義は極めて大きい」と語っている（冷水 1980）。

当初は任意団体として発足したが、一九九四年に社団法人となった。三宅や早川や斉藤そして前代表であった高見国生を中心に本部役員などが全国各地で「身近な地域で家族の集い」をよびかけて支部作りに努めたことで全国的な組織へと拡大していった。

一九八〇年以降、各地の自治体や社会福祉協議会による「痴呆老人」の実態調査が行われるようになってきた。一九八〇年に東京都民生局によって調査された『老人の生活実態および健康に関する調査報告書』(東京都民生局総務部企画課 1980)では、「痴呆」が持つ精神症状に対して対処方法に困っている家族が多いことが明らかにされた。対処方法の難しさにおいて、野口典子は、「痴呆性老人の介護が極めて個別的であって、一般化、普遍化しにくいという特性を持つ」という特徴を挙げている。その上で、種々の調査から明らかにされる家族介護の負担に対して、社会的支援体制の必要性を提言している(野口 1988: 9)。

「家族の会」も、結成以降、会員の「実態調査」を重ねてきた。一九八〇年一二月には全国で初めて在宅介護の詳細な実態を明らかにし、その後経年的に調査が行われた。一九八二年八月に調査結果を基にした第一回目の要望書を厚生大臣に提出している(一九九〇年までに五回要望書を提出)。そこには、「呆け老人は単に私たち家族のみの問題ではなく、これからの時代を生きるすべての人々の問題であり、重大な社会問題であると考え、政治や行政が「呆け老人」とその家族の問題に積極的にとりくむべき時期」だとし、養護老人ホームのあり方や成年後見人制度の見直しなどの要望が書かれている(呆け老人をかかえる家族の会 1990)。

当事者と家族を核に、地域や職種を越え全国的なネットワークとなった「家族の会」は、現在も、「認知症」の問題を社会全体の問題として提言し続けている。二〇一六年度時点で四七都道府県に支部が存在し、会員数が一万一千人を超える全国的な組織となっている。

おわりに

本章では、一九七〇年代の「長期入院」の対応策として導入した間歇入院制が、徐々に住民に受け入れられ、居宅療養体制を確立していく過程を検討した。

長期入院による満床や病棟における慢性期患者への介護は、急性期対応を希望する医療者たちの間で負担となった。病床回転も悪くなり、救急患者の受け入れを困難にした。一方、住民側には、満床という理由で緊急入院できないことや「長期入院」の希望が通らず退院させられることなど「自分たちの病院」を利用できない不満や葛藤があった。

老人問題研究会で、長期入院患者と居宅療養患者の調査を同時に始め、高齢者にとって長期の入院が身体的・精神的・社会的にも弊害が生じやすいと結論をだした。そこで、居宅に患者を帰すとともに、地域のなかで生活が送れるように間歇入院制と居宅療養部を設立していった。訪問看護や往診は、治療と看護の継続であり、治療を中心に地域と病院が一体化していく過程とみることができる。病院設立以来、地域住民の居宅の病床を院内病床と捉えてきた堀川病院であるが、高齢化社会を迎え、長期入院対策において、この考え方が功を成したといえよう。

居宅療養体制の確立・強化過程において、住民組織や地域住民の存在は重要であった。居宅療養の訪問看護や定期往診は、住民の自己負担によって支援された。住民らは資金だけでなく、地域でチームを組んで居宅療養患者や家族を介護面で支援した。地域の活動はそのまま福祉活動として医療に結びついていった。住民自身が、救急医療や急性期疾患の治療を重視しつつ、病院から退院した人々の受け皿を地域で作り支援した。この受け皿は、約三〇年間続けて来た往診や訪問看護が地盤となっていた。しかし、それでも定着するまでには、多くの反論や葛藤があった。訪問看護専門の居宅療養部を設立し、またその活動を支援する地域組織をもつ堀川病院は、地域医療の「先駆」として全国的に知られていった。

本章冒頭で述べたように、猪飼は「社会的入院」を作り出した医療供給側の要因として、第一に一般病床を医学的治療以外の目的に利用する柔軟性と、それに対する医師の寛容さ、第二に高齢者に十分な病床を提供するために収益のあがる「経営モデル」を構築したことをあげた（猪飼 2010: 263）。

第一の点については、堀川病院も、病院をともに作ってきた助成会員を無下に退院させるわけにはいかず、病床を治療目的以外に利用することを認めていた。しかし、第二の収益をあげる「経営モデル」の選択肢は、住民による経営参加を基盤にした堀川病院にはなかった。訪問看護料は住民が一部負担し、居宅療養家族への介護面を地域組織で協力することで、増床せずに在院日数を短縮させ、病床回転の改善を図った。この間歇入院制の実践によって、病院と地域がさらに一体化したといえよう。この時期、住民と病院がともに掲げた大きな目標は、訪問看護制度の確立を国や自治体に要望し実現させることであった。

しかし、一九八〇年代に入り、家族による介護力の減退によって、居宅療養体制が新たな課題をかかえることになった。次章では、そうした課題に堀川病院がどのように対処していったのかを述べる。

■注

1　「社会的入院」について印南一路は、「医療の必要性」に議論の余地があるとしつつ「社会的妥当性を欠く、新規入院、入院継続、転院、退院」と定義している（印南 2009: 2）。その上で、社会的要因によって病院に長期入院せざるを得ない状態という意味で「一九四〇年後半ごろから、生活保護受給者の医療扶助に関連して使用されはじめ、精神保健領域、高齢者医療領域と拡大」され使用されてきた言葉だとしている（印南 2009: 6-7）。

2　新井（2011）はKodnerとKyriacouの議論（Kodner and Kyriacou 2000）に基づき包括ケアを「資金・行政・ケア提供者のレベルにおいて治療（cure）部門とケア（care）部門の内部と相互間で連携、提携、協力をつくりだすために考えられた一連の技術や組織モデル」と定義している（新井 2011: 3）。KodnerとKyriacouは、アメリカの社会保健維持管理組織と高齢者の包括ケアプログラムの事例を通して、虚弱高齢者を対象にした総合的なケア戦略は、サービスの調整や品質の成果において改善がみられ、患者のケア・生活の質・システムの効率性を高めたと指摘している（Kodner and Kyriacou 2000: 1-2）。

3　地域福祉施設のひとつとして上京老人福祉センターが、一九八〇年一一月に設立された。浴室・食堂兼会議室・厨房などが整備され、市内に居住する六〇歳以上の人が利用できた。

4　老人の実態調査の目的は（1）老人の医療対策はいかにあるべきか（2）老人対策の基本方針の基礎を得るため（3）助成会と長寿会の会員の健康管理の一環としての卒中対策（4）老人福祉の向上として老人医療無料化の実現のためであった（城ヶ野 1970: 7）。

5　一九六八年の東京都社会福祉協議会による「高齢者就労者の実態」では、職業を持っている人は約三四％であり西陣地域ではそれと比較すると有職高齢者が多かった。

6　老人クラブは、老人福祉法で「地方公共団体は、老人の福祉を増進することを目的とする事業の振興を図るとともに、老人クラブ当該事業を行う者に対して、適当な援助をするよう努めなければならない」と定められ、老人クラブに対して補助金が出るようになった。一九六九年時点で、全国六〇歳以上が約一〇〇〇万人おり、そのうちの約四六〇万人が老人クラブに加入している（厚生白書一九七〇年「老人の福祉」）。

7　堀川病院では、老人の「長期在院」あるいは「長期入院」という言葉が使用されており、そこには、福祉の欠如や家族事情によって帰る場がないあるいは帰りたくない老人たちもふくまれている。よって本文では長期入院を社会的入院と同じ意味で使用する。

8　病床回転率とは、期間日数を平均在院日数で割ったもので、回転率が高いほど急性医療中心の傾向があり、低いほど長期療養といえる。すなわち、低いほどベッドの回転率が悪い。しかし、病床利用率との関わりで単純には判断できない。病床利用率とは、どの程度効率的に稼働しているかである。一〇〇%に近いほど空き病床がない状態で利用されているが、急性期医療を展開している病院と療養型では数値がもつ意味が異なるという（医療秘書教育全国協議会編 2010）。

9 認知症の人が特養ホームに入所できるようになったのは、一九八四年に「痴呆性老人処遇技術研修」が制度化されてからである。

10 表4‐4は京都市内の老人ホーム（養護・特養・軽費）の収容人数および施設数の変遷を示したものである。一九七四年まで、京都市内の特養は三ヶ所であり、上京区には存在していなかった。一九八〇年代に入ってから増設・増員がみられる。

11 尾道市では、医師会が中核となって「訪問看護ステーション、老人保健施設、在宅介護センター、二四時間対応ヘルパーステーションなどの地域包括ケアの仕組みを作り、多職種の協働を進めて」、包括的な医療・介護を提供している（新井 2011: 47, 山口 1992）。

12 一九八〇年に発足した「呆け老人をかかえる家族の会」は、二〇〇六年に「認知症の人と家族の会」に名称を変更した。

第5章

訪問看護のあらたな課題と地域医療の変容（一九八〇年〜一九九四年）

はじめに

前章では、高齢化社会を迎えた一九七〇年代に堀川病院が間歇入院制を導入し、早期入院・早期退院・訪問看護をセットとして切れ目のない医療・看護体制を確立した過程をみてきた。そして、住民と医療者の間でその導入をめぐる論争がありながらも、このような医療体制が確立できたのは、医療者も住民も「自分たちの病院」の維持が目的であったからである。そのために、地域と病院が一体となって、居宅療養体制を支援したことが明らかになった。

しかし、一九八〇年代になると、西陣地域も高齢化に伴い一人暮らしや核家族の増加が顕著になってきた。「ねたきり老人」や「痴呆老人」の増加とともに、訪問看護や往診体制だけで居宅療養を維持するには限界がきていた。堀川病院では、地域や家族の「介護力」の減退を背景に、家族から施設への療養体制の移行を検討し始めた。一方、一九八〇年の第二次臨時行政調査会（以下、第二臨調）では、医療費抑制を目的として施設から地域中心の医療への移行が言われ始め、一九八三年の老人保健法では、国は「在宅医療[1]」を推進してきた。

松田晋哉は、今日の在宅ケアは「診療所の延長上としての在宅ケア」ではなく、「入院医療の延長線上としての在宅ケア」が必要であると主張する。さらに「在宅療養をしつつ、もしもの時は入院できる」ような柔軟な仕組みを地域でつくる際には『病院か、在宅かという二項対立』ではなく『コミュニティケア』という発想が求められていると指摘する。そして、これを可能にする条件としては、「かかりつけ医の存在」と「家族の介護力」そして「後方病院をもち、二四時間体制」で「対応できる訪問看護サービス」をあげている（松田 2011: 132-133）。その意味においては、堀川病院の居宅療養体制は、「コミュニティケア」そのものであった。ただし、松田のいう「コミュニティケア」も堀川病院の居宅療養体制も、家族の「介護力」が地域全体のケアを確立する条件になっていた。

では、この「家族の介護力」が減退していった場合、地域全体のケアはどのように変容していくのであろうか。この章では、西陣地域の変容や家族構成の変化を背景に、堀川病院の居宅療養体制が「家族の介護力」の減退によっていかなる影響をうけたのか、病院と住民がそれにどう対応していったのかを検討する。

第1節　居宅療養支援と地域の福祉活動

1-1　助成会による地域福祉活動

一九七〇年代後半から一九八〇年前半にかけて、自治体や医療機関による「独居老人」や「寝たきり老人」の調査が数次にわたって行われるようになり、訪問看護に焦点を合わせた病院の役割や保健所の事業内容が検討されはじめた（村田 1976; 福山市医師会地域保健委員会編 1979; 賀集ほか 1977; 賀集 1980; 信太 ほか 1982; 岡本 1982 など）。たとえば、賀集竹子らは、入院待機中の患者を対象に調査し、その約四〇%は訪問看護サービスで在宅療養が可能という結果が得られたとし、在宅医療の充実を訴えている（賀集ほか 1977）。岡本五十雄は、二年間で延べ一四七名の在宅寝たきり老人を対象に、日常生活、家族環境などを調査し、訪問看護やリハビリ施設、デイケアセンターの必要性を訴えている（岡本 1982）。

自治体の取り組みとしては、一九七一年に東村山市が社会福祉法人東京白十字病院と行った「寝たきり老人訪問看護」事業があげられる（信太ほか 1982）。また一九七二年には社会福祉法人静岡済生会総合病院が保健婦による寝たきり老人の家庭訪問を始め、一九七六年頃からはチームを組んで、本格的な活動を開始している（川田 1987）。

しかし、このような病院や保健所の事業内容に対して前田信雄は「保健から医療、そして福祉に至る体系的なサービスを、ある地域で力を合わせてやる実行は少ない。最も効果的で、老人自身はもちろん、家族のしあわせを保障する施策は具体的にはどういうものかを提示できる実行も少ない」と指摘している

（前田 1976: 8）。このような点からも、堀川病院が訪問看護専門の部署をつくり、地域住民と共に居宅療養を実践していたことは珍しかった。そのため、近年の研究でも訪問看護の先駆的実践としてとりあげられている（前沢 2008; 黒岩 2008; 河野 2011 など）。

一九八〇年に入ると、新潟県大和町の国保町立大和病院（現ゆきぐに大和病院）が地域看護部を院内に設置、また、東京都の柳原病院も一九八〇年に地域看護課を設置し、在宅医療を実践している。方法は多様でありながら、いずれも適切なケアを切れ目なく提供することが目標となっていた。堀川病院も一九七三年から居宅療養部を設置したが、「円のように切れ目のない医療供給」を目標としており、早川はこれを「円の医療」とよんでいた（早川 1981: 773）。

堀川病院の居宅療養部が、他の地域のありようと異なるのは、助成会を中心とした住民組織と協力関係にあったことであろう。住民組織をもつ堀川病院の存在は新聞でも報道されていた。一九七八年五月三日に京都会館第一ホールで病院開設二〇周年記念行事が開催されたが、その時の様子を取り上げた『京都新聞』（一九七八年五月一一日）には「地域住民からの出資などで開設された同病院は、地域から選出された理事と院内理事が協力して運営にあたるとともに地域住民の健康を管理する、という立場から外来・往診・入院の一貫した治療を行うユニークな病院」と記載された。病院よりも助成会という地域組織の存在に注目が集まり、堀川病院の地域理事による経営参加（第3章1-2参照）が特記されている。

一九七八年八月に開催された「老年問題に関する京都国際シンポジウム[2]」に、当時、地域理事であった花咲武一と立入正雄が参加し、花咲は以下のような感想を語っている。当時の堀川病院と助成会の関わりが現れているので引用する。

公的な援助とともに家族や近隣による暖かい血のかよった援助が不可欠だと、叫ばれるようになりつつあります。これは老人に対する政策は、サービス内容だけではなく、家族や近隣が中心になって老人が一人の人格者として、社会に接触して生活していけるような環境にならなければ、老人に対する公的な支持が機能を発揮しないことに多くの人々が気づいた為だと思います。この点、堀川病院での助成会活動、訪問看護、長寿会における要援護老人の取り組み、居宅療養家族会等、一歩進んだ運動に誇りと責務の重さを感じました（『助成会だよりほりかわ』第一四一号一九七八年一〇月一九日）。

上記から、地域住民が堀川病院の取り組みを理解し支援していたことがわかる。それでも院長の竹沢は、堀川病院の地域支援について「まだまだ不十分であり、困難な条件のなかで将来を模索試行する状態」であるとし「地域の住民が、お互いに助け合い、健康を守り、疾病を癒し、老後を安らかに暮らすために、病院を利用し一体となって活動することが助成会の使命」であるとその支援をさらに要請している（「堀川助成会第二一回通常総会議案書」一九七八年一一月一九日）。いかに、住民の活動に比重を置いていたかがわかる。これに対して助成会は「医療活動にどうかかわり、地域としての役割をどう果たしていくのかを明らかにする必要がある」と対応している。

堀川病院は、一九七九年一一月に京都府医師会の推薦で、京都新聞社会賞を受賞したが、その際、京都府医師会は「地域ぐるみで医療の向上に貢献した」と助成会を評価した（『こうほうほりかわ』第八七号一九七九年一二月一五日）。訪問看護の取り組みを取りあげた『京都新聞』には「家庭と病院一体になってあらゆる医療、福祉活動を展開、老人医療においては、全国から注目される訪問看護システムをとりいれた」と書かれている（『京都新聞』一九七九年一一月二七日）。地域住民の支援のもとで訪問看護が実践されたことが、地域医療のモデル・ケースとして評価されていったのである。居宅療養をバックアップする地域がすでに存在していたことは、堀川病院の地域医療の大きな特徴であった。

住民による支援は、地域福祉活動としてさらに活動的になった。助成会の地域福祉部を中心に一九七七年に結成された「独身クラブとこしえの会」は、一九七九年の一月、当時京都大学医学部老年科の奈倉道隆を講師に迎え、地域の人たちに呼びかけ福祉の勉強会を開催した。受講を終えた参加者たちは、「堀川福祉奉仕団（以下、奉仕団）」を結成しボランティア活動を始めた。奉仕団は、給食サービス班、縫製班（おむつを縫う）、家庭訪問班、自動車運行班、家事手伝い班などに分かれ一人暮らしや手助けを必要とする高齢者を支援した（『助成会だよりほりかわ』第一五四号一九七九年一一月）。奉仕団員の平均年齢は六〇歳を超えており、一人暮らしの高齢者たちが、一人暮らしの高齢者を支えるために結成された集団であった。奉仕団による家庭訪問は、居宅療養部による訪問と連携した活動となり、居宅療養患者や家族の支えとなった。

奉仕団は、福祉活動をさらに拡大しようと、一九八〇年に第一回ボランティアスクールを開催した。ワンクール八講座で、先の奈倉道隆のほか、精華大学教授の野上芳彦、陶化学区民生児童委員会の斉藤武成、老人ホーム健光園社会事業部の富田亮博、大阪医科大学の吉田寿三郎、堀川病院居宅療養部の保健婦、医師などが各講座を受け持った。助成会以外の多くの住民たちが講座に参加した。受講を終えた参加者たちが奉仕団となって居宅療養者や一人暮らしの高齢者の支援活動を担った。地域による支援が助成会の枠を超え拡大されていった。一九八〇年四月から一九八一年三月までの一年間で奉仕団が訪問した軒数は三五軒、訪問回数は一四八回、ボランティア人数は延べ二四〇名となっている。活動内容は、買い物や縫製以外に、保健所からの訪問担当の保健婦や病院の居宅療養部の保健婦の指導を受けて、洗髪、清拭、入浴や着替え介助などもおこなっていた。この奉仕団は二〇〇六年に解消したが、現在は堀川友愛会（古布会）となって引き継がれ、月一回縫製活動がおこなわれている。

一九八〇年代に入り、助成会を核とした地域支援は、堀川病院や西陣地域にとって重要な活力となっていった。しかし、国庫補助削減による保険料や医療費負担料の値上げ、老人医療費の有料化などが政策案として出てきた時期でもあり、病院経営がより困難な状態に突入することは予測できた。そこで、病院をさらに支援するために、一九八〇年に、任意団体であった堀川病院助成会が医療法人西陣健康会の組織に統一された。その経緯について次節で述べる。

1-2 助成会から西陣健康会へ――組織の強化

堀川病院の運営は、病院組織である堀川病院医療法人西陣健康会と、住民組織である堀川病院助成会の二本立てで行われていた。堀川病院助成会による資金援助の仕組みには、第3章1-2で述べたように助成積立金制度（一九六〇年）、設備拡充資金制度（一九六二年）、出資社員制度（一九六七年）があり、これらの協力資金を担保に、労働金庫からの融資と医療収入によって病院運営が成り立っていた。

助成会は任意団体であった。助成会員によって、年一回、助成会委員総会が開催されていた。入会の条件として、入会金一〇〇円と、上記の三つの資金援助のいずれか（重複可能）を選択することとなっていた。出資制度が作られてからは、助成会員ができるだけ出資社員になるよう、病院も助成会も住民に協力を呼びかけてきた。従来からの住民本位の医療という認識をあらたに持つためにも、出資制度による会員を増やすことは必要であった。そこで、助成会員が全員出資社員になれるよう、助成会を医療法人に統一する動きが出てきたのである。また、この三つの制度を利用し病院運営に関与している者も多数おり、出資社員の幹部は助成会の幹部でもあり、助成会委員総会と社員総会に出席する顔ぶれは類似していた。これも統一しようとした理由であった。

一九八〇年一一月の第二三回助成委員総会で、助成会は西陣健康会に統一された。一九八一年一一月に第二回目の総会が開かれた。その際、病院顧問弁護士である熊谷氏は、出資という仕組みについて「住民の側からみれば自覚を持って出資金を出すことにより主体的に法人の事業に顔を出し意見を出す。このような住民の主体的な活動が、医師やその他病職員の考えだけで病院を運営するのではなく、よりよい医療を支えていく」と説明をしている（『西陣健康会だよりほりかわ』一七九号一九八一年一二月一〇日）。また、「住民が多数参加する医療法人」は全国的に稀なことであると前置きし、「医療法人のなかに地域委員の集まる場所があることは大変意味のあること」だと強調した（『西陣健康会だよりほりかわ』第一七九号一九八一年一二月一〇日）。

西陣健康会に統一された後、竹沢は、「地域の福祉活動と堀川病院を主体とする健康活動をする大きな団体」になったと述べた。医療と福祉の連携を西陣健康会というかたちで実現させたという意味である。そして、「このような地域住民の生活の中で、福祉と医療を地域住民が自発的に発展させたことは、全国でも珍しいとして注目を浴びるようになった」と評価した（『西陣健康会だよりほりかわ』第一八〇号一九八二年一月一〇日)。竹沢がいうように訪問看護や住民組織の存在は全国に広報されるようになった。

1-3 訪問看護のモデル・ケースとして

堀川病院の訪問看護の取り組みは、一九七六年頃より院長の竹沢をはじめ院内の医療従事者たちが、医学書院の『保健婦雑誌』や『看護学雑誌』『病院』などに実践や研究成果を掲載していたこともあり、医療関係者の間では情報交換がなされていた。マスコミでは、一九七五年九月一八日のNHK総合テレビ「奥さんごいっしょに『明治から昭和の世代へ』(4)——女性と老後」で、「医療と看護」のテーマがとりあげられ、堀川病院の訪問看護の実践が紹介された。「地域医療」を実践する病院ということで、患者宅を訪問する堀川病院の医療者たちと患者のやりとりが放映された。出演した早川は、地域に喜ばれる医療や人間関係の大切さなどを自ら語った。さらに番組の中で、当時、同志社大学教授(社会福祉)であった小倉襄二は、「堀川病院の実践というのは、これからの医療に対する新しい考え方、とりくみ方の実践の典型である」と評価し、「地域医療の組織づくりに国はもっと金をだすべきだ」と述べている(『こうほうほりかわ』三七号一九七五年一〇月一五日)。

このテレビ放送の反響は大きく、堀川病院を見学する医療や福祉関係者が増えた。一九七〇年代後半になると、全国で「地域医療」の取り組みがおこなわれるようになってきたこともあり、堀川病院の実践は参考とされた。続いて、一九七八年二月にNHK教育テレビで「福祉の時代『訪問看護』——ある地域老人医療の試み」が報道されたのをはじめ、一九八〇年九月にNHK総合テレビ「ルポジュタージュ日本『西陣の路地は病院の廊下や』——ある地域医療の試み」が放映された。また、早川が、一九七七年から一九七九年の二年間にわたって『京都新聞』に老人医療や訪問看護など堀川病院の医療実践を連載（テーマ「この道はいつか来る道」）したことも反響を呼んだ。この連載が一九七九年に『わらじ医者京日記』（早川 1979）となって出版され、一九八二年七月にはこれを原作としてＮＨＫ総合テレビ「ドラマ人間模様『とおりゃんせ』（五回シリーズ）」で連続放映された。このように堀川病院は、「地域医療」をおこなう医療機関あるいは訪問看護を実践する医療機関として注目を浴びた。見学者たちの多くは、地域に民間病院を支援する住民組織があるということにも関心を寄せた（『助成会だよりほりかわ』第一四三号一九七八年一二月一〇日）。

日本看護協会出版会発行の看護学の教科書にも堀川病院の実践が取り上げられた。『公衆衛生看護ノート1』の第3章「医療機関における看護活動」では、堀川病院の歴史を概観したうえで、訪問看護の芽生えが開設以来の定期往診にあったこと、退院後の居宅療養体制が病棟看護と同じレベルでおこなわれていることが紹介されている（内田 1978）。また糖尿病患者会や脳卒中患者会に、看護婦・保健婦・医師・ボランティアのケースワーカーなども参加していることをあげ、「必要な時に必要な人によって必要な場で看護が実施されている例であり、今後の地域看護を進めるにあたって多くのことが学びとることができる」（内田 1978: 142-143）と記載されている。第7章「公衆衛生看護の展望」では、「地域社会の人々の健康管理を担い、また在宅患者の訪問看護を含む医療サービスをその施設の本質とした地域病院」（小林 1978: 357）として堀川病院が取り上げられた。これらの影響もあって、堀川病院への見学者が相次ぎ、一九八二年度は医療機関数三五件、見学者総数一三〇名（「第二七回社員総会議案書」一九八三年五月二九日）、一九八三年度は、医療機関数三一件、見学者総数一五〇名（「第二八回社員総会議案書」一九八四年五月二七日）となった[3]。

地域住民による訪問看護の援助や福祉活動の実践とともに、堀川病院が「地域医療」の病院として評価されていったことがわかる。ところで、この「地域医療」の定義であるが、一九八〇年に開催された第一回地域医療研究会であらためて議論されている。研究会の主幹病院であった国保浅間総合病院の吉沢国雄[4]の地域医療の定義を、今井澄が紹介している。それによると、吉沢は「昭和三十四年に日本医師会が発表した「医療総合対策」の中で述べられている「包括医療」（広く保健予防、健康増進、疾病の早期発見、治療、後療法、更生医療までを含む）を地域に社会的に適応し実践すること」という定義をもとに「地域医療」を捉えている（今井 1992: 167）。堀川病院の場合は、「包括医療」の包括として、上記の内容以外に、助成会の活動や地域での福祉奉仕活動も含まれていた。竹沢は、地域医療について「堀川は独自の在り方を開発し」と述べていたが（『助成会だよりほりかわ』第一四三号一九七八年一二月一〇日）、独自とは、居宅療養部や助成会そして福祉奉仕団の存在を強調していたのである。

第2節　家族による介護の変容と病棟の再編成

2-1　老人医療費有料化への反対運動と老人保健法の成立

助成会から西陣健康会へと組織が統一され、地域での福祉活動が体系化されていった時期と並行して、老人医療費有料化の動きが明確になってきた。堀川病院では居宅療養制度を開始した頃から、訪問看護料や看護指導料など、活動に見合った診療報酬を認めるべきだと国や自治体に働きかけていた。それが聞き入れられないまま、老人医療費は有料化の方向に向かっていた[5]。一九七七年には健康保険法の改訂があり、標準報酬の上限額が三二万円から三八万円に、健康保険本人の初診時負担が二〇〇円から六〇〇円に、入院一日六〇円から二〇〇円に引き上げられた。一九七八年度は薬剤費五割負担を盛り込んだ健康保険法改訂案と、診療報酬の若干の引き上げが提示され、この法案改革と抱き合わせで出されていたのが、老人医療費有料化の導入案であった。厚生省によると七〇歳以上の高齢者一人一ヶ月あたりの医療費は、二万四六三〇円となり、七〇歳以下にかかる医療費の平均五一七〇円と比較し四倍も高いというのが理由であった。

全国各地の医師会や私立病院協会、保険医療協会などは、健康保険改訂案・老人医療費有料化案に対して、高齢者の受診の抑制をはかろうとするものであり、福祉の後退であると反対声明を出した。堀川病院も「第二三回社員総会」で「老人医療有料化反対と健康保険改悪反対運動」の決議を固め（「第二三回社員総会議案書」一九七九年五月二九日）、請願署名運動を行った。助成会各支部から一三〇〇人の署名が集められ、中央社会保障推進協議会へ請願書として送られた。しかし、一九七九年八月に大蔵省は、「個人の自助努力と家庭及び社会の連帯を基礎のうえに適正な公的福祉を形成する新しい福祉社会への道を追究しなければならない」という「新経済社会七カ年計画」を打ち出した（経済企画庁大蔵省印刷局編 1979: 11）。「公と私がそれぞれの役割と機能を適切に果たすこと」が目指され、その「私」の部分に「個人の自立心と家庭の安定」が求められたのである（経済企画庁大蔵省印刷局編 1979: 31）。これは、老人医療費の削減だけでなく、国家財政の調整を国庫負担分の縮小と国民の自助努力や相互扶助で補い支えていくことが前提とされた計画であった。この基本路線に沿って、施設から家族・地域へ移行する医療政策が推進されはじめた。

一九八〇年代に入って、老人医療無料を背景に「薬漬け」「検査漬け」をする病院が注目され、メディアなどで医療不信が煽られたが、多くの病院は、患者に対して適切な医療を実践していた。そのため、一九八一年の六月に出された医療費改訂（薬価引き下げ、検査料、技術料の引き下げ）によって、赤字経営となった病院は多かった[6]。全国公私病院連盟は「診療報酬改定が据え置かれた影響」だと分析している（京都私立病院協会二〇年史編纂員会 1987）。京都私立病院協会を始め市内の民間医療団体は、「病院医療危機突破京都大会」を開催し、医療費改訂の見直しを求める決議をした。この大会に参加した堀川病院の谷口政春医師は、「極端な例ではあるが、一二箇所の生検で初めて診断し得たこともある……良心を貫こうと思えば身銭をきらねばならない。さもなければ萎縮医療に陥り、誤診を招く結果になりかねない……必要な医療はとことんやり、正当な技術料を再要求することが医療の本質である」と述べた（『こうほうほりかわ』第一〇七号一九八一年八月一五日）。堀川病院のとるべき姿勢は、「医療費の伸びを抑えるのは老人医療を有料化して受診を抑えるのではなく、徹底した保健予防活動を行い、健康を管理すること」だと提言した（『西陣健康会だよりほりかわ』第一七四号一九八一年一一月一〇日）。

では、堀川病院において老人医療費が有料化されるとどのような影響があったのだろうか。堀川病院の本院（一二七床）外来分の資料によると、一九八〇年四月～一一月の八ヶ月間統計で月平均の老人医療費の請求件数は、全請求件数の約二六%、医療費収入は約三五%を占めている（『こうほうほりかわ』第一〇〇号一九八一年一月一五日）。高齢者の受療が抑制され、老人医療費が減ると、経営にも影響が出ることは明らかであった。

各地域の医療機関や国民の反対運動があったにも関わらず、一九八二年八月一〇日に老人保健法が参議院で可決、一九八三年二月の施行によって老人医療費無料制度が廃止となった。

老人医療が有料になり、政府が在宅医療を推進し始めた一九八〇年代以降、西陣地域では家族の高齢化などによる介護力の減退が見られるようになった。次節では居宅療養部が抱えた問題を中心に西陣地域での介護や看護の変容をみていく。

2-2 家族の「介護力」の減退

間歇入院制によって救急の受け入れが可能になり、病院経営も少しずつ改善した。一方で、年間の往診と訪問看護回数は増加した。退院する患者のなかには、症状は落ち着いているが、気管切開管理や膀胱内バルーン管理などが必要な者も増加してきた。患者は住み慣れた地域や家で療養することで、精神的に落ち着き自立できる者もいたが、処置看護の量が多い場合、患者や家族にとっては、居宅療養は不安であった。石井松代によると、居宅療養者の受け入れ人数の増加とともに、あらためて、患者家族を取りまく環境、介護者の状況などを、医師や病院と情報共有し調整していく必要があった（石井 1988: 77）。

そこで、一九七八年に居宅療養部スタッフと医師三名、医療事務、西陣健康会事務局とで在宅ケア運営委員会を結成した。間歇入院制と訪問看護体制の仕切り直しであった。定期往診の担当医の人数調整、病棟との居宅療養患者の情報共有、要援護老人の再検討、私費料金の検討などを病院全体の問題として取り上げていくようにした。前述した奉仕団の活動も重視されていった。在宅患者に必要な「医療的、看護的、社会的、経済的、精神的なケアがおこなえるよう」、すなわち居宅療養部は「ホームケアのセンター的役割」を担えるよう再考されていったのである（石井 1988: 77）。

表 5-1　京都市上京区における普通世帯の家族類型別世帯数

年	総数	核家族世帯			65歳以上の単独世帯
		総数（世帯）	夫婦のみ（世帯）	夫婦と子供（世帯）	
1975	31,079	17,747	3,994	11,300	1,271
1980	31,607	16,551	4,355	9,873	1,690

出典：総理府統計局編（1975・1980）国勢調査より作成

しかし、新たな問題が浮上した。労働形態の変化による核家族化や独居老人の増加などで高齢者を介護する家族の形が変わり、家族による「介護力」が低下してきたのである。第4章で既述したように「痴呆老人」の存在も明らかになってくると、介護が家族だけの問題ではなくなってきた。谷口によると居宅療養体制は、「在宅ケアの条件を満たした家族に依存し、家族と共に」続けてきた在宅ケアであり、そうであるがゆえに、家族の介護力の低下は厳しい状況をもたらした（谷口 1988b: 222）。表5-1は一九七五年度と一九八〇年度の国勢調査による上京区の「普通世帯の家族類型別世帯数」比較であるが、核家族と六五歳以上の単独世帯が増加しているのがわかる。これは西陣機業形態の変容も影響していると推測できる。

西陣機業の従業員総数（内織と出織の合計）は一九七五年を一〇〇とした場合、その指数は、一九八一年に七八・四、一九八四年に六〇・七と徐々に減少し、一九九〇年には五四・二と約二分の一に割り込んでいる。総機業台数は一九七五年を一〇〇とした場合、一九九〇年では七一・七まで減少し、特に手織織機の減少が目立った（西陣機業調査委員会編 1993）。手織り職人の高齢化が原因であった。また京都市内と市外の総機業台数は、一九七五年に京都市内が五二・一％、市外が四七・九％であったのが、一九九〇年には市内が三二・七％に減少、市外が六六・三％の増加となっており、西陣地域の生産機能の空洞化[7]がみられた。

では、堀川病院の患者層はどのような変化がみられたのか。家族形態について、一九八〇年に四〇歳以上の外来・居宅・入院の一日分を調査した資料がある。対象総数四二四八人、そのうち七〇歳以上が五一・四%、その一七・九%が独居であった。また、二人暮らしが二七・〇%で、このうちの多くが高齢者の二人暮らしであった（三宅 1983: 998）。一九八一年二月に実施された京都市民生局による「京都市老人実態調査」では、一人暮らしの老人は一万一一二人、そのうち七〇歳から七四歳にかけての一人暮らしが約三分の一であった。一人暮らしの年数では、一〇年を超えているものが半数ちかくあり、健康面では約半数が「病弱ないし病気がち」と答えていた（京都市民生局 1981）。これらの資料からも、西陣地域の高齢化、独居暮らしの増加が明らかであり、従来のような「介護力」を背景にした居宅療養を考え直すべき時が来ていたことがわかる。

一九八一年七月に京都私立病院協会主催で行われた第一七回京都病院学会で、石井が「堀川病院における老人医療」について報告している。少し長くなるが、堀川病院における老人医療の実態がわかるので引用する。

訪問看護に関しては、実施して八年になる。一三三件の往診在宅患者のうち、訪問看護の居宅患者は三六人。当初は訪問看護により効果が認められたケースが多くあった、医療管理もよく行き届いていた。現在、訪問看護のうち、終末期看護が約四〇%を占めるにいたった。問題点として家族構成の変化や若夫婦の共稼ぎ、高齢者所帯や身寄りのない老人、それに若い人たちの老人処遇に対する考え方の変化などで、家族の介護力が減退し低下してきている。訪問看護の対応だけでは、在宅療養が難しくなるケースが増加してきた。「患者をどこか世話してくれる施設にいれてほしい」と要望する家族も増えている。昭和五五年度においては、他の老人病院へ転医したケースが二五例もあった。訪問看護料の公費負担や看護料加算を認めてほしいものだ……地域社会のなかで、病弱な老人が生活できるための、福祉の充実の早期実現を痛感する。地域住民の活動では、居宅療養家族会や福祉奉仕団、ボランティア活動がおこなわれているが、福祉の充実の早期実現を痛感する（『こうほうほりかわ』第一〇六号一九八一年七月一五日）。

石井が述べているように、家族の「介護力」の低下によって訪問看護の対応が難しくなり施設への「転医」が進んでいるのが現実であった。介護者の負担軽減のために、ボランティア、ホームヘルパー、入浴サービス、ショート・ステイなど地域の支援が実践されていたが、経済的にもマンパワーの点においてもすでに限界がみえてきた。地域における奉仕団の果たす役割は大きかったが、ボランティアができることは限られていた。それを補う長期ケア施設の充実など、制度的な実現を石井は訴えていたのである。

また、石井がいう「終末期看護」は、在宅でのターミナルケアを意味している。病院で死を迎える人たちが多いなか、在宅でも死を選択できるよう堀川病院は往診の主治医制を維持した。「老人ホームか老人病院かというとそうではなくて、地域病院がそういうターミナルケアの部門を持っていないと、地域の人たちの要望に応えられなくなる」（早川 1981: 772）という病院の方針があったからだ。そのうえで石井が懸念するのは、在宅における死への過程は家族の介護力の有無に左右されることであった。在宅で死を迎えるにしても、いかにしてそれまでの療養を支援するかが重要な課題であった。そのためには、石井がいうように、訪問看護料の公費負担や看護料加算は早急の問題であった。桐島は、居宅療養の現状と問題点として「家族がいても老人病院へ入院する人もふえています……やむをえぬ場合も多くありますそれをおしてまで家で看ることはあまりにも犠牲が大きすぎます」と現状を指摘し、社会的な方策が必要と述べた（『西陣健康会だよりほりかわ』第一六八号一九八一年一月一〇日）。

一方で、京都市上京区の保健所は、保健行政として一九八〇年六月から六五歳以上の寝たきり高齢者を対象に訪問事業を開始している。この場合、自己負担はないが、家族への「指導と管理」に終始した。桐島は、この訪問事業について「家族への看護指導が主目的で、病状の重い人や床ずれの手当てのある人などは困難なようです。やはりそういう人には、医療と直接結びついた、病院とか診療所で管理するほうが、患者さんにとっても家族にとっても安心できる」と指摘していた（『西陣健康会だよりほりかわ』第一六八号一九八一年一月一〇日）。

2-3　居宅療養と病棟の再編成

居宅での療養が困難となってくると、その体制を再考せざるをえなくなってきた。先の石井の報告にあったように、「転医が進んでいる」という事実は、介護度が高い患者や介護する家族がいない患者が増加し、長期入院の要望が強くなっていたことを示している。居宅療養の調査においても一九八〇年当時、受け入れ患者一五一名中、七〇歳以上が八二％を占め、全面介助が四二％、部分介助が三四％となっている。バルーンカテーテル挿入中や胃瘻による注入食など介護度の高い患者が存在し、家族の介護負担は大きかった。在宅から病院へと戻るケースあるいは、他の病院か施設に患者を送るケースが増加していった。

当時、堀川病院内では三つの内科病棟と一つの外科病棟があり、内科病棟は消化器・循環器・呼吸器の系統別に病棟が分類されており、各病棟には重症から軽症まで混在していた。医療技術の向上によって救命率が上がり、社会復帰できる患者数も増加すると同時に、重症であるだけに回復にいたるまでに長時間の看護が必要な患者もいた。また人間ドックとして入院を希望する患者もいれば糖尿病教育のために入院する者もいた。循環器病棟などは急性心筋梗塞など救急重症患者を扱う病棟でもあり、人工呼吸器や、カテーテル、心拍出量モニターなど、高度な医療機器も設置していた。系統別の専門性は深められるが、重症患者に看護が集中してしまうなど、看護側からすれば業務の質と量の多様化に応じきれず、支障をきたし始めた。「一人一人の患者のニードを十分に把握して対処しえないまま日常業務に追われている」という不満を看護婦たちは抱いていた（石井 1988）。さらに、敷地が狭いことから、一つの科が二つの階に渡って分散されており、労働環境もいいとはいえなかった。このような状態に加え、在宅療養をしていた慢性期患者を受け入れ、リハビリや介護を兼ねた看護を実践することは、人材的・資源的に困難であった。

こうした状況を打開するために、一九八一年に、在宅・外来・入院を関連づけるための「継続看護委員会」が結成された（石井 1988: 79）。ここで病棟のあり方が一年近くかけて検討され、「在宅ケアを中心に考えた施設医療の役割、在宅ケアを援助しうるような施設内医療のシステム作り」が議論された（井上 1988: 208）。

継続看護委員会が在宅ケアを中心にシステムを再考しようとしたのは、堀川病院が在宅の比重を重視していたからであった。堀川病院では、当時、在宅患者が一八〇名おり、入院病床数一六五床を合わせて三四五床の病院として認識されていた。外来患者数は八〇〇名であった。当時リハビリ医であった井上は、「病院一ベッドあたり五名の外来患者で他の病院に比較し、ベッドあたりの外来患者数は約二・五倍と多いが、在宅ベッドを入れると一ベッドあたり二・五名で他の病院とほぼ同程度ということになる。つまり、堀川病院の医療形態は、いかに在宅および外来に比重が大きいかということを物語っている」と指摘した（井上 1988: 208）。そこで、一九八二年にPPC（Progressive Patient Care）方式が導入された。PPC方式とは疾病症状と看護の必要度に応じて、患者を分類する方法であり、病棟だけではなく、地域内に存在する医療関連施設に役割を分担させ、患者を看護・介護していくシステムである[8]。このようなPPC方式は、従来から居宅を病床と考える堀川病院の医療方針と合致しており、それに則した看護・介護方法がみつかると委員会は考えたのであった。

まず、臓器別に分類されていた病棟を改めることからはじまった。各病棟に散在しているリハビリ患者を一病棟に集中させ、リハビリ専門に取り組む病棟を設けた。理学療法室を中心に病棟を整備したのである。また、医療的管理度の高い患者のために、ICU機能を持つ重症病棟を設けた。救急患者もこの病棟に集中させ二四時間体制で看護を行った。重症病棟は三人夜勤体制、個室二床と四人部屋の一床を必ず空床にし、救急収容を常に可能にした。医療機器も一箇所に集められ、救急に集中できる体制を確立し、医師や看護婦の技術も習熟されてきた。そして、在宅療養への移行を円滑化するために社会復帰病棟を設けた。循環器病棟内で、軽症に向かう患者もこの病棟に移行することができた。糖尿病教育期間の入院や人間ドックもこの社会復帰病棟となった（井上 1988）。PPC方式によって、重症病棟・リハビリ病棟・社会復帰病棟が整備され、継続的な治療やケアが可能となった。

PPC方式が導入された一九八二年から一九八三年三月までの間に、入院患者や救急搬送数の増加が見られた。一九八三年の社員総会議案書には以下のような結果報告が出された。

前年度に比べて入院患者は一六八人増、新規入院については一九二人増、病棟利用率は一〇・八％増しとなっている……これは重症病棟である六階個室より、軽症化した患者さんの六階総室へ、更に四階個室、北分院への転床が可能となったため、常に空床の個室が確保され、救急閉鎖に追い込まれることなく、二四時間中受け入れが可能となりました。この病棟再編成により、患者中心の病棟間継続医療の体制が出来上がり、地域での内科救急と、在宅患者さんの急変にも対応できるようになりました。その他、周辺開業医との関係では……上京および北区の一一〇箇所の開業医先生からの紹介患者は年間四一七人になっています（「第二七回社員総会議案書」一九八三年五月二九日）

ＰＰＣ方式導入によって、患者中心の病棟間継続医療の体制がとれ、救急受け入れが可能となったという報告であった。在院日数も一人平均二六日と前年より一日減少したと追記された。堀川病院への入院経路別の件数を見ると、一九八二年から一九八三年の一年間に、市内の開業医からの救急搬送数が増加した（4章表4‐7）。第4章4‐1で述べたように、堀川病院は開業医に施設利用を開放しており、開業医の患者を預かった場合は、入院期間中や退院時など常に開業医と連絡をとり信頼関係を構築していった（本多 1983）。このように、救急から社会復帰病棟へ、社会復帰病棟から居宅へという件数も少しずつ増加してきた。

しかし、継続看護委員会の中で問題となったのは、社会復帰という基準設定が困難なことであった。継続看護委員会では、社会復帰病棟での患者の経過をみながら何度も検討会を重ねた。その結果、訪問看護の経験を踏まえ、在宅療養に移行できる患者の条件があらためて整備された。その条件とは、（1）患者本人が在宅での療養を希望すること（2）病状が安定しており、医療的管理の度合いが低いこと（3）介護者がおり、その介護者が健康でかつ、在宅療養に積極的であること（4）在宅で療養していくための場所があること（5）在宅療養によって、その家族が経済的に破綻しないことの五つを満たすこととした（井上 1988）。

しかし、この在宅療養適応の条件が設定されると、条件が満たされないケースが浮かび上がってくる。リハビリ病棟で一定の効果をあげつつも、介護度の高い患者を介護する家族がいない場合は、在宅療養には移行できない。そこで、核家族化の問題と在宅療養の援助方法が再度調査・検討された（居宅療養部 1983）。先の「第二七回社員総会議案書」（一九八三年五月二九日）では、「後送病院、特別養護老人ホームとの連携が、老人患者増加の中で、一層、模索展開されなければなりません」と報告された。リハビリ病棟において「ＡＤＬ低下の医原的因子を最小限に」（井上 1988: 213）くいとめ、在宅療養移行に積極的にアプローチした。しかし、それでも自宅に帰れない患者が増加しているのは、受け皿となりえない家庭の事情や中間施設の不足などがあった。一九八二年、病院が居宅療養患者の実態調査をおこなったところ、対象者一六一名中、二人暮らしが三三人であった。その二人暮らしは、老人世帯がほとんどであり、介護者が疲労により共倒れになる危険性を孕んでいた。また、家族がいても、日中は家族が働きに出るため一人になってしまう者が一一人いた（井上 1988）。医療的アプローチだけでは解決しないことが改めて明らかになった。井上は、「ＰＰＣ方式の導入は、病棟経営の円滑化を図ったというよりは、従来あいまいになりがちであった、アプローチ困難ケースを明らかにした。そして病院全体の問題として浮かび上がらせたところに大きな意義があった」と指摘した（井上 1988: 213）。そしてＰＰＣ方式導入によって、中間施設の必要性が提示されたのである。

身体的な理由のほか、家族との関係性や精神的、社会的な問題などにより、病院が最期の場所になる高齢者が増えてきた。早川は、入院医療のなかに「最期まで面倒を見るというケア部門が必要」と提案した(早川 1981: 772)。そこで、一九八二年に医師・看護婦・理学療法士・病院職員・西陣健康会(元助成会)などによってケア体制を考える「地域医療プロジェクトチーム」が結成された。

第3節　介護の社会化を背景にした地域医療の変容

3-1　一時預かり(ショート・ステイ)とデイ・ケアの開設

ショート・ステイが制度化されたのは一九七八年であるが、利用できる老人福祉施設の条件は厳しかった[9]。そのため、長期にわたる介護から家族を少しでも解放しようと、院内では緊急預かりと予約の入院を合わせた「一時預かり入院」を一九七六年頃から始めていた。居宅家族会や脳卒中の家族会そして居宅療養部からも、一時預かりの要望が多くなり、一九八二年には内科病棟で約一週間の入院が試みられた。脳卒中後の患者が多かったので、経管栄養、気管切開の管理が必要なケースは、医療的検査入院というかたちをとった。一九八三年には、北分院の個室を在宅療養患者の一時預かりに充てることとなった。一九八三年九月の院内学術集談会では、一時預かり利用者一六名中一四名が「入院してよかった」と答えたと報告された(坂口 1983)。

一時預かりと並行しながら検討されたのが、デイ・ケアである。デイ・ケアについては青木・早川が「通常は昼間に行うプログラムを持ったケアと定義され、週一回以上、二、三《ママ》回開かれるのが普通で、老年ケアにおいては比較的新しい概念」と述べている（青木・早川 1978: 564）。居宅でのリハビリは脳卒中後遺症の「半歩でもの会」で実践されていた。しかし、在宅で療養している患者を、昼間だけ病院で預かりリハビリテーションを行うデイ・ケアは、健康会や地域の人たちと討議を重ね、一九八八年に初めて開設された。機能回復の最終目標として授産施設作りが提案され、手織機一台が設置された。対象者は、堀川病院の外来患者・往診患者・退院前の患者で身体障害者2級並びに3級の患者であったが、当院以外の患者も受け入れていた。スタッフは、医療者三名・事務一名、作業療法士一名、地域のボランティアや福祉奉仕団の会員など数名であった。ボランティアの人たちは、送迎の手伝い、食事介助、食事準備、排尿介助などを手伝った（『西陣健康会だよりほりかわ』第二六〇号一九八八年九月一〇日）。

3-2　制度の下での居宅療養支援

一九八三年に「退院患者継続看護・指導料」が診療報酬として新設された。政府が打ち出した「個人の自助努力と家庭及び社会の連帯」を基本とした、施設から在宅への移行のために、この診療報酬が算定されたのである。堀川病院にとって念願の保険点数化であった。しかし、施設からの退院は、そもそも在宅療養において介護者がいることが前提条件であった。西陣地域では、すでにその前提条件がなくなりつつあり、退院そのものが困難であった。谷口は、「介護力として家族依存にかかわるべきあらたなケアの道」を考えることなしには、これからの在宅ケアは不可能であると指摘した（谷口 1988b: 227）。

老人保健法による「退院患者継続看護・指導料」は、退院後一ヶ月まで四回、以後は六ヶ月まで月二回で一八〇点と設定されており、石井は「ないよりましという程度で、在宅ケアの力になるような保障ではない」と述べた（石井 1986: 117）。実際、この制度で対応できるケースは、堀川病院では月に六件くらいしかなかった（石井 1986: 117）。一九八四年度の月平均訪問看護件数は二五人前後であり、訪問回数も本院のみであるが月平均八三回となる。訪問時に、指導や管理ではなく、点数にならない「身体的・精神的・社会的援助」に当たる行為を、彼女たちは重視した（桐島 1988: 50）。保険枠外の訪問看護料、衛生材料費、車代などをいれると私費で平均一五〇〇円の患者負担になったという（石井 1986: 117）。

一九八四年一〇月に、健康保険が改訂され、（1）健康保険の本人に一割（当面は一割、一九九七年より二割）の医療費自己負担（2）国民健康保険の国庫負担の大幅削除など、受療者の一部負担が導入され、受療がさらに抑制された。診療点数の改訂もなく薬価引き下げが繰り返され、それに見合う技術料の引き上げが行われないため、多くの病院は経営面で打撃を受けていた。堀川病院も、月平均の外来患者数（本院と三つの分院の総数）を一九八一年と一九八八年で比較すると、二万六四三人から一万六五九二人に減少している（3章表3-7）。一方で、往診・訪問看護件数は、一九八一年と一九八八年を比較すると、約三三七六人の増加であった（4章表4-6）。一九八四年の医療状況について以下のように記述されている。

医療費の患者自己負担の増大と、病院・診療所等医療機関に対する規制や医療内容に対するチェックの影響は、医療機関の経営を一層悪化させるだけでなく、医療そのものを抑制し地域住民の生命と健康を守ることさえむずかしくしています。そのうえ、工業化社会の発展にともなう核家族化は、在宅での療養を支える主たる力の家庭の介護力を低下させ、在宅療養を従来より一層困難にしています。にもかかわらず、在宅療養の患者さんは増加の傾向にあります。地域社会の状況も、西陣産業の長期的な不況を背景に、各家庭では共働きが増え、また、老人世帯や親子ともども高齢化されている家庭が増えてきています（『西陣健康会だよりほりかわ』第二一〇号一九八四年七月一〇日）。

このような状況に対して、訪問看護を含めた居宅療養の支援方法が改めて検討された。まず、組織として強化しようと、居宅療養部は、一九八五年に、医療部や外来看護部などと並んで病院の一事業部として位置付けられ、医師七名・保健師三名・看護婦三名で構成された。業務内容は、（1）医療管理として定期往診、急患往診（二四時間体制）、点検往診（急患往診後の点検往診、治療中断者の往診など）（2）訪問看護として定期訪問（受け持ち制）、臨時訪問、電話訪問、そして病棟看護婦、理学療法士、栄養士などとの連携（3）事務局として社会福祉事務所、保健所などとの連絡、などが整備された。また奉仕団（一九八六年当時で登録人員四九名、常時活動二三名）との連携を密にし、援助活動を強化していった。

3-3　変容する西陣地域と病院の体制

老人保健法に基づき、保健事業として四〇歳以上の一般健診が実施されるようになった。堀川病院の健康管理部は、一九八三年に西陣織工業組合の傘下職域を中心に年間四六七八人の集団検診をおこなった。この時期、癌が死因の一位を占めたこともあり、住民も、検診による早期発見に関心を示した。「がんをなくする会」の患者会を中心に、癌検診および地域成人病検診、人間ドックなどが推進され、健康管理活動が活発におこなわれた。その結果、一九八五年度には、二次検診後の健康管理外来数は一九八三年度と比較し二四・六％の増加となった（「第三〇回社員総会議案書」一九八六年五月二五日）。

同時に、救急指定医療機関として、夜間、日曜、祭日を問わず、常時二名以上の内科医、外科医を確保し、一日二四時間いつでも外来、入院、手術、往診に対応できる医療体制を堅持した。一九八五年度は、上京・北区の内科救急者搬入全患者中の四割近くを分担した（「第三〇回社員総会議案書」一九八六年五月二五日）。救急患者数の増加による設備の改善や、重症度の高い入院患者の増加による病棟の改築も必要になってきたため、一九八五年に第五次増改築工事計画案が出され、二年後に完成した。この時期、出資金制度による資金増額も見られた。

地域の健康活動など地域医療の発展に伴って、病院内の医療が充実していくというパターンは、堀川病院の特徴である。経営不振の時期を何度か経ながらも、急性期病院である堀川病院を包括した地域での医療実践を展開していった。

しかし、新たな課題となったのが、西陣地域の変容である。新しいマンションが増設され、新しい住民が増えた。その住民層に対して「第三〇回社員総会議案書」（一九八六年五月二五日）には、「健康管理・疾病管理を通じ、健康会への加入をよびかけ、新・旧住民のみなさんが一緒に地域の健康を守る運動ができるように」と病院の要望が書かれている。従来の患者については「堀川病院を自分たちの医療のよりどころにしながらも、距離的時間的あるいは専門的な関係で日頃は近くの開業医院で受診し、必要に応じて堀川病院にかかるという会員が相当数おられます」という現状が書かれている。従来にはない記述であり、堀川病院の地域での役割が、少しずつ変わってきたことがわかる。これは医療懇談会の様子にも現れてきた。従来のような支部別の医療懇談会開催の数は次第に少なくなり、医療情勢や健康保険改悪運動など国の施策に対する議論はほとんど取り上げられなくなった。それに代わり疾患の情報や予防方法などのテーマが増え、専門の医師たちが講師として話す機会が多くなってきた。

一九八四年九月に、堀川病院は産婦人科が閉鎖された。上京区における分娩数の減少、産婦人科医の不足、有資格の助産婦の確保、新生児室設置、産科病棟運営の困難さがその理由にあげられた。これにより総合病院[10]としての資格を喪失した。

堀川病院にとって、この時期最も大きな喪失となったのは、白峯診療所・堀川病院の医療実践の軸となっていた竹沢院長が一九八三年に死去したことであった。竹沢は、京都保険医協会、京都府医師会、京都私立病院協会の重鎮であり、戦後の京都の医療の発展に貢献した医師であった。中野進は「日本の医療保険を質・量ともに充実させたいと闘い、堀川病院をモデルとして地域医療を開拓」したと竹沢を評価した（竹澤徳敬先生を偲ぶ会編 1984）。また、早川は「大手を広げて生まれたての堀川病院を守って」くれた存在であったと哀悼の意を表した（竹澤徳敬先生を偲ぶ会編 1984）。竹沢は亡くなる三ヶ月前の一九八三年四月七日に、病床においてビデオ収録をしたが、その際下記のように語った。

> 堀川病院の医療が、西陣の住民の生活そのものに対応しながら、白峯以来今日まで進めてきたわけであります……堀川病院の医療は住民の立場に立つ医療であるというよりも、むしろそれは住民とともに生活するという生活医療そのものであると私は思うのです（竹澤徳敬先生を偲ぶ会編 1984）。

竹沢が、白峯診療所設立以来、堀川病院がやってきた医療実践を「生活医療」と表現したのは、社会が変容していくことを見据え、「臓器や医療技術に目を奪われがちな私たちに、住民のなかに医療があることをあらためて確認したのではないかと思う」と早川は追記している（竹澤徳敬先生を偲ぶ会編集 1984）。

副院長であった早川は一九八三年以降、院長、理事長を経て一九八六年には顧問となり一線から退き、外来と往診だけを引き継いだ。また、京都市中央老人福祉センターの相談業務や、家族の会、京都市老人クラブ連合会顧問など対外的な講演活動を担っていった。このころから、長年、病院に従事していた医療者や職員らの退職も多くなってきた。医療技術の進展や医療制度の変化を背景に、病院側の医療に対する考え方も徐々に変わっていった。

3-4 老人保健施設の要請と模索

堀川病院は、一九八七年に第五次増改築が完成し二一〇床となった。増改築計画の目的に「二四時間救急医療体制の充実、予防からリハビリまでの包括医療体制の整備拡充、病棟の整備拡充、在宅医療、訪問看護の充実、老人デイ・ケアの開設、診療所医療の充実、病診連帯の強化」などが挙げられていた（「第三〇回社員総会議案書」一九八六年五月二五日）。そして、「予防からリハビリまでの包括医療体制の整備拡充」を達成するために、地域での中間施設の建設があらためて検討され始めた。「在宅医療、訪問看護の充実」に関して居宅療養部は、「家族依存型から地域依存型の在宅療養への移行」が必要であるとし、地域のさらなる協力を求めた（『西陣健康会だよりほりかわ』第二四九号一九八七年一〇月一〇日）。しかし、協力体制の要員である西陣健康会員や奉仕団員自身の高齢化も進んでいた。奉仕団の沢田一夫代表は「団員の高齢化と団員の減少のため、一人でも多くの方がご入団くださることを切望している」と訴えていた（『西陣健康会だよりほりかわ』第二七三号一九八九年一〇月一〇日）。支部委員の役員も高齢化し、新しい役員づくりを行うことが議案書にあげられるなど、支援する側の高齢化の問題は顕著になってきた。病院や居宅からこぼれ落ちてくる人たちを、地域の中で受け皿を作ってきた西陣であったが、その支援の形も変わらざるを得ない状況となってきた。

一九八八年度は、診療報酬改定によって薬価が引き下げられ、多くの病院が経営困難となっていたが、堀川病院も一億円を超える赤字を出した（「第三三回社員総会議案書」一九八九年五月二八日）。救急・外来・患者数ともに増加しているが、この年は入院病棟が赤字の要因であった。病床回転率は、一九八七年度から一九八九年にかけて少しずつ悪化していた（3章表3‐7）。

こうした状況のなか、住民は堀川病院が運営する老人保健施設（以下、老健施設）の建設を要望し、病院側もその検討を始めた（「第三四回社員総会」一九九〇年五月二七日）。内容は、「高齢化に伴う地域の方々の要望に応えられるような組織や施設を作り、可能な限り福祉的な活動を進める」とし、病院の北隣に、老健施設を建設する計画案が出された。病院と家族の間に中間施設を設けることは、高齢化した西陣地域には必然的な要求であった。しかし、経営的に困難な面もあり、当時院長であった松本は西陣地域の医療状況と老健施設の計画について以下のように語っている。

本院での治療のあとをカバーするものとして居宅療養部の増強やディ・ケアの設置などの努力をしてまいりましたが、なおそのシステムからはみ出して、やむなく他病院や他施設への処遇をせざるをえない方々が増加しています。昨年一年間理事会や病院管理部ではくりかえし討議を進め、病院と在宅ケアの間をうずめるものとして北分館と駐車場の土地に『やりくりと養生のできる施設』を持つべきだとの基本的な結論を出しています。しかし、まだ経営の面からの問題が残されている（『西陣健康会だより』第二八八号一九九一年一月一〇日）。

住民たちも、老健施設の建設に対して前むきに検討していた。健康会運営委員長であった立入は、住民代表として老健施設について以下のように語った。

堀川病院が中長期の展望として取り上げている老健施設、老人ホームもお年寄りが集まり、話し合い、お風呂に入り生きている証としての場所なのです。在宅患者さんへの支援サービスもヘルパーさんの派遣もこからやりたい。夢でしょうか。医療事業から福祉事業へ。これには色々な問題があります。だが堀川病院の基本視線が地域組織で集約されたニーズを地域組織と協力してすみやかに政策に転換することにあります（『西陣健康会だよりほりかわ』第二八八号一九九一年一月一〇日）。

「堀川病院の基本視線が地域組織で集約されたニーズを地域組織と協力してすみやかに政策に転換すること」という立入の言葉は、堀川病院が地域に働きかけ、地域がそれに応えてきた半世紀近くの両者の関係性を物語っている。この基本視線で、松本や立入は、従来の地域医療で培ったネットワークを生かし、居宅や病院で療養できない人たちの状況を十分把握できるところに施設を開設しようと考えていたのである。

一九八九年に、高齢者保健福祉推進一〇カ年戦略（ゴールドプラン）が策定され、在宅保健福祉サービスや施設など具体的な目標が設定された。このゴールドプランに基づいて、堀川病院は京都市から運営を委託され、一九九二年に「京都市在宅介護支援センター・堀川病院」を発足させた。在宅介護支援センターは、在宅での寝たきり老人の介護者に対し、看護に対する総合的な相談に応じ、各種の保健、福祉サービスが総合的に受けられるように、市町村やサービス実施機関と連絡調整の便宜を図ることを目的に設置された（全国社会福祉協議会編 1997）。「京都市在宅介護支援センター・堀川病院」は、一階の多目的ホール内に介護用品展示コーナーを設け、二階を相談室として開放した。同年、北野診療所が小規模デイ・ケア事業所として稼働し始めた。

一九九二年に「老人訪問看護ステーション」が制度化された後、一九九三年に正親診療所の北隣に「老人訪問看護ステーション」が開設された。病院開設の看護事業所として京都市に指定されたのである。一九九四年に健康保険法の改正により老人に限らず訪問看護の対象を拡大し、名称も「訪問看護ステーション」と変更された。訪問看護ステーションが立ち上がると、堀川病院の医師だけでなく、近隣の開業医の指示もあおぐことができ、患者の範囲も広がった。堀川病院が理想とした、地域で高齢者を見守る体制ができつつあった。一九九五年には出町訪問看護ステーションが開設された。制度の枠組みにそって、医療者側の医療提供はスムーズにいく場合が増えた。一方で、制度内容によっては、地域住民がどこまで他者に介入可能なのか、支援の線引きの問題も出てきた。保健婦に指導を請いながら、洗髪・食事・入浴の介助をしてきた奉仕団の活動は制限されていった。介護・看護できる資格も重視されるようになり、隣近所が簡単に介入することは難しくなった。自立・自主・自衛を柱に活動としてきた西陣の住民が、次第に国のいう「国民の自助努力や相互扶助」という体制にその活動を置き換えていったのかもしれない。病気に対する自己責任、家庭内での相互扶助は、従来の地域連携の形を変容させる要因となっていったともいえよう。

3-5 出資社員制度の変更と地域資金の返還

一九九〇年に入っても、堀川病院の老人保健施設の計画は資金調達の面で滞ったままであった。そのため、地域資金の拡大が図られ、一九九一年西陣健康会合同委員会では「病院を支える基盤を強化するために、社員の拡大と出資金の増額の活動を進めてまいります。新しく社員になられる方には二口六〇〇〇円以上お願いします」という要望が出された（『西陣健康会だよりほりかわ』第二九三号一九九一年六月一〇日）。

一九九一年に入り、出町診療所の移転、正親診療所の新築、胸部X線装置や透析器の追加購入など設備投資も多かったが、患者数も増加していた。一九九二年度の収益は九％の増加となり、松本は「老人保健施設が実現できれば本院での急性期治療と在宅療養の間に存在した溝を埋めることができ、これで多くの方々を地域のなかで継続的に診させていただくことができる」と語っていた（『西陣健康会だよりほりかわ』第三〇〇号一九九二年一月一〇日）。

「第三三回社員総会議案書」（一九九〇年五月二八日）では、「上京区にはたくさんの病院・医院がありま す。患者にとっては何処で診てもらうか、病院、医院を自由に選ぶことができます。健康会としては、自分達がつくった病院、診療所が今後も発展していくように努力していきたいと存じます」と述べている。（「第三三回社員総会議案書」一九九〇年五月二八日）。老人保健施設を含め、堀川病院を支援し続ける地域そして地域を支援する病院でいたいという思いがうかがえる。

しかし、老人保健施設の建設はうまくいかなかった。一九九三年五月三〇日「第三七回社員総会」において「病院の事情により一旦白紙にもどし、総合的に検討し直すこと」と記されている（『西陣健康会だよりほりかわ』第三二八号一九九三年七月一日）。高齢化した西陣地域のニーズに合わせ、先の立入がいうように「医療事業から福祉事業」へ推し進めようとした老人保健建設であった。「病院の事情」が何であったのか、詳細を知る資料は見つからなかったが、その建設を巡りかなりの議論が交わされたようである。建設に至らなかった諸所の理由はあるものの、病院と住民組織は、家族による介護力の減退を補うだけの体制を整えられなかったことも確かである。

老人保健施設の計画が白紙となった翌年の一九九四年に地域資金（助成積立金制度・設備拡充資金制度・出資社員制度）が住民に返還された。その返還は、「出資制度と地域資金のあり方についての変更」というかたちで、当時理事長であった村瀬一夫によって報告された。

堀川病院は地域の方々が持ち寄られた地域資金にささえられて発展し、現在に至りました。当初、経営は苦しく、この地域資金がなければ運営はできない状態でありましたが、その後漸次経営状態は好転し、現在では安定した状態になっております。堀川病院の現在があるのは、ひとえに皆様方のご協力の賜と深く感謝しております。皆様方の貴重な資金を長らくお借りして参ったおかげで、病院の経営も安定し、現在では、これらの地域資金をお返ししても充分に運営できる状態になっております……この度の出資制度の変更と同時に、誠に急ではありますが、これらの制度を、本年三月三一日をもって終了させていただきます（「社員の皆様へ」一九九四年一月二〇日）。

上記の「安定した状態」とは、当時は銀行からの借り入れがしやすかったことを示している。終了する「これらの制度」とは、積立金と設備資金のことである。また「出資制度の変更」とは、特定医療法人になるための定款の変更であり、その内容は、出資社員制度による出資金は退会しても返却できなくなるというものであった（それまでの出資社員制度は退会する時に払い戻しを条件にしていた）。このことは、「出資制度について」として以下のように書かれていた。

特定医療法人になるために定款の変更が行われ、現在の定款では「社員は本社団の資産の分与を請求することができない」「社員がその資格を失った後においても同様とする」と定めています。したがって現在の形の出資金の払い戻しは資産の分与とみなされますので、定款にあったように出資制度を変更することになりました（「社員の皆様へ」一九九四年一月二〇日）。

このような変更がなされる前に、今までの地域出資を一旦全額返すということ、そのうえで、改めて住民側の意思に応じて出資社員制度による出資協力を請うという主旨が理事会で決定されたのである。医療事務部門にいたA氏によると「諸般の事情で老人保健施設の建設計画が挫折となり、その後、経営をめぐって意見の統一がされなかった。地域資金については毎月一回理事会で討議が持たれたが、意見統一ができず返済にいたった」という（二〇一五年一二月筆者による聞き取り）。

病院内で医療者たちの新旧入れ替わりがあったことは既述したが、従来のような地域に働きかける病院の姿勢が弱まってきたことは否めない。地域住民と堀川病院の関わりを見るにあたって、出資社員数はひとつの目安になる。一九八七年の五〇九三人をピークに、一九九〇年は四三九六人、一九九五年は三〇〇〇人と減少している。一九九四年の病院側による地域資金の返還を境に、減少してきたのである。

地域資金も並行して減少しているはずであるが、一九八八年以降の資料が見つからなかった。しかし金額も重要であるが、住民の資金協力は、住民による病院運営のひとつの手段であり、出資することで「自分たちの病院」という意識を維持できた方法である。この意味において、病院側の決断による地域資金の突然の返還は、住民と病院の繋がりを柔弱なものにする一つの要因となった。西陣独自の医療実践の形が少しずつ変わっていった。

当時、西陣健康会運営委員長であった立入は地域資金返還について「西陣健康委員総会議案書」(一九九六年四月二四日)に、以下のように述べていた。

四〇年前、京都西陣の一角に地域住民の健康を守る為、医師職員と住民が力を合わせて創った病院診療所がしっかりと根付いた。苦労して築いた創立者先人たちの地域医療に対する思いは病院職員、また我々健康会会員に受け継がれているだろうか……地域資金返還後何となく両者共に親密さがうすくなった様に感じられます。地域医療と地域資金は血の通った糸だったのかもわかりません。金の切れ目は縁の切れ目、冷たくなったのは患者会員かもわかりません。自由な目で他の病院診療所を選択する時代です(「平成八年度　西陣健康会委員総会」一九九六年度四月二四日)。

立入の発言から、一九九〇年代にはいり、西陣地域の住民と堀川病院の関係が、少しずつ変わっていったことがわかる。地域資金返還について『堀川病院開設四〇周年記念誌』には本部の役員の意見が以下のように記述されている。

住民にとって、資金を出すことで根付いていた「住民による住民のための病院」を支える手立てや、病院と住民との強固な結びつきが薄れ、まだそれに代わるものが再構築されていない。住民にとって、病院との結びつきをどのようにとらえればよいのか。その答えはまだでていない（医療法人西陣健康会堀川病院編 1998: 29）。

病院も変わったが患者側も変わった。普通の病院と同じになってしまった。原点にもどってほしい。自分たちの病院を意識してほしい（医療法人西陣健康会堀川病院編 1998: 29）。

四〇年の歳月とともに、病院の医療も住民の気持ちも少しずつ変わってきた、もう一度原点に立ち返り、初心に帰って地域医療のメッカを目指したい（医療法人西陣健康会堀川病院編 1998: 29）。

「病院と住民との強固な結びつきが薄れ」という懸念があったものの、地域資金の返還以降も、地域理事や住民組織の活動は引き続き存在していた。堀川病院は、病院機能のひとつとして往診を維持した。このようなかたちで、本部の役員たちは「原点」を守ろうとしたのかもしれない。

おわりに

本章では、一九八〇年から、住民からの地域資金が返還される一九九四年までの堀川病院の医療体制と住民組織の活動をみてきた。

堀川病院は、訪問看護体制を確立する一方で、新しい医療機器の導入によって高度な診断と治療を施す近代医療を実践し成果をあげていた。しかし、一九八〇年代半ばになると、西陣機業の就業構造の変化や、家族構成の変容によって、家族の介護力の減退が見え始めた。それにより家族の介護を前提とした居宅療養体制は限界を迎えた。その結果、院内と地域を結ぶＰＰＣ方式の病棟が整備された。そのひとつである社会復帰病棟では、院内での一時あずかりやデイ・ケアの取り組みがおこなわれ、地域の福祉奉仕団が入浴介助や洗髪、送迎、買い物などの支援もおこなった。病院内においても、理学療法士、ケースワーカー、保健婦、地域住民、病院職員など多様な職種の人たちが集まり、患者を支援したのである。病院を含む西陣地域全体に高齢者の受け皿を作るために、住民の活動は大きな役割を果たした。

しかし、一九九〇年代を迎える頃になると、国による在宅医療推進政策によって介護保険制度も整備され始め、従来の地域での支援方法も、制度下での体制へと変容してきた。また、住民の高齢化、西陣機業の就労構造の変化などで、西陣地域に住む住民も入れ替わりが顕著になってきた。加えて病院側の医療者たちの新旧入れ替わりもあり、今までのように地域に働きかける病院、病院に応える地域という関係性が弱まってきたことも確かである。住民と病院が互いに培ってきた「生活医療」のありようが変わってきたのである。老人保健施設も資金的に実現しなかったこともあり、病院側は、住民組織や理事会体制は維持したものの、地域資金を住民に返還した。住民出資は、自分たちの病院という自覚を保つためにも重要な手段であり、その返還は、住民と病院の繋がり方にも影響を与えた。

地域住民の繋がり、住民と医療者の協働、病院と地域との関わりの変容は、皮肉にも、訪問看護や在宅医療という制度によってその隙間が埋められていったともいえよう。人々の暮らしそのものが制度という枠組みに収まっていくと、「自分たちの体は自分たちで守る」という自立・自主・自衛の意識も、時代とともに薄らいでいったのかもしれない。

■注

1　在宅医療の捉え方は技術の進歩や医療保障の内容によって変化する。一九七〇年代、堀川病院で行っていた「居宅療養」をうける患者について谷口は、「入院をつづけることが困難となって往診治療をしている人や、家庭で発病した長期慢性疾患が入院できないため往診で治療している患者」を指すと述べた（谷口 1970）。前沢政次は、現在でいう在宅医療を「医療のみならず、介護も含めた、障がいをもつ人に対する『地域ケア』という概念へと変化」しているとし、一般的に「様々な疾患や老化による心身の障害のために、通院が困難なほど高度なＡＤＬ障害をきたした患者やあらゆる疾患の終末期の患者に対して、医師が居宅に赴く（訪問診療を行う）ことによって提供される医療サービス」（前沢 2008: 6）と捉えている。

2　一九七八年東京で開催された第一一回国際老年学会の後、京都で臨床医学・社会科学などあらゆる分野を動員して老年をめぐる問題を多角的に掘りさげようと企画された。

3　一九八二年度、堀川病院見学のために来院した病院・保健所は、東京逓信病院・鳥取日本赤十字病院・兵庫県佐田保健所・福島県保健課・奄美大島診療所・東京村山市保健所など三五件、一九八三年は北海道旭川厚生連病院ブラジル医療福祉研修生（国際協力財団）・福岡市西保健所、富士見病院（東京板橋区）、淀川キリスト教病院ホスピス（大阪市）など三一件であった（「第二七回社員総会議案書」一九八三年五月二九日、「第二八回社員総会議案書」一九八四年五月二七日）。

4　吉沢国雄は、長野県国保医師会が一九六八年に発刊した『地域医療』のなかで、国保直営診療所の使命は診療と予防衛生活動の二本足の上に成り立っていると主張している。これはすでに「医療」が診療のみではなく、予防や健康管理活動も実践したいたことを表している（吉沢 1968: 2）。

5　一九八〇年時点で国がおこなっている老人医療の無料費対象は七〇歳以上であるが、京都府内四四市町村では六五歳以上が無料である。このような上乗せ制度をおこなっている自治体は一七都道府県一二六四市町村に広がっており制度として定着している。京都府で上乗せ制度のまま老人医療費が有料化されると、京都市で約九万人、上京区では約一万人近い高齢者たちが自己負担によって受療できなくなると予想された。

6　一九七九年八月二五日に厚生省が発表した患者調査によると（この調査は一九六〇年以来、毎年七月の第二水曜日に実施しているもので、一九七九年は全国の医療機関から抽出した八二九病院・七〇六診療所、三二九歯科診療所で実施された）、病院や診療所で受診した一日当たりの患者数が前年に比べ約九万人減ったことが明らかになった（厚生統計協会編 1979）。また一九八〇年六月全国公私病院連盟によって「病院実態調査」がおこなわれたが、集計対象七九五病院を赤字・黒字で対比すると、黒字病院は総数での三三・八％、このうち自治体病院は二八・五％、その他公的病院二〇・八％、私的病院一七・八％、これに対して赤字病院は総数の六一・二％、このうち自治体病院七八・五％、その他公的病院一四・四％、私的病院七％となっている。

7　西陣地区以外のところで西陣織物を生産する体制。具体的には、西陣地域から丹後地方などの地区外に織機が流出する現象がみられた（高橋 1984）。

8　ＰＰＣ方式とは、アメリカで始められた入院患者のケアに関するシステムである（Raven et al. 1962）。基本理念は患者の医療と看護の必要度に応じて病院の病棟を分類し、また地域内の施設などもその役割を分担するなど、地域に拡大して患者をケアしていこうとするシステムである。具体的には①intensive care unit（集中治療）②intermedicate care unit（準集中治療・中間治療）③self care unit（軽症治療）④long term care unit（長期ケア）⑤home care unit（在宅療養）に分けられ、地域全体を視野に入れて患者を受けいれる体制。

9　一九七七年に全国社会福祉協議会による「都市型特別養護老人ホームの整備のあり方に関する研究」で地域サービスの一環としてショート・ステイがあげられ、一九七八年に寝たきり老人短期保護事業として始められた。具体的には特別養護老人ホームに委託ベッドが設けられた。しかし入所条件は、介護者の家族に介護者がいないあるいは介護できない事情がある場合であった。また、寝たきり老人の適応基準も不明確であった。重度障害を持つ者、経管栄養気管切開などの特殊ケアを必要とする者は、特養でのショート・ステイの適応からは除外されていた（全国社会福祉協議会編 1977）。

総合病院の条件は、①ベッド数が一〇〇床以上あること、②診療科目の中に内科・外科・産婦人科・眼科・耳鼻咽喉科を必ず含む、③その他の施設として化学細菌・病理検査室・病理解剖室・講義室・図書館などの設置があること、である。

本章では、京都市・西陣地域の医療実践が、現代医療史のなかでどのように位置づけられるのかを、序章で検討した猪飼周平の「病院の世紀の理論」を参照しながら考察する（猪飼 2010）。

猪飼によると、二〇世紀は治療医療が進歩し、その社会的期待に応える形で、病院が医療供給システムの中心となった「病院の世紀」である（猪飼 2010: 3）。そして、猪飼は医療供給システムを、専門医と一般医を分離する方式を採用しているか否か、プライマリケア領域を担当する専門医が自ら病床を所有するか否かという観点から三つに類型化している。一つ目が身分原理型システム（イギリス）、二つ目が所有原理型システム（日本）、三つ目が開放原理型システム（アメリカ）である。日本の医療供給システムは、すべての医師が専門医としてのキャリアを積み、さらに医師自ら病床を所有することから所有原理型に分類される。日本の所有原理型は、二〇世紀において日本の医療供給システムを「安定化・固定化」させるための条件であった（猪飼 2010: 207）。

猪飼は、所有原理型システムを病床の性質から注目している。病人を処遇する場所として様々な役割を持っていた病床が、「病院の世紀」においては、治療のための病床に収斂し増加していく傾向にあったことを歴史的に提示した。これを猪飼は「病床の一般病床化」と呼び、その中でもより医学的治療に純化する過程を「一般病床の治療化」とした（猪飼 2010: 238-239）。そして日本では、「病床の一般病床化」に「柔軟性」があり、病床が「病人が寝る床」としても利用され、「一般病床の治療化」が抑制されていることを指摘した（猪飼 2010: 252）。入院治療を必要としない高齢者のいわゆる「社会的入院」は、「病人が寝る床」として病床が利用された現象のひとつである。これは、治療中心の医療供給システムとは相容れないようにみえる。

猪飼は、高齢者の入院長期化が一九七〇年代初頭の老人医療費無料化以前から始まっていたことを指摘したうえで、高齢者の「社会的入院」を日本の所原理型の特徴との関わりから次のように説明している。病院を経営する日本の開業医は、セカンダリケアへのアクセスを保証するために病床所有の増大が必要であり、そのために病床の「質的高度化よりも量的増大を指向」してきた。さらに、経営的観点から、病床を治療機能に特化させるよりも、その利用法に関しては柔軟であることが求められた（猪飼 2010: 257-259）。猪飼は高齢者の社会的入院を可能にする供給面での条件をふたつ挙げている。ひとつは、病床を「病人が寝る床」として医師が認めることである。所有原理システムのもとで、日本の開業医たちは「一般病床を医学的治療以外の目的で使用すること」について「寛容」であり、それが「社会的入院」という柔軟な病床利用を可能にした。もうひとつは、十分な病床が継続的に供給されるために、「収益の上がる経営モデルを構築」することである。開業医たちは、医療保険と保険外請求とを組み合わせて収入を確保すると同時に、支出面では人件費を節約するなど資本を増やしていった（猪飼 2010: 263）。このように、一九七〇年代の高齢者の社会的入院は、所有原理型の医療供給システムの特質に由来するものであり、その意味で例外的現象でも病院の世紀の転換の兆しでもなかったと猪飼は指摘する（猪飼 2010: 267）。

では、病院の世紀の転換とは何か。それは、「包括ケアシステム」の創出である。疾病構造の変化、高齢化、障害者福祉領域における「生活モデル」の台頭によって、治癒すなわち健康という概念が転換し、生活の質（QOL）を重視する「包括ケアシステム」が形成される[1]。「包括ケアシステム」では、医療供給が病院から生活の場に引き寄せられ、地域社会は「介護など生活を支援するための社会的資源の供給主体として」重視される。「包括ケアシステム」の担い手も、医師を頂点とした「専門家の階層システムから、多様な職種や地域住民の間のネットワークへと移行」していく。また、治療重視の「病院の世紀」では「目標を異にする」医療と高齢者福祉が、「包括ケアシステム」では生活の質の増進という「一つの目標の下に統合され」、予防・治療・生活支援を総合的に行う社会システムの形成によって、「病院の世紀」は終焉すると猪飼は論じている（猪飼 2010: 220-222）。

では、本論文で検討してきた西陣での地域医療の歴史は「病院の世紀の理論」に対していかなる視座を提示することができるだろうか。

第1章で論述した戦後の民主化の時代を背景に、第2章では、白峯診療所が設立される過程を分析した。「自分たちの身体は自分たちで守る」という「自主・自立・自衛」の思いで立ち上がった住民と医療者たちは、医療を受けることは住民の権利であることを地域に浸透させていった。医療活動の目的は、生活困窮で医療にかかれない人たちに医療をつなげていくことであった。そのためには、福祉制度である医療扶助の活用と公衆衛生的な地域保健活動との統合が必要であった。医療と福祉の統合は、住民の生活を基盤にした実践から出てきたものである。それは結果的に治療効果に対する住民の期待とともに、医療施設の充実を要求するものとなった。堀川病院の開設は、「治療医学」への期待とそれに見合った効果的な医療供給のありかたを、住民と医療者たちが、医療技術の高度化と病床の拡大に求めた結果であった。

第3章では、堀川病院の医療活動と地域住民の関係を論じた。一九六〇年代、堀川病院は、民医連から離脱した後も、他の民間病院と同じように治療の高度化を目指した。病院機能の高度化に対する住民の期待は、病院への出資金の増額にも現れていた。堀川病院は白峯診療所時代からの生活を基盤にした「生活医療」の方針を堅持し、地域住民の居宅を病床とみなし、地域全体に医療を拡大していった。地域での健康・予防活動、疾病予後などに軸足を置きつつ、院内で急性期治療と結合することで、高度な医療を担う病院を発展させてきた。

第4章では、高齢化社会を背景に堀川病院の医療の取り組みと地域住民との関係性を分析した。一九七〇年代になると、堀川病院でも他の民間病院と同様に、長期入院する多くの高齢者を受け入れるようになった。すなわち、「一般病床の治療化」を抑制し、「病人が寝る床」として病床を利用していた。これは社会的入院を可能にする条件に当てはまっていた。その結果、満床が続き住民が期待していた急性期病院としての機能が果たせなくなってきた。住民の間では、必要な入院治療や救急治療が受けにくくなっていることへの不満が生じていた。病棟の医師や看護婦たちも、急性期患者への高度な技術を使用した治療・看護に集中したいという要望を地域医療研究会にあげていた。彼らは、患者の長期入院によって「一般病床の治療化」が抑制されたことに対して、治療の質の高度化を求めたのである。加えて、病床が回転しないことから、経営にも影響が出始めていた。地域理事や助成会など多くの住民が運営に参加する堀川病院では、長期入院のコストを保険外請求として患者に求め、人件費を抑えたりすることは難しかった。堀川病院は高齢者の長期入院を資本増強につなげる経営モデルは構築できなかったのである。

対応策として一九七二年に導入されたのが、長期入院の高齢者を居宅療養に移行し、必要に応じて早期入院・早期退院・訪問看護を実施する間歇入院制である。地域医療研究会で、高齢者の身体的・精神的・社会的処遇などが検討され調査も実施したうえで導入された。それでも、長期入院していた高齢者が家に帰されることに、家族からは強い抵抗と不安があった。堀川病院は家庭での介護の不安に応えるために、一九七三年に訪問看護専門の居宅療養部を開設し、退院した患者の医療と看護を継続する体制を構築した。

高齢者を居宅に帰すためには、このような病院側の対応だけでなく、助成会をはじめとする住民組織の協力が不可欠であった。住民たちは地域ぐるみで居宅療養者の介護を支援した。一九六〇年代にコストのかかる往診を堀川病院が廃止しようとした際にも、住民が経費の一部を負担して、居宅での診療活動を維持した経緯がある。このように住民が病院運営に実質的に参加してきた。住民と医療者の総合的な取り組みによって、間歇入院制による「一般病床の治療化」と訪問看護が強化され「住民の病院」を機能させたのである。このことから堀川病院は、二〇世紀における所有原理型の病院経営から逸脱していたといえる。

もっとも、猪飼は、治療必要性の低い患者を病院の外側に押し出すことによって、医療の「包括化」が促進され、同時に、重症な患者のみを対象とする「急性期病院」が進展すると言及している（猪飼 2010: 222-223）。「包括化」を訪問看護制度の拡充に置き換えると、堀川病院の間歇入院制導入の結果生じたのは、まさに包括ケアシステムの促進と病院の急性期化であった。一九七〇年代に、所有原理型の日本の病院が長期入院の高齢者を院内に抱え続けたのに対して、堀川病院はいち早く、高齢者を院内病床から住み慣れた地域社会や居宅に帰し、包括化した医療を提供することで、急性期患者の受け入れ可能な病院となった。とはいえ、病院から出された高齢者の「受け皿」については検討の余地がある。猪飼によると、病院の急性期化においては、「急性期病院が効率的治療空間として保たれること」が重要であり、高齢者の「受け皿」は社会的に問題とされていなかった（猪飼 2010: 224）[2]。

一方、堀川病院の場合、高齢者の「受け皿」となった居宅は、白峯診療所以来行われてきた「生活医療」の実践の場に他ならず、地域住民の生活や家庭環境を十分に把握してきた場であった。「生活医療」を、病院診療の一環として位置づけていたからこそ、居宅に移っても往診・訪問看護を通じて医療が続けられた。行政による「保健・医療・介護制度」は当時まだ存在しなかったが、間歇入院制による居宅療養部の発足によって、堀川病院は独自の保健・医療・介護システム を作りあげた。その意味で一九七〇年代の間歇入院制による訪問看護の拡充は、「生活医療」の集大成ともいえよう。

では堀川病院のこうした実践は、現代の「包括ケアシステム」の先駆といえるのだろうか。現代の「包括ケアシステム」の特徴は、医療供給の場が施設から生活の場に移り、医療の担い手が医師から多様な職種へ移行し、地域社会が社会的資源の供給主体となるということである。第４章までみてきたように西陣では「病院の世紀」のさなかに、「生活医療」を実現していた。

白峯診療所ができ、堀川病院へと発展していく一九五〇年代から一九六〇年代、西陣地域の医療の主な課題は貧しい労働者とその家族の健康の保持であった。医療者たちは生活環境の改善や公衆衛生対策を行い、西陣に暮らす人々を医療につなげていった。一九七〇年代以降は「生活医療」の主な対象は高齢者となり、高齢者の特徴や暮らしに合わせ入院医療の延長として在宅医療が考えられた。

このように、時代とともに「生活医療」の形は変化したが、その原点は、住民が治ることを期待した医療であったといえよう。同時に、住民と医療者は、住民参加の病院経営をはじめ、地域での保健活動や、住民組織による福祉活動の支援や居宅療養の確立など生活を重視した総合的な取り組みを形にしていった。堀川病院は、高度医療化を目指した総合病院を核としながら地域に働きかける医療を展開し、また、住民も「自分たちの病院」として関わり続けていった。だからこそ西陣において、治療中心の医療と住民の生活を重視した「生活医療」は共存しえたのである。

しかし、第5章で述べた様に高齢化の早かった西陣地域では、一九八〇年代に入り居宅での介護力が低下し、療養体制は家族依存型から施設依存型の療養へと移行するようになった。堀川病院では、医療の側面からはＰＰＣ方式による機能分化や患者の一時預かりを試み、地域活動としてはディ・ケアを開始し、住民がボランテイア活動で療養体制を支援した。一方で、支援する側の高齢化、そして病院内の機能分化と療養体制とのバランスが取れず従来の医療体制を維持するには困難な側面も出てきた。

国が在宅医療・在宅福祉を中心に医療・介護制度を整備し始めた一九九〇年前後、堀川病院と地域との繋がりに変化が見られるようになった。訪問看護や往診を公的な制度に組み込むことは、西陣の住民や堀川病院の医療者たちが早くから訴え続けていたことである。とはいえ、住民による福祉的な活動が制度の下で行われるようになると、介護の専門性が求められ、人材や支援内容など様々な面で規制がかかるようになってきた。加えて、住民組織の高齢化や地域住民の世代交代によって次第に住民同士の連携も弱まり、間歇入院制導入時に発揮されたような地域住民による居宅療養支援は期待できなくなっていた。病院内の組織も新旧交替がみられ、白峯診療所時代から活動していた医療者たちも一線を退いていており、従来のように、地域に働きかける病院の勢いが弱まってきた。住民と病院両者の要求であった老人保健施設の建設案は、費用や場所が確保できず実現に至らなかった。老人保健施設の建設をめぐる議論が引き金となって、一九九四年に地域資金が返還された。住民による「自主・自立・自衛」の活動は、政府による保健福祉政策の「自助努力と相互扶助」に置き換えられ、西陣地域の「生活医療」は、行政主体の包括的な支援・サービス体制に組み込まれていった。このことからも、西陣における「生活医療」が、国の方針としての在宅医療を中心とした「包括ケアシステム」とは異なる体制であったことが見えてくる。

これらの検討を通して、堀川病院の地域医療は、現代の「包括ケアシステム」の先駆というよりは、戦後日本の西陣地域の特異な条件のもとで、猪飼を参照軸にすると「病院の世紀」においてこそ出現しえた「生活医療」であったといえよう。

堀川病院は、政策的な後ろ盾もなく、先行するモデルもないなかで、都市における地域医療を実現した。西陣地域の住民にとって、白峯診療所や堀川病院は「自分たちの病院」であった。「金も出し口も出す」のは「自分たちの病院」という誇りがあったからだ。自分たちの病院を守っていくことが、自分たちの生活ひいては西陣の産業を守ることであった。そのためには、病院を含む西陣地域全体の利益をどのように実現したらよいのかを、住民と医療者はともに試行錯誤しながら、「病院の世紀」において独自の「生活医療」をつくりあげていったのである。

それはまさに「住民とともに歩んだ医療」であったといえよう。

本書では、一九五〇年代から一九九〇年代までの約五〇年間にわたって、京都西陣地域での医療実践を、医療者と住民の両視点から捉え、そのダイナミズムを詳細に描き出した。現代の「包括ケアシステム」との関係については、猪飼の理論を手がかりに一つの見通しを提示することができた。

近年の医療政策は病院病床の機能分化により、急性期医療と在宅医療は「地域包括ケアシステム」の一環として相補的な関係に位置付けられている。しかし、地域の人々や患者が、暮らしを大事にしながら医療や介護を受けることができるかどうかは、決まったシステムや一環したサービスの提供・受療ではない。地域と病院、人々の関わりが、いかなる関係性の中に位置付けられているかが重要な課題である。「地域医療」を医療だけの問題ではなく、住民の暮らしを通じた地域の活動という観点から、改めて問い直す作業が必要である。本書の成果を踏まえ、今後の課題にしたい。

■注

1　猪飼は、健康概念が「医学モデル」から「生活モデル」へと転換していることを踏まえ、次代の「地域包括ケアシステム」が「専門職の分業・社会関係資本の構築・コスト増大への対応」など、従来とは質的に異なる課題が出てくると指摘している（猪飼 2011）。

2　猪飼は、日本における「老人病院」で身体的拘束などの問題が起こったのも「病院から放り出された人びとがどのように処遇されるべきかについての顧慮が二の次にされていた」ことに一因があるとする（猪飼 2010: 225）。

ここから、ときに別のものを、受けとる

立岩真也

■繰り返すが、まず書かれてよかった

まず本書が記述の対象としたものがいったいなんであったのか、今にどんな意味があるのかと考える前に、時間が経ち過ぎない間に、本書は書かれた方がよかった。この世にある／あったなんでもについてこのことが言えるわけではない。しかし、本書が対象としたできごとであれば、まずそれをどう見て何を言ったらよいのかを思いつかないとしても、書き記したらよい。すべての人がそのように思うのではないかもしれないが、それでもそう思うのは、確実に私だけではない。それで実際に書かれて、よかった。

そんなものが書かれるのが、少なくとも一度目（だけ）は許される。ただその代わりに、二つめが書かれる時に役に立つように、また妙なことが書かれないために、記述の正確さと、そして量と密度が求められる。同じことばかり、とくに生活書院から出してもらってきた本については幾度も繰り返していて恐縮だが、そう思う。

■その上で

まずしっかり書いたものがあったうえで、それを読んで、ああでもないこうでもないと考えること。これ

が二つめに研究者がすることだ。むろん、両者は独立してあるのではなく、何が言えるのか考え考え、調べることがなされることも多い。考えないと何を調べたらよいのか見当がつかないということもある——それでも、同じ人が二つを同時にせねばならないとは決まっていない、とも、あえて私は言うことがある。

それで本書に書かれたことをどう捉えるか。なかなか難しいところもあると思った。これまでいくつかの解題もどきを書いてきたが（註）、今回の短文は、それらのいくつかの何十倍かの時間がかかった。どうも書きにくかった。そして、結局は早川一光インタビューの後で書いてそのインタビューとともに『わらじ医者の来た道』（早川・立岩・西沢、二〇一六、青土社、以下『わらじ医者』）に収録された「早川一光インタビューの後で」に記したことを繰り返している部分も多いことに、この短文の終わりかけに「後で」を読み直して思って、なんだ、とも思った。どう捉えるかは、どういう「筋」の話であるかをどう捉えるかということでもあり、そして／あるいはこれからどうするのかを考えることでもある。後者について、私はかなりしつこく書いていると思っているのだが——「後で」の後半はそんなことを書いているのだが——、そうした部分が読まれているという気配をあまり感じられないのは残念なことで、結局そういう部分をまとめた短い本を書くしかないのかなと思うことがある。

さて、著者も、その「位置づけ」を求めた、また求められたのだと思う。そこで猪飼周平の『病院の世紀の理論』をもってきて、本書を位置づけようとする（四・二四・一七三・二七三頁、等）。たしかにその本はよくできた本だ。しかし、その本が対象とした大きな部分についてはきっと書いてある通りに言えるのだろうが、もっと広く見ることもできる。そして、前の世紀を（別の世紀も）病院の世紀と（だけ）捉えない方が、この、本書が描く病院を中心にあったできごとを見るのによいと私は考える。

■より広く見る

前の世紀、（所謂）病気を（おおむね短期間の入院も含めた）病院でなおそうとするということは確かにあったが、それだけではなかった。人には、その本人にとってのそして／あるいは周囲の人たちにとっての、身体に関わる不具合・不都合が種々ある。それを扱う場・人は様々あってきた。人々が求めたこと、社会が行なってきたことは様々だった。だからこそ、おおまかに全体を捉える枠組みも必要だと私は思って、『不如意の身体――病障害とある社会』（青土社、二〇一八）も書いた。そしてこの国の戦後のごく一部の歴史について『病者障害者の戦後――生政治史点描』（青土社、二〇一八）を書いた。後者では、そのかなりの部分で（旧）国立療養所のことを書いた。その施設に、結核、ハンセン病、精神病、重症身心障害、筋ジストロフィーといった病・障害のある（あった）人たちが収容された。そして他方、同じ世紀、同じ日本の戦後、民間の精神病院がおおいに栄えた。その一端を『精神病院体制の終わり――認知症の時代に』（青土社、二〇一五）に書いた。それらの人たちの多くは、狭義の医療を得るために、すなわち痛み・辛さを緩らげ、死からしばし自らを遠ざけるためにそこに行ったわけではない。長引く病や障害がある。自分にとってさほどでないが他人たちはそうは受けとらないものもある。そうしたものは前の世紀だろうが、今世紀だろうがたくさんある。自らの苦痛のためにというよりはむしろ、種々に面倒であったり厄介だとされた人たちがそこで長く暮らした。これらは病院ではあったが、（狭義の）医療のために人を収容したわけではなかった。そしてそれは、今日までに至っている。

　こうしたことにはとくに日本に起こったという部分とそうでもない部分とがある。医療という名目が与えられれば、収容・強制が正当化されやすいということもあったかもしれない。そんなこともあってか世界的に病院がたくさんの人を収容したことはあった。加えて日本では、民間の病院が大きな部分を占めてきたから、その同業者の組織が大きな力をもってきた。金が流れるような構造ができた。精神病院が、その組織は経営を確保・拡大するために、多くの人たちを収容してきた。これらは、どちらかいえば、今となっては評判のわるい処遇の仕方であっただろう。ただ、それらにも、正しい／正しくはないは別として、もっともな事情があった。

■違うが隣合わせの部分もある

そうしていったん広げて見た上で、本書で記されているのはどんなできごとか。それはたしかに今並べたのとは異なる成り立ちから始まっている。起こったのは、普通の医療から始まって、しかし人の身体を纏った生活に付き合ってしまって、狭義の医療からはみ出してしまったという出来事であるように思う。

本書に記述された人たちはまず医療者であり、普通の医療を志向した。自分たちが関わることになった人たちの命がもっと長らえればよいと思い、そのために必要と思うことをしようとした。そして仕事をしていくと、狭い意味での医療では足りないと思われた。身体について困ったことのある人たちは、前の世紀にまったく限らずいつも、たくさんいるから、行なわれる（べき）ことは当然に広くなる。だが、たいがいは職業者の自分の持ち分は決まり、限定される。その決まり方はしばしば簡単だ。自らがもつ技術で対応できる分だけをするというのが一つの限定の仕方だが、実際には人が行なえることはもっと広い。資格があろうがなかろうが、世話する仕事のかなりの部分はできる。結局、それを自分が行なって（どれだけ）収入が得られるかで人の仕事は限定される。自分の仕事場は病院であり、自分は医師であったり看護師であったり、それだけで多くは定まる。そうやって当然にすることは限られてくる。しかしここではそこで終わらないことが起こったということだ。まずは普通にまっとうな営みが、しかしその時期（もそして今も）普通のこととしてはなされたなかったことがなされた、起こったということだと思う。

本書に出てくる人たちは、医療より広いところで、病院よりも広いところで仕事をすることになった。それは繰り返すが、身体や生活に即する限り、当然のことなのだが、実際には制約されている。それをはみ出した。そこには「人民へ（ブ・ナロード）」といった気持ち、志がやはりあっただろう。ほどよく近いところに、同じような身体的な状態を抱えている人たちが、密集して、多数いたということもあるだろう。本書ではまずその様が描かれ、そこでの実践が書かれている。

それには、経営のために業務を維持しようとしたり拡大しようとした部分とは異なるところがもちろんある。むしろその人たちは、儲けにならない部分をあえて行なおうとした。さらに、後には、医療について相対的に本人・家族の負担が少ないことで病院への入院者の滞留が多くなるとそれに苦慮したのでもあった。ただ両者は、客として重なる部分を対象にすることにもなった。例えば、本書にも認知症の高齢者への対応が先駆的に自覚され始められるその経緯が記されるのだが（二二二頁）、その時期に多くの人たちをより多く収容し、経営を拡大したのは所謂老人病院だったし、京都では精神病院として始まっていた——当時の、今はもっとよい病院になっていると聞くし、そうに違いないと思う——十全会病院だった。そして現在、その構図は再び日本精神科病院協会（日精協）が進めようとし、相当規模で実現している（前掲『精神病院体制の終わり』）。

十全会病院は当時日本で最大の病院で、二千床といった規模のものであったという。堀川病院はそれよりずっと小さい規模で、まじめに仕事をしようとした。その病床数でなんとか回していくために「間歇入院」といった仕組みも使うことになった（一九八頁）。ただ、真面目な堀川病院他でずっと病院にいることが難しい、しかし家に帰ってもどうにもならないという人たちもきっといて、するとそれはどうなるか。そんな人が（どれだけ）いたか知らないが、例えば十全会病院に、ということはありえたと思う。

そしてその十全会病院は国会でもまたマスメディアからもおおいに批判されたが、結局その営業をやめることはなかった。収容した「数」だけでいえばその数の方が多い。そうした施設は、実際にその経営者は「人生の終着駅」と言ったのだが、最終的な場所として機能した。本書でもあげられている京都の革新的な医師会はこの問題に対してはっきりした動きをとることはなかった、「革新府政」にしてもそんなところがあったのではないか、と私は思っている。その病院が機能を果たしていることを、「地元」は否定することができなかったということではないか。

すくなくともその時期の医療に関わる制度の仕組みのもとで、数をこなし、その意味で「貢献」したのは、まったく「徳」に欠ける部分だった。こうして本書で記されたのは、苦いといえば苦い、その歴史の一部分であると考えることもできる。手術なり治療して戻す／戻すというだけのことですまないことがある。「在宅」を目指すが、ときにそのようにことが運ばないこともある。それを、病院・医療にだけ金がつく（自己・家族負担が減る）制度のもとで、施設・病院が受け入れる。それは良心に発することもあり、経営に発することもある。ただ、数だけを言えば、後者の方がこなせるということがあり、そしてその後者によって、前者がそのベッド数でなんとかやっていける状態を維持することもあるということだ。

■地域や全人的はいつもよいか？

こうして一つ、「営利」から実際最も遠いところにいた医療・病院の実践がまったく別のものと隣接した部分があり、そしてその質をまったく無視して量だけを取り上げれば、そのよろしくない部分が大きな部分を占めたとも言えることを述べた。

もう一つ、その明らかに真面目な実践を、ただ称賛されるべきものとしてだけみればそれでよいのかという問いもある。

「農村医療」「地域医療」を初期から担った人たちには戦前からという人たちもいるし、早川のように終戦直後から関わったという人たちもいる。その時期のことを私はまったく知らないし、早川の著作にも若干の記述の揺れがあるので確認しようと思い、『わらじ医者』に収録したインタビューをしたのでもある。早川の場合は早い時期から大学を離れ（離れさせられ）医療実践の場に専心するから、その後全国の大学で起こった政治闘争の様々にはさほどの関心も関係もないようだったが、六十年安保の残党に農村医療・地域医療に行く部分がある。石井暎禧、黒岩卓夫といった人たちがいる。七〇年の大学闘争に関わった人たちでは、今井澄（東大闘争の後、諏訪中央病院）他。島成郎は六〇年安保の後政治から身を引いたとされるが、医療に関するところでは後者にも関わり続けた。これらの人たちのことは拙著『造反有理』（青土社、二〇一三）に書いた。多くの人たちは反体制の気持ちを続けるが、医療には肯定的だ。ただ、後者の運動に関わった山田真（東大闘争の後開業）などには、肯定的でない部分がある（稲場・山田・立岩『流儀』、生活書院、二〇〇八）。その人たちは「まちぐるみの健康増進」といった乗りに肯定的になれないのだ。私は、黒岩などが関わった新潟県大和町での実践が実際にどんな、どの程度のものであったのか、よく知らない。誰か研究してほしいと思う。ただ山田らの懸念にはもっともなところがあると考える——その懸念・批判がどのような意味でどこまで妥当であるのかをはっきりさせることも「学」の課題であると考えていて、前掲『不如意の身体』も書いた。

その「一斉」な感じは、京都ではどうだったか。京都の人たちは、新潟県の人たち——私は新潟県の出身だ——とは異なり、素直でなく一筋縄ではいかないところがある。そして堀川病院などはかなり狭い範囲でやっていて、他の組織もいろいろあり、その地の行政と一体となって、一致団結して、というものではなかった。「地域一体」が向かってしまう負の効果を考えるなら、かえってその方がよかったとも思える。

そして、こうして「地域」に行った部分は一様ではないのだが、そこには人々や地域の「実情」を知り、そこで「医療の限界」を実感することがある。もちろん、技術が全部をなおせるわけではないことは誰にだってわかることだが、その技術者の多くは最初から相手にしないか、自分の領分の仕事が終わるとやめてしまう。だがそれの先にあるいは手前に関わってしまうなら、限界はよりはっきり感じられる。そんなことがあって、「差し控え」に肯定的になる部分もある。「在宅死」「畳の上の死」の方がよかろうと私も思うが、そこから微妙な位置に「立派な往生際」というものがあり、それの推奨のされ方には危ういところがある。そしてそれは、早川のたいへん数多い著書（一覧は『わらじ医者』）にもいくらか感じなくはないことでもある。ただここでも、本書の範囲、つまり京都・堀川病院、そして早川に関わる範囲では、病・障害のある本人たちの近いところに居続けたことによって、だと私は思うが、そう割り切った立派なことは結局言わない。そして、早川はずいぶんな高齢になってから自分が病を得て、かなりじたばたして、亡くなった。二〇一八年十二月「医師早川一光を語る会――西陣の医療から総合人間学へ」という催が立命館大学であって、私も少し話をしたのだが、そこで、何がその年大切であったかといえば、「総合人間学」とかでなく、九〇歳を越えた早川のじたばたがあって、それが川村雄次が取材したNHKの番組でも映されたことだと話した。そんなに立派に人は死なないことを示して死んだことが、早川の最後の立派な仕事であったと話した。

これは本書に書かれるところのどこまでの範囲にあったのかわからないが、すくなくとも早川にはそんなところがあって、である限り、私は、私がいつかの本で書いてきた「良い死」に関わる懸念・心配をすることはないと思っている。ただ、この、「人々に寄り添う」といった類の真面目さ一般には、危ういところがあると考えている。だから、前節で記したような商業主義との無関係（だが隣接してしまうところがある）とともに、そんな主義とは無縁であることを言えばそれですむ――しかもそれはときに営利主義とは関係なく「財政」を心配してしまう心性ともまったく無縁というわけではない――のではない。こうして、他方では真面目な実践であるがゆえに表れてくる問題もある。

■堂々と社会に言ったのはよいと思う

こうしていくつか知ったり考えたりするべきことを残すのだが、それを言うのとまったく同時に、私は、そこでなされたことなされてきたことのほぼ全部は普通によいことだと思う。普通に医療から発しているが、その場はすくなくとも病院である必要はなかった。また医療に限られることはなかった。医療者でありつつそのことをわかって、誠実に対応してきた。それはまったくまっとうなことであった。それは先駆的だったか（二七九頁）。堀川病院他の実践があった「から」その後のことが起こったとはなかなか言えないところはあるが、先駆であったと言って差し支えないと私は思う。

その後どうなったか。一つ、公的医療保険他の制度がそれなりに整備され、持続してはいる。また一つ、医療ではない活動も増えて、これもまた一般的なものになった。つまり「福祉」の領域が拡大していった。医療法人が福祉施設を経営し事業を運営するといったことは一般的になっているが、それはそれが経営的に成り立つことによる。かつての堀川病院のように、無理して「持ち出し」で対応する必要は減った。他でも（経営的に）できるようになり、実際になされるようになった。病院外にもそうした事業を行なう組織がたくさん出てきた。すると、堀川病院他にしても普通の病院になっていく。

とすると、それは終わったということになるか。

まず、ときに人はこうしたところで間違ってしまうのだが、終わったとして、それ自体はまったく問題ではない。

まず一つ、かつて終戦直後から堀川病院の成立・持続のその間、そこでなされたことがもしなされなかったら、もっと早くに死んでしまった人たちがかなりの数いただろう。その人たちはすこし長生きができた。それはまったくよいことだと思う。

そのよいことがなくなってしまったらたしかにそれはよくない。ただもう一つ、かつてのわりのあわない実践は、経営的にまずまず成り立つことにもなり、広がった。それは、好ましく望ましいことである。運動は目的を遂げて終わるためにある。そうして運動が終わることはわるいことではない。まったくよいことである。

ただ、そのうえでのことだが、何を考えてこれからを行ったらよいのかを考えるということはある。

一つ。その実践は、自分たち自身で行なうというだけのものでなかった。制度と金を、金のないしかし長生きしたい人たちといっしょになって求めた。その仕組みが十分でない間、うまく使えない時、それを使えるようにした。病院の設立・増築・運営にあたって住民から出資を募ったが、それですべてを賄おうと考えたわけではない。公的な制度、医療保険を要求しつつ、同時に、生活保護で使えるはずの医療をうまく使えないと自分たちがその医療を実際に行なった。そうしたことを行ないながら、制度を要求した。

今だって、その要求や要求された制度はべつに否定されているわけではないと言われるかもしれない。しかし、それから何十年も経って、今、もうかなり長い期間、この社会の小さくない範囲にあるのは悲観だ。ずっと豊かになったはずのこの時代の方がずっと、心配性であると思う。たんにかつての人たちはもっとしっかりしていたと言うだけではだめで、大丈夫であるという根拠を言う必要はあり、だから私もそんな仕事をしてきたし、また、さらにその仕事をしようとしている。ただ、それはそれとして、厳しい貧乏な時代にあってはっきりしたことが言われたこともまた、知っておいた方がよい。私が関係した博士論文・書籍では有吉玲子の『腎臓病と人工透析の現代史』（↓註）があるが、そこに詳述されているように、かつてたいへん高価であった人工透析が、高価である（ために払えずに実際に人が死んだりすることがあった）がゆえのことだったが、公的な負担にすることが求められ、そして実現したことがあった。それが、それから五十年近くも経ってから、そんなものに金はかけられない（金が払えないような輩は死んでしまって仕方がない）といったことが、具体的には事件の翌年に国会議員に立候補もした長谷川豊という人によって言われる。当然にそれは批判の対象にはなった。しかしその人物は自らを弁護し続け、政党から立候補の公認を受けることにもなった。そうしたことが度重なっている。その方がおかしなことだと思えるためにも、かつて、堂々と言われたことを知ればよく、そして、現在はもっと余裕があるはずだと当然のことを思い、それを冷静に、論理的・実証的に検証し証明すればよい。かつてそれは、不幸・悲惨を言うことによって主張された。それはそれで現在にも存在するのであればおおいに言えばよいが、それだけでない言い方で言うことの意義もある。そう考える。

■むしろ黙っている場から、わがまま勝手を通す

もう一つ。どのように民主的であれるのか。「民主的」とか言われると、疑わしく思ってしまうという癖がついてしまっているということが私（の同類たち）にはある。ただ、多数決で決める（のがよいといった）決定についての原理・規則ということではなく、病にある「民」が「主」であれるようなあり方を考えてみる。『わらじ医者』に書いた「後で」にも書いたことだが、私は、堀川病院の営み、苦闘を知ったうえで、そしておおむねそれはそれとして肯定されるべきと考えた上で、違う「立て方」が必要なのではないかと思う。その時の仕組みをそのまま受けとる、それを他でも行おうとするということにはならないと思う。そしてまた、たぶんそれは早川が考えていた「総合人間学」といったものを追究して出てくるものでなく、もっと即物的な形而下の思考から出てくるものだとも思う。そしてそれはまた、本書が書かれた上で、その周辺のことをすこし私が知っていることを足し合わせた上で出てくるものだと思う。前掲の『わらじ医者（の来た道）』収録の拙稿の後半——第2節「何を継げるか」、見出しを列挙すると「成功と苦難とは同じところから発している」「基本的な仕組み」「支払う制度の方向について」「支払う制度の決め方について」「組織において」「人について」「介入の自由を認めること」、そして「結語——仁医をあきらめ、同時に、可能にする」——に割合長く書いたからそれを読んでいただければと思う。ここでは短く、ただ一部すこし言い方を変えて記しておく。

経営に参画するというあり方について。経営に人々が影響力を行使できることは、いまだに有効ではあるだろう。ただ、参画するということは、制度の制約下において、経営についての事情がわかりそれをふまえて行動するということになりがちである。そしてその人たちは、住民であるかもしれないが、たいがい病人ではない。

私は、かつて何年もの間左膝がずいぶん痛かったことがあって、京都民医連中央病院に二晩入院したことがある。そこで倫理委員会の委員というものを数年務めたことがあって、その時に知り合いになった外科医に、いろいろと整形外科やらいってもすこしもよくならないのだと相談したら、手術を提案され、半月板を滑らかにする?手術を受けたのだった。手術のせいかどうか、半年経った後だったか、痛みはかなり軽減されそれはたいへんよかった。そして、倫理委員会の時から知っていたが民医連——堀川病院がその系列の病院でありやがてそこから脱退したことは本書にも記されている（一三八頁）——の人たちは真面目でいい人たちだった。だが、病棟は（新しくてきれいな病棟もあったが）古くて、六人部屋と食事は、たった二泊だったが、辛いものがあった。民医連がどうと言いたいのではない。立派な理念があり、立派な人たちが働いていても、病人の望みは普通に勝手なものだということだ。その普通に自分勝手な不平不満を言い、それがいくらかでもだんだんでも通っていくことが大切だと思う。ごく具体的であり、まったく細かなことでもある。利用者が経営者にもまたなるなら、その利用者でもある経営者は、政府などにはおおいに要求するだろうが、それには常に限界がある。そのなかで、いろいろとやりくりし、譲り合ったり、自粛したりするだろうと思うのだ。そのことは仕方のないこと、さらによいことでもあるだろう。しかし、要求は、ごく具体的であり、まったく細かなことであり、利己的なものであるが、それが仕方なくでもなんでも通ることが大切だ。そしてむろん、その病室にいる必要がなければいなくてすむのがよい。

たぶん、「住民主体」の立派なものを作るということだけではだめ、とは言わないが、十分ではないのだ。むしろ優先の順序としては、既にある、そして人を収容することにおいて「社会的な機能」を果たしてしまってきているところ、そしそこはそこにいる人が黙っているそして／あるいは黙らされているところが多い、そういうところに焦点をあて、そこに介在し介入していくというやり方があるだろうと思う。そこに対して、またそこに関わっている制度・組織に対して、中にいる人も中にいない人も出入りでき、そして文句・要求を言い、それを実現させていくことの方が、優先度が高いのだと、本書に描かれた実践を知った上でなお、言いうるし、言うべきだろうと思うのだ。

さきにあげた拙著『病者障害者の戦後』のもとになる連載の原稿を書き始めた時に何を思っていたのか、覚えていない。しかしそれが書き進められ、本になっていくのと併行して、旧国立療養所からの筋ジストロフィーの人たちの——入所して三十年や四十年を経た——退院・退所とその支援が、始められ、そして今進んでいる。

京都であれば、旧国立療養所宇多野病院から出たいし出られる人は出る、そこにいる人の生活がよくなるようにする。病院を家のように使えるようにする、病院を、福祉の制度を使って介助者が働ける場所にする、そうした方向があるだろう。そして、今でも多くの医療者が自分の領分のすぐに隣のことをよく知らないことを自覚し、知ること、知る暇がないのであれば、知っている人に委ねること、つまり誰が知っているかだけは知って任せる。こうしたことごとが必要であり有効であると思う。

■二〇一四年の夏

私は、博士論文本体のほうに書くかどうかは別に——書いたっていっこうにかまわないと思っている——、どうしてそれを書くことになったのか、私的といえば私的なことを書くのはよいことだと思い、言ってきた。註にあげた本では、定藤と葛城が書いていて、西沢も本書に記している——私は博士論文にも本書の製作になにも関わっていないから私が勧めたとかそういうことはない。私も少し書き足しておく。『わらじ医者』に収録されたインタビュー——それはまったくの初対面のものだった——前後のことについてはその本の「あとがき」に書いた。ただそこに書いてないことが一つあって、私は、そのインタビューの後、二〇一四年の夏、インタビューを行なった「幸・総合人間研究所」のすぐ近くにある——そして私の勤め先である立命館大学・衣笠キャンパスのすぐ近くでもある——早川先生（以下だけ敬称あり）のご自宅に、呼んでいただき、早川先生を紹介してくれた鍼灸師（かつ私の授業のもぐりの出席者）の萩原三義さんとともにうかがった。その頃（その後、二〇一六年になおったのだが）、私はもう長く精神がおかしくそれで身体もおかしかった。そんなことを言ったか言わなかったか、先生はTシャツを脱ぐように言い聴診器を用いて私を診察してくれた。後日、本書（三〇三頁）にも記されていることなのだが、萩原さんからその聴診器は実はほぼ何も聞こえていないのだという話を聞いて、そのことは覚えている。お昼をとっていただいてご馳走になったように思う。そこで先生と何の話をしたのか、失礼ながらほぼなにも覚えていない。人の記憶とは、私に即するなら、たいがいそういうものだ。そして加えて、身体・精神はばたばたしていて余裕はなかったのだが、それでも、聴診器をあてられていたときは気持ちがよかったように思う。その後先生と話をすることはなかった。私は先生のように素直でまっすぐな人間でないし、人を包摂・包容できたりする人でもない。ただ、それは仕方のないことであって、捩じれた人は捩じれた人なりにすることをする。するしかない。そんなふうに思って、以上書かせてもらった。

■註

これまで、博士論文が本になったその本の中に書かせてもらった文章は以下。窪田の本以外は生活書院刊行。

◇定藤邦子『関西障害者運動の現代史——大阪青い芝を中心に』（二〇一一）に「関西・大阪を讃える——そして刊行を祝す」。

◇新山智基『世界を動かしたアフリカのＨＩＶ陽性者運動』（二〇一一）に「補足——もっとできたらよいなと思いつつこちらでしてきたこと」。

◇有吉玲子『腎臓病と人工透析の現代史——「選択」を強いられる患者たち』（二〇一三）に「これは腎臓病何十万人のため、のみならず、必読書だと思う」。

◇仲尾謙二『自動車　カーシェアリングと自動運転という未来——脱自動車保有・脱運転免許のシステムへ』（二〇一八）に「この本はまず実用的な本で、そして正統な社会科学の本だ」。

◇葛城貞三『難病患者運動——「ひとりぼっちの難病者をつくらない」滋賀難病連の歴史』（二〇一九）に「ここから始めることができる」。

◇窪田好恵『くらしのなかの看護——重い障害のある人に寄り添い続ける』（二〇一九、ナカニシヤ出版）に「ここにもっとなにがあり、さらにあるはずについて——解題に代えて」。

これら私の書いたものはすべて当方のＨＰで読むことができる。またそこからこれらの本を購入することができる。

あとがき

本書は、二〇一七年度に立命館大学大学院先端総合学術研究科に提出した博士論文「京都市・西陣地域における医療実践の歴史的研究——白峯診療所・堀川病院の活動を中心に」を加筆修正したものである。私が「地域医療」をテーマに大学院で研究を始めたのは、二〇〇八年の春、すでに五〇歳を過ぎていた。

当時私は、京都市内の看護学校で生物や生化学の非常勤講師をしていた。大学で生物を専攻した私は、人間の体を探るミクロの世界に興味があった。しかし、授業を担当するうちに、生物学的な「生と死」と、人が「生きて死ぬ」ということの両方を見ていく必要があると感じるようになった。生の始まりとは何か、病いと共に人はどのように生き、死んでいくのかなどを学生と一緒に考えるうちに、医療技術の進展を背景にした生殖医療や終末期医療などの問題に関心を持つようになったからである。こうした関心は、生物を勉強してきた私にとって、「いのちとは何か」という問いに通底しており、そもそも医療や看護は誰のために誰が主体となって行われるのかというテーマにつながっていった。人体の内部というミクロの世界だけではなく、人を取り巻く社会も環境も地域も含んだマクロな世界からいのちを見ることの大切さを感じた。大学院でこのような分野の研究をすすめたいと思い、先端総合学術研究科の門をたたいたのである。

テーマとして選択した「地域医療」は、人々のいのちや暮らしを、社会や環境や地域という関係性の中でみていく一つの医療の形である。しかし、なぜ西陣の「地域医療」なのか、なぜ堀川病院を対象にしたのかを大学のゼミや研究会でよく質問された。西陣を対象としたのは、私が長年考えてきた問いに応えるものだったからである。誰のための医療で、誰が主体となり医療が行われたかという観点に立つと、西陣は本書で取り上げたとおり、ここで暮らす地域住民のための医療として、地域住民によって、生活の中から医療が展開していた。

一方で、この私の問題意識の底には、西陣地域を這うように駆け回っていた父、早川一光の思想と実践を理解したいという思いがあった。

父は、一九五〇年の白峯診療所の創設から堀川病院となって顧問を退く一九九九年まで、病院の歴史の大半を先導してきた一人であった。白峯診療所時代から堀川病院で第一線を退くまでの約五〇年間、西陣地域に根付き地域住民とともに医療現場を離れなかった父は、何を信条として医療を続けたのか、あるいは医療を続けられたのだろうか。なぜ住民とともに西陣で医療機関をつくろうとしたのか、地域住民の生活からどのような医療を描写していたのだろうか。

今回、西陣地域の医療実践を歴史的に追って見えてきたことは、理想や定義を掲げる前に、目の前に展開する課題に対して、地域住民と医療者が「なんとかしていこう」という協働精神に基づいた社会運動としての実践があったことだ。時間と労力をかけた実践は社会を変えられることにつながったり、逆に、全く声が届かなかったりの連続であった。しかし、その社会変革に関わる実践自体に意味があったのだろう。これが、父が西陣の人たちとともに医療を作り上げようとした思想的根源なのかもしれない。父は医療の基本は、「住民自身が自らの責任において健康と暮らしを守り、社会に関わり続けること、そして医療の主体は住民や患者」にあるとし、生涯を通じてこの思いはぶれなかった。この研究は、地域医療とは何か、住民主体とは何かを問い続ける父の根源的な思想の現代的意義を見出すものにもなった。

研究対象とした一九五〇年から一九九〇年代までは、戦後の医療史と重なる時期である。目まぐるしく変わる時代のなかで、白峯診療所・堀川病院が実践した「出っ張り医療」、「踏み込み看護」、「医療扶助獲得運動」、「住民組織と地域理事による運営参加」、「間歇入院制」など、多岐にわたる活動は、父たちの医療に対する思想を具体化したものである。

では、父たちの医療に対する思想とは何だったのか。それは、父自身が西陣の医療運動を語る際に、述べていた医療の「民主化」である（立岩・早川他 2015）。この「民主化」とは、自分たちの問題を自分たちで取り上げ模索・試行していくことであり、住民の主体性を保障する運動でもあった。そのスローガンは「自分たちの健康は自分たちで守る」であり、それを「住民とともに」という手段で、暮らしの中から医療を実践していったのである。地域の医療と病院の医療を分離しないよう住民組織を確立し、医療機関の運営を共に実践したのも父のいう住民主体の医療であった。それは父の社会観というべきものだったのかもしれない。父は、医療分野に関わらず、参加者の主体性を保障するためには、発言・発議・質問・提言が可能な組織が保障されていることだといい、さらには主体性が保障された限りは、最後まで参加者たちが責任をもつという覚悟が必要と断言していた。"Democracy"を、民衆が治めること、と父は解釈し、その精神を最後まで持ち続けた。

父は臨床医であったが、治療や予防は、生活環境や労働環境をぬきにしては実践できないと確信していた。公衆衛生活動と臨床、すなわち保健と医療、加えて福祉の統合は、父たち臨床医にとって医療の出発点でもあった。このような考え方から、西陣地域特有の「西陣症」を見出すことができたのである。堀川病院が二〇〇床を超える民間病院となっても、父たちが「往診」や「訪問看護」をやめなかったのは、住民の要求を背景とした臨床医としての思いを貫いた結果でもある。地域での生活に医療の比重を置くことに対して、病院内では、専門医療を担う医療者たちと父たち世代の臨床医との間に乖離もあった。一方で、数多くの専門医を有する急性期病院を発展させることもまた住民の要求であった。実際、病院内の増改築や検査機能の拡充は地域医療の発展とともに行われていた。父は「技術を高める努力は惜しまない。しかし、技術の高いところに人が集まるのではなく、地域の人たちが苦しんでいる問題に取り組む中で、私たち自身が勉強しようという姿に人々が魅せられてよってくる」(『たどりゆく道』私家版 1999)と語っているが、人を惹きつけるのは人であると信じて止まなかった父たちの意思が、堀川病院という急性期病院を巻き込み、地域全体を包括した医療を成り立たせていたのかもしれない。

「地域医療」は、いうまでもなく、各地域特有の医療の形をもつ。付言1に書いたように、父は、地域医療を医療運動と表現し、地域医療の形を揺れ動く姿として捉えていた。すなわち、地域独特の文化や社会構造や多様な住民の存在が、それぞれ細やかな揺れとなって現れ地域医療の姿を変えるという。だからこそ西陣の地域医療は、普遍的な地域医療のモデルにはなり得なかった。ただ、どの時代でもどの地域でも変わるべきでないものがあるとするなら、住民自身が医療を自分の問題として捉え医療に参画することであろう。この住民意識の改革という点において、父たちの世代は苦悩し、最後まで楽観はしていなかったことは確かであるが、これからの地域包括ケアシステムのコアとなることを、父たちは夢見ていたのかも知れない。

父は二〇一八年六月二日に息を引き取った。二〇一四年九月に病に倒れたが、自宅で療養生活を送っていた。私が大学院で西陣の地域医療を研究し始めたのが二〇〇八年。研究している私をみては、父は「お前にわかってたまるか」と言い続けた。現場にいなかった私だからなのか、社会運動の実践を経験していない私だからなのか、それとも、住民主体の持つ難しさなのか、今となってはわからないが、多分全部であろう。住民に限らず、人間が自主・自立・自衛・共生をもって生きていくことがいかに大変なことか、父自身がもっとも体で感じ苦悩していたのであろう。

博士論文が完成したのが、二〇一七年三月、学位を授与したのが同年一〇月であったが、それを待っていてくれた父に感謝している。父の思い出を付言として綴った。読んでいただけたら幸いである。

謝辞

本書の執筆にあたり、多くの方々のご教示とご協力・ご支援をいただきましたことに、深く感謝申し上げます。大学院に入学したものの、私のテーマに関する問題意識はあまりにも漠然としすぎており、どのように追求し何を極めていけばよいのか、壁にぶち当たってばかりおりました。しかし、立命館大学先端総合学術研究科には、研究の第一線で活躍されている先生ばかりであり、科学史、医学史、哲学、社会学などあらゆる観点から学問的助言をいただき、新たな研究領域を見出すことができたと感謝しております。

とりわけ、主査として指導してくださった松原洋子先生には、全くの初学者である私に「研究とはなにか」という、いろはからご指導してくださいました。そして博士論文完成に至るまでの一〇年間、私の稚拙な論考に対して、的確かつ示唆に富んだご助言、ご教授をいただきました。博士論文では、西陣地域における医療実践やその変容を、近現代医療史に位置付けるという視座を提示していただき、完成させることができました。心から感謝しております。

先端総合学術研究科生命領域の小泉義之先生には、副査を担当していただき、研究分野に対する資料の読み方、収集の仕方など基本的なことから、医療史・病院史・地域史という分野のものの見方までご丁寧に教授していただきました。ゼミでの小泉先生のご指摘・ご助言は、いつも私の背中を押してくださる言葉となり励みとなりました。

また同研究科公共領域の立岩真也先生、そして現在中央大学文学部社会学教授でいらっしゃる天田城介先生には、節目ごとに貴重なご指導をいただきました。立岩先生には、父にインタビューしていただき、私の未熟な論文も含め一冊の本にまとめていただきました。その際にも、西陣の地域医療の歴史を書くにあたって、歴史的過程を追うことの意味などいくつもの観点をご示唆いただき、筆を進めることができました。天田先生には、ご専門でいらっしゃる社会学の観点から、その豊富な学識のもと丁寧なご助言をいただきました。文章が書けなくて行き詰まってしまうたびに面談をしていただき迷路からぬけだすことができました。

博士論文審査の労をとっていただいた外部審査員の関西学院大学文学部教授の高岡裕之先生には、幅広い近現代史および民衆史の観点から貴重なコメントをいただきました。ありがとうございました。

立命館大学先端総合学術研究科生命領域のゼミでは、サトウタツヤ先生、土屋貴志先生、瀬戸口明久先生をはじめ、院生のみなさんには、私の研究がうまくいくよう適切なご助言をいただき一緒に議論をしていただきました。院生一期生の先輩であります中倉智徳さん、川端美季さん、そして同期の吉田一史美さん、由井英樹さんには、入学当初から博士論文提出まで、章立てや文章の内容まで細部にわたるご指導をいただき、また常に私を叱咤激励し精神的に支えていただきました。心から感謝いたします。

また、白峯診療所および堀川病院に関する史料の探索および収集そしてインタビューに応じていただいた堀川病院および西陣健康会の関係者の皆様には、ご教示とご支援をいただきました。山田正明氏、石井松代氏、木村誠一氏、桐島世津子氏、斎藤貞夫氏、栄部二子氏、西池季一氏、早川静好氏をはじめ、聞きとり調査にご協力いただきました多くの皆様には、ご配慮と貴重なご助言を賜りました。出版に向けての校正の段階では、斎藤貞夫氏、早川静好氏、木村誠一氏に、何度もご助言をいただきました。現場にいらっしゃったみなさまのお言葉やご助言によって、歴史を紐解くことができました。本当にありがとうございました。

また、本書の出版を快くお引き受けいただき、ご丁寧にご指導してくださった生活書院の髙橋淳氏に、厚くお礼申し上げます。

資料の収集・閲覧に際しては、京都府立総合資料館、京都地方法務局、京都市役所情報公開コーナー、国際日本文化研究センター、京都府立医科大学付属図書館、佛教大学図書館、西陣織会館資料室、堀川病院西陣健康会に大変お世話になりました。本書の刊行に際しては、立命館大学大学院先端綜合学術研究科出版助成制度による出版助成をいただきました。本書に関わっていただいたすべての方にあらためて感謝いたします。

最後に、常に叱咤激励しつづけてくれた父、そして、五〇代になって突然大学院で勉強したいと言った私を寛大に受け入れ研究生活を支えてくれた家族に心から感謝いたします。

二〇一九年一月

西沢いづみ

付言1　父を想う

「議論好きの父」

私の幼い頃から、父は当直で週に何回かは家におらず、日勤でも遅くに帰る忙しい人であった。家にいても常に病院に呼び出されていた。「今日、お父さんいる？」という会話が自然であった。家には、よく病院の職員の方たちや地域の人たちが訪ねてきては、遅くまで議論をしていた。議論することが好きな父であった。そんな来客のなかに、着物を上手に着こなした品のいい年配の方がいた。数える程の来訪であったと記憶するが、その人が、小児科で有名な松田道雄氏だと知ったのは少し後になってからだった。父は自分とは異なる医療観・思想をもった松田氏を、師と仰ぎ尊敬してやまなかった。父とは一六年も年の差があった。その松田氏を父は、大正デモクラシーの流れを組んだ完全な自由主義者と評し、権力に抗し、自らを律する姿に西陣の医療運動を重ねていた。松田氏の存在があってこそ西陣の医療も実践できたと常に感謝していた。これらのことは、松田道雄の『幸運な医者』（松田 1998）に追悼の意として父が書いている。

議論好きの父の性格が人を呼んだのか、現役を退いた後も、誘蛾灯のごとく様々な人が家を訪ねては話し込んでいった。東北や北海道で地域医療を実践している若い医療者さんや、各地域の社会福祉協議会や看護協会の担当者、認知症家族の会の人たち、また、父が滋賀医科大学の教養過程の医療倫理学を担当してからは、医学生や看護学生も集まってきていた。どの集まりにおいても、父は必ずテーマに応じた簡単なレジュメをつくり、自分の思いを綴った。現役の頃はそんな時間もなかったようであるが、講演活動を始めたあたりから、執筆活動も多くなった。父の胸ポケットにはいつも何本かの筆ペンが入っており、筆ペンがにじんでどのシャツも黒ずんでいた。その筆ペンで、短時間で資料なるものを作っていたのだ。その量は今膨大になっている。「また同じようなことを書いてる！」と思い、その辺に突っ込んでいた父の手書きの文章が、今私の研究に役立っている。

「なぜ・何・どうして」

父は時間さえ許せば、家から近い嵯峨野の田んぼに私たち子どもを連れて行き、稲ができるまでの成長過程を見せてくれた。自然にふれさせては、常に「なぜ・なに・どうして」という思いを抱けと言われた。今その時の記録が『稲の一生』として私の手元にある。私が小学三年生の時のものだ。夏休みに旅行に行けば、疑問に思ったことは旅先で人に尋ねることも教えてくれた。小学校六年のとき、同級生三人と夏休みの自由研究で、西陣の町の歴史を調べたことがある。三人で町をまわり、写真をとり、図書館で資料を集め、『京都の郷土産業』として冊子にまとめた。そこに「なぜ西陣という名前がついたのだろう」のページがある。「なぜ」がついていた。応仁の乱の話から始まり、幾多の戦争のなかを西陣織産業がくぐり抜け、平和でなければ復興・発展しないことなどを私は拙い字で書いていた。私の西陣への関心はこの頃からあったのかもしれない。当時の写真や暮らしぶりを知る記録などが現在の研究に非常に役立っている（写真1、写真2、写真3）。

父は明治の祖父に厳格に育てられたが、次男でもあり自由奔放な性格であった。自由なだけに、いろんなものに興味を持ち、そして惹きこまれると食いさがる性格であった。だから父自身も、よく「なんでや、どうしてや」と、常に聞いてきた。とことん問い詰めて、相手が返答につまると嬉しそうな顔をしたが、それはやりこめたというのではなく、そこから一緒に考えようということだった。父が住民とともに組織

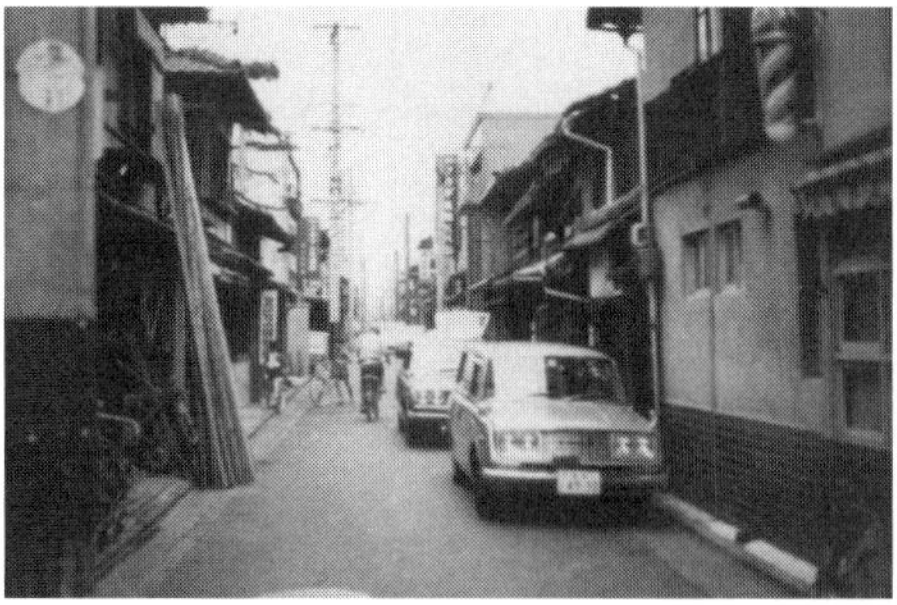

写真１　1969 年頃の黒門通下長者町下ルあたりの町並み

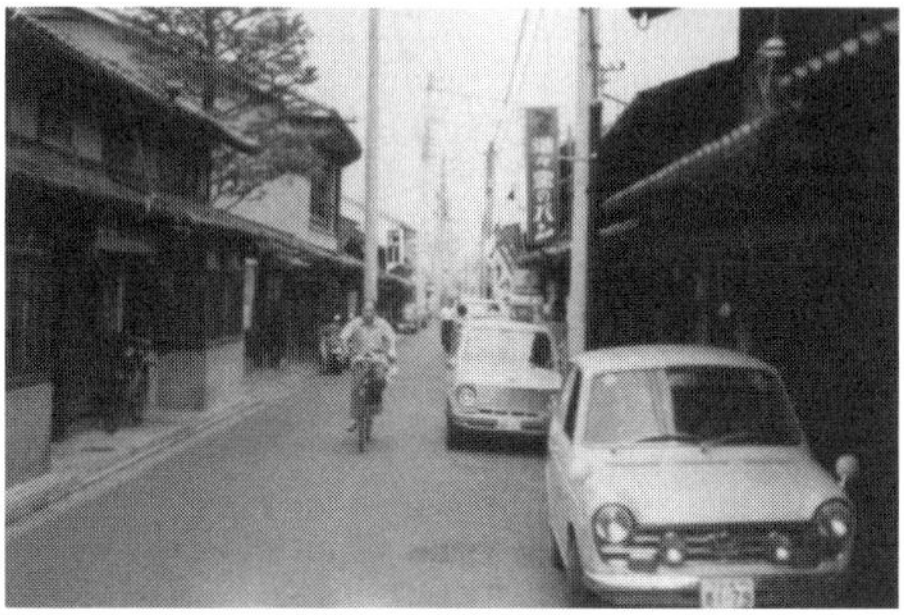

写真２　1969 年頃上立売室町あたり

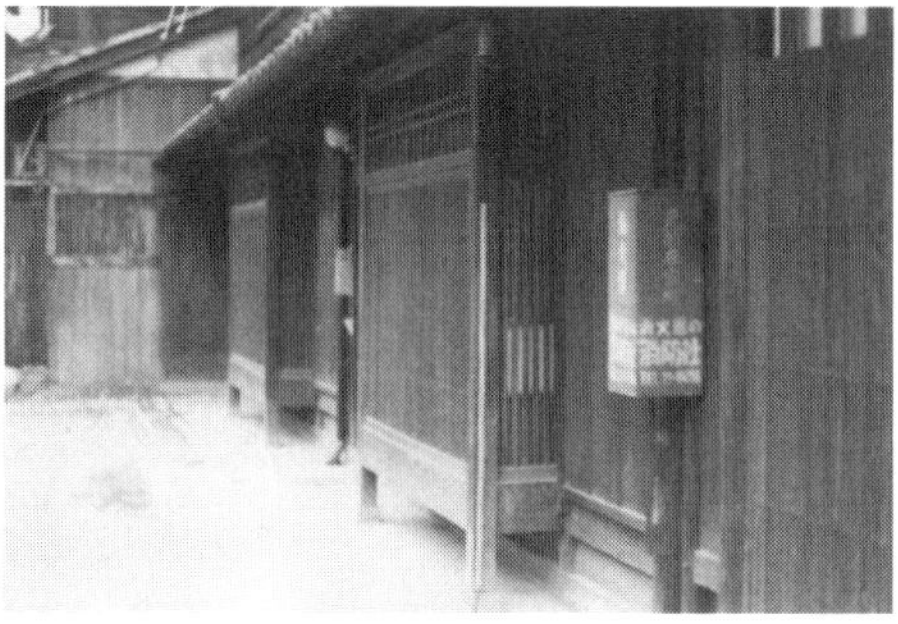

写真３　1969 年頃　新町今出川上がる東、元新在家町あたり

を作り、地域理事と院内理事を八対七にしたのも、多数決や声の大きい方を優先するためではなく、一緒に考える場を設けたいからであったことは父の性格からも確かである。「なんでや」と問う父に、「なんでやろなあ」と私が答えると、大層嬉しそうな顔をし、「ちょっとそこに座れ」と鉛筆や半紙をもって話を深めようとした。子どもの頃はそれが苦痛であり、大人になると忙しいから後でと言って逃れたこともある。

父は寝たきりになっても、この問いかけをやめなかった。「なんでこんなにしんどいんや?」であった。なんとかしてくれという苦痛からの解放もあったのだろうが、今まで診る側にいて、自分は患者さんの気持ちを一緒に考えたのだろうかという自身への問いかけがあったのかもしれない。

「父のつまみぐい」

父は、家族を相手に医療の話をするわけではなかったが、私は幼稚園の頃、よく往診に連れて行ってもらった。西陣の町に響くガチャコンガチャコンという機織りの音を今でも思い出せる。同時に、暗く湿気を伴う家の中とは対照的な、笑顔の絶えない西陣の人たちの姿も鮮明に思い出せる。父が患者さんを診ている間、私は、いただいたお菓子を食べ、もらった金襴緞子の橋切れで遊んでいた。

父は往診のたびに、その家のご飯のおかずをよくつまんでいた。おくどさん(かまど)のある家がまだ多かったので、玄関を入り病人の寝ている部屋に行く間に鍋の蓋を勝手にあけ「からいなあ」とか「うまいなあ」と言うのである。父が何かの本に、「こうやって職人の食生活をみていた」と書いていた。この話は、いつも往診に同行していた石井松代元婦長さんからも、「先生のつまみ食いは、高血圧予防の指導のためだった」と聞かされた。しかし私は「そうかなあ?」と疑って聞いていた。私には、父が単にお腹が空いていたからとしか思えなかった。それよりも、父のその勝手な行動をどの家も笑って受け止め、時には、「先生、ちゃんとお皿にいれるわ」と盛り付けてくれる人たちがいたことのほうが不思議だった。

往診家には、糸染めや糸繰りなどの職種の人たちが常に出入りしていた。彼らは遊んでいる私の頭を撫でながら、「いっこうはん(一光はん)、来たはったんか」と父と話しをしていく(父の名前はかずてるというが誰もが〝いっこう〟と呼んでいた)。その家の往診が終わって車にのると、父は運転手さんに「すまんが、ちょっと今出川智恵光院下がったとこに寄ってくれるか」と頼み、行程になかった家を訪ねることがあった。先ほど話し込んでいた人から、病気で臥せっている人の話しをきいたからである。私はまたそこでお菓子をいただいた。

「父と音楽療法」

父は楽器を演奏できたわけではないが、音楽が好きであった。歌も好きだった。時々我流でピアノを弾く真似事をしていたが、左手の伴奏はいつも同じで、どの曲も一緒に聞こえた。が、父はいつも満足そうに一曲弾いては、どうだ! という顔をしていた。この父の音楽に対する興味が、リハビリでの音楽療法に結びついたのかもしれない。一九六〇年代後半、脳血管障害で身体が不自由な患者さんに、父はリハビリの必要性を説き、患者さんとともに脳卒中後遺症の会「半歩でもの会」を立ち上げた。そして寝たきりにならずに少しでも手足が動くよう、その手段として音楽を導入した。会の人たちは、それぞれ笛やトライアングルやカスタネットをもち、「きらきら星」などを練習した。まだリハビリ制度もなく、まし

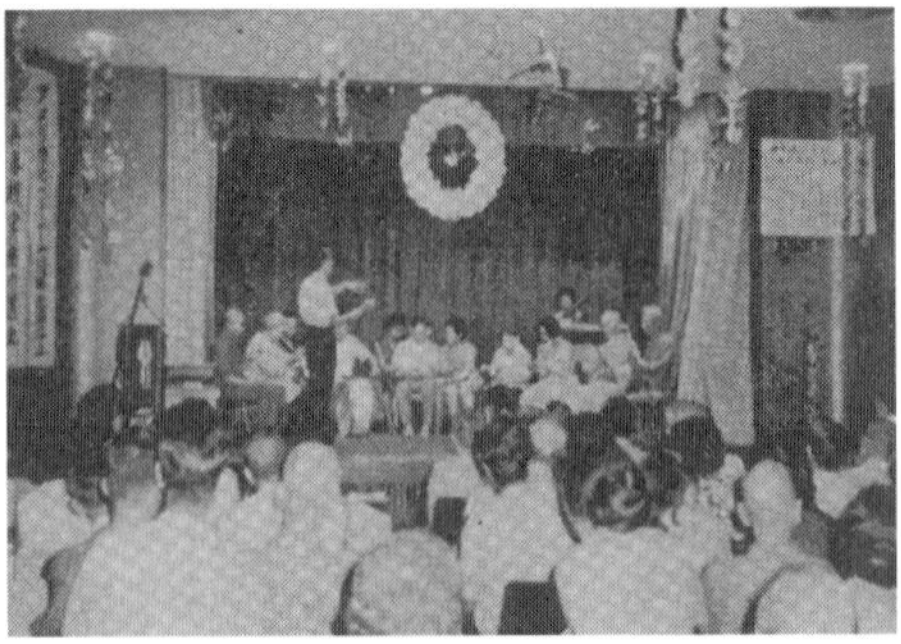

写真４ 半歩の会による「平和のリズム」の演奏
（1969 年 8 月 10 日平和集会にて）
指揮をしているのが父。

てや音楽療法という言葉もないころである。半歩でもの会を立ち上げる契機となったのは、一人の患者さんが、なんとか身体を動かし、次の選挙には投票に行くという決意で訓練を行なわれたからだという。政治も医療もお任せ・放任ではなく、自分たちの責任であるという西陣の人たちの勢いがあった。自分の手足を動かすだけでなく、そのことで何かの役に立てるようにという趣旨は、一九六九年の平和集会で「平和のリズム」として演奏され、その思いを披露した。私もオルガンをひき、姉はバイオリンを奏で参加した（写真４）。

「父と助成会」

西陣の人たちの勢いを特に感じたのは住民組織の「助成会」であった。幼かった頃は、助成会の中身はわからなかったが、病院より力があって、医療従事者より威厳があり、西陣のおじさんおばさんたちは強いという印象を持っていた。遠くから父を見つけては、「いっこうはん！！」と大きな声で呼びとめ、話をするのは、大抵、助成会の人たちだった。父は戦友に会ったような楽しげな顔をしつつも、今度はどんな説教をされるのか、どんな文句を言われるのかと少し構えていたような気がした。住民の住民による医療機関を創った父たちであったが、もっともよく議論し喧嘩をしたのもこの組織であったことは確かである。堀川病院が往診業務を打ち切ろうとした一九六四年前後、父は、往診廃止を主張する若い医師たちと、往診を維持しようとする住民との間に挟まれ大変な時期を過ごしたようだ。

一方で、時代の権力に抗する姿勢は、助成会と父たちは共通していた。医療政策・医療保障制度の問題はもちろん、平和の問題などに対しても、国や自治体相手にタグを組んで向き合った。父にとっては、同士以外のなにものでもなかった。助成会を始め、少なくとも堀川病院を積極的に支援しようとしている人たちには、医療はもちろん、政治社会に対してもお任せという考え方はどこにもなかった。助成会・堀川病院主催の「平和祭」が一九六七年から始まり、今でも毎年一回白峯神社で行われている。戦争なき社会を願ってというスローガンのもと、平和集会と盆踊りが開催される。平和集会では、父が傷痍軍人に扮して、松葉杖をつき帽子を被りサングラスをかけアコーディオンを引きながら講演をしていた（写真5）。今も平和ではない、困っている人たちがいっぱいいることを訴えていたのである。私が「原爆の歌」を覚えたのもこの平和集会であった。

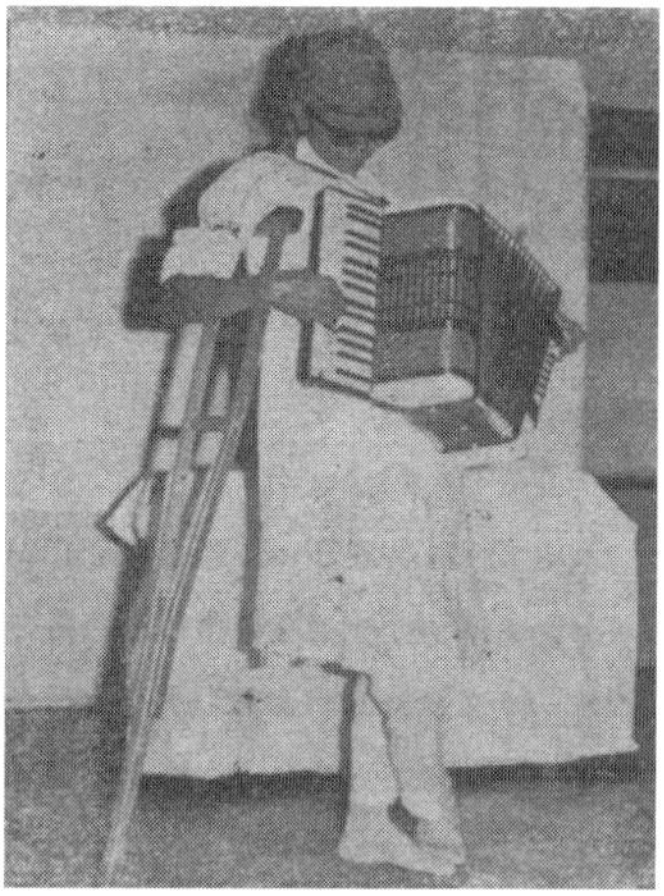
写真5 傷痍兵の格好で平和を訴える父
（1969年8月10日平和集会にて）

「戦争への危惧」

父はよく軍歌を歌った。私も小さい頃にお風呂で一緒によく歌った。歌詞の内容もわからないまま、大きな声で、「青葉の笛」（源平合戦の一の谷の戦いの歌）や、「戦友」を習い、わからないまま、学校でも得意げに歌った覚えがある。

父は、終戦時、大学の三回生であった。価値観の転換も経験した。私は戦争を知らない。そんな子どもたちに軍歌を教えたのは、戦争の悲惨さを忘れるなという意味であったのだと後になってわかった。戦争を体験していない私たちに、何もないゼロの状態がいかに悲惨だったかを伝え、なにを犠牲にして今私たちが生きているのかを忘れるなと言い続けた。よくある「年寄りの話」だったかもしれないが、父は話をするのが上手かった。「わしな、戦争に行けなかった」から始まると、行けなかった? 行きたかったの? 行きたくなかったの? と思わず疑問だらけになり、「それでそれで」となる。体が小さく、おっちょこちょいで、ゲラ（笑い上戸）の自分は、配属将校の戦地への一本釣りに釣られなかったと言う話が続く。父の「行けなかった」という言葉には、戦死した同級生への申し訳なさと生き残った自分に課された役割を決意していたように思う。戦争の恐ろしさを知っている自分たちこそ、平和を守る義務と責任があると確信していたのだ。

きな臭くなっている今日、特に父は、教育の重要性を訴えた。「ススメ　ススメ　ヘイタイススメ」の教育を受け、軍隊が強くなり、その力で他国をねじ伏せ、我の思うままの政治に従わせるような教育にすっかりはまり込んだ軍国少年の自分を思い出しているのだ。だからこそ、他国の子どもも自国の子どもも殺すなと言い続けた。父は「日本人の寿命が伸びたのは、七〇年間戦争をしなかったからだ」と言ったことがある。感染症も含め、ひとを殺すことも殺されることもしなかったからだと言う。証拠はないが一理あるかもしれないと思った。

父はお年寄りが昔から好きだった。戦後の日本を引っ張っていったのは今のお年寄りだといい、大事にした。お年寄りに自分の年齢が近づき、かなり追い越しても、年寄りは大事にしなあかんと、人ごとのように言っていた。だから後期高齢者という言葉が嫌いだった。「高貴」のことかと何度も皮肉った。

「父の地域医療」

一九七〇年代にはいって、「地域医療」という言葉が流行りだし、往診や在宅医療を早くから実践していた堀川病院はそのメッカであるがごとくマスコミに登場した。しかし、父はどこか戸惑いを感じていた。そもそも医療が地域に結びつくのは当然であるとする父には、「地域医療」という言葉がしっくりこなかったようである。住民を診るということは、住民の生活や労働や環境を含めた地域社会を見ることから始まっていたからである。先駆けの医療や看護と言われると、「先頭切って走った覚えはなく、こうあるべきだと想定してものごとを起こしたつもりはない」という。「その時代に取り残され、見向きもされなかった問題や苦悩を住民と一緒に取り上げ考えていたら、働く人の暮らしの最先端に触れ先頭をいく医療になっていた」(「地域医療」総合人間研究所編　私家版 2010))という。暮らしを見ることがもうひとつの最先端医療だというのだ。西陣地区は、高齢化・産業の変容・地域の近代化などが早く、日本の二〇年先を歩いていたことも事実である。それに伴走していただけだというが、実は先取りというより、時代に「取り残された」問題に向き合っていたという意味で「後始末」と言ったほうが正しいとも言った。だから住民の自治・自立・自衛の重要性とともに、社会や政治に最後まで責任を持てと訴え続けたのだろう。

父は「地域医療」という言葉よりも「医療運動」という言葉を好んで使った。これは、父が終戦と同時に学生運動に没頭し、学生の自治に目覚めたことが大きく影響している。自治には作用・反作用の力が働き、二つは時計の振り子のように揺れ動くというのが、父がいう「運動」の持論である（早川 2010）。父の持論からすれば、「地域医療」も「運動」であり、一定の形があるわけではなく、その時々のベストの形を考え選択し試みてきた連続なのである。このような作用反作用をもつ自治こそ民主主義運動の基礎とした父は、医療の「民主化」運動に軸足をおいたのである。

父は五重塔が好きだった。宗教云々ではなく、その建て方に惹かれていた。東寺は地震があっても倒れないという話を何度もしてくれた。木材同士が「ねじれ」て組み合わされ、積み上げられているからであり、ねじれているから「たわみ」、たわむから崩れないと教えてくれた。そのたわみが運動だというのだ。そして、このような塔をつくるには多くの時間と手間がかかり辛抱と工夫の連続だとも言った。父たちは目の前だけを見て現実の問題を、組み上げ、積み上げていった。ねじれがあるだけに喧嘩も議論もし、常に揺れつつ形つくってきた過程が、地域と堀川病院が合体した医療の形であったのだと想像できた。

常に揺れながら、という運動論が好きだったからこそ、父は西陣という地域性に惹かれたのかもしれない。西陣という町は、農業形態と同様、労働と衣食住が一体の生活環境にあり、暮らしつつ、創りつつの地域集団だった。分業ゆえの協業には、競争と協合も共存し、常に進行形の形をした地域であった。父はそこで展開した医療を、「つつの医療」と表していた。何々しつつという ing の医療という意味だ。治しつつ、予防しつつ、暮らしと健康を守りつつ、自分たちの手で創りつつ、その積み重ねが地域の医療の地盤を固めつつ、急性期病院を発展させたのであろう。

「ほっとけない」

父は「ほっちっち、かもてなや、あんたの子じゃなし、孫じゃなし、赤の他人じゃほっちっち」という京都の歌が好きで、家でもよく口ずさんでいた。人々の、戦争・政治・医療・介護に対する関心は薄くなり、それぞれ、他国の話、誰がやっても同じ、どこでも誰でも診てもらえる、在宅も施設も選べるという時代になって、「ほっといてくれ」という思いが浸透しているのではないかと危惧していたのだ。気がつけば、みんなバラバラになっており、あわてて一人暮らしを守ろうとしても、簡単にいかないのではないか。自殺者の増加、理由なき殺人、弱者への虐待が蔓延しているのに、どうしてほっとけるのだろうかと、皮肉って歌っていたのである。

父は、医療運動を続けた理由は「ほっとけなかった」からだと常に言った。医師だけでなく住民も地域社会も、困っている人たちをみて「ほっとく」ことができなかったというのである。あの時代によくいわれたヒューマニズムなのだろうか。父たちと一緒に運動した人たちも、声を揃えて「ほっとけなかった」という。戦死した先輩や同輩に対する自分の責任感からきているのか、そもそもそういう性格のひとたちが寄って、西陣の路地を歩いたのだろうか。

「父にとっての住民主体とは」

父に「医療とは、看護とは何か」と問うた時に、「鳥のことは鳥に聞け。馬の事は馬に問え」と、禅問答のような返事が返ってきたことがあった。即座には理解できなかったが、生きものが長い歴史のなかで自然に身につけたのが自分の命を守る方法であり、生きるための知恵を一番知っているのは、その生き物自身であるという意味であった。人間は健康な間は病む人の気持ちはわからない、だからこそ病む人が先生だと言った。わからないことはその人に聞けと幼い頃から父にいわれていたが、父の思いは、病む人や住民や地域が先生であり主人公であるという意味であった。医療はもともと住民のものであるという父の発想もここからきているのだ。

当時の医療者たちの「ほっとけない」という気持ちと、父のいう「住民主体」を知るために、父たちの往診に同行したいと思ったのが今から二〇年ほど前である（付言2）。患者さん本人を看つつ、家族や生活の様子を大事にする看護師さんや父の様子などから、暮らしに合わせた医療をおこなっていることが少しは理解できた。また、父や看護婦さんの来訪によって、家族の人たちが安心した表情になるのを見たとき、父はこの笑顔が見たいがために「ほっとけなかった」のかもしれないと感じた。そして、父も往診の間中、笑顔であった。午前中の診察を終えての往診であり、その次には夜診が待っているにも関わらず、父は往診家を回るごとに元気になった。活力をもらっていたのかもしれない。父を育てたのはまぎれもなく西陣の路地であり、住民の皆さんであった。だから父は、自分を育ててくれた西陣を離れなかったのだ。住民と地域と一緒になって、問うて、苦しんで、考えていくことに終始した父。堀川病院のオーナーは、地域のひとたちだという父は、出資金の有無ではなく、医療の主体が住民である以上、医療機関の経営管理も住民だと主張していたのである。国の政策からこぼれ落ち、外れていく人々のための医療機関が堀川病院の原点であり、これに地域の人たちの共鳴と協力を得て医療は育ってきたと疑わない父。国の医療・保健・福祉政策を点検し、見直し、住民のための政策に変えて行くような、納得する医療を追い続けたのかもしれない。

「父の聴診器」

父の携帯必需品は、筆ペンの他にメガネと聴診器であった。聴診器は黒いゴムのついた年代物であった。父は八〇歳になって白衣を脱ぎ、保険医を返上し、患者さんの声に耳を傾ける「聴く医療」を家で始めたが、その年代物の聴診器はかすかな音しか拾えなくなっていた。しかし、父は、来訪者には必ず聴診器をあて、お腹や腕をさすり、そして「大丈夫！」といった。聴こえないとわかっていても「大丈夫！」と言われると安心すると相手は言う。見事な父の心理コントロールだ。しかし私は、やはり腑に落ちなくて「壊れてるんやろ?」と思わず問うたことがある。その時父は、「わしの耳もほとんど聴こえなくなってる」と言い放った。唖然としたが、あの分厚い温かい手が聴診器だったのかもしれない。

二〇一八年六月二日、父は在宅医療でお世話になった看護師さんやヘルパーさん、そして家族に囲まれ静かに息をひきとった。九四歳であった。大往生といわれたが、きっと父は大往生といわれるのを嫌がるだろうなあと思った。父はまだまだやりたいことがいっぱいあったと思う。

二〇一八年の八月に、西陣の町を歩いてみた。五〇年前、友達三人と歩いた同じ道を辿った。当時の写真と比べ、変わったなあと実感したが、まだ残る路地や格子戸、肩を寄せあうような家々をみていると、父が往診カバンをもちながら出てきそうな気がした。（写真6、写真7）

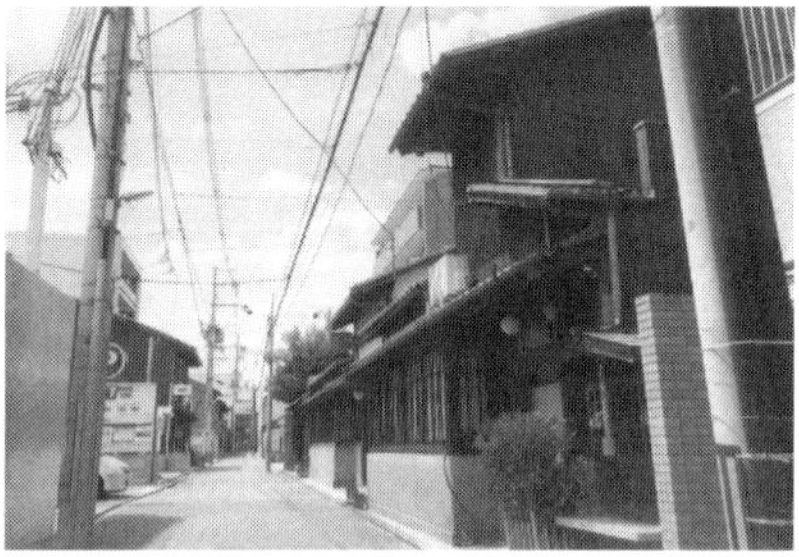
写真6　2018年8月現在の山名町の風景

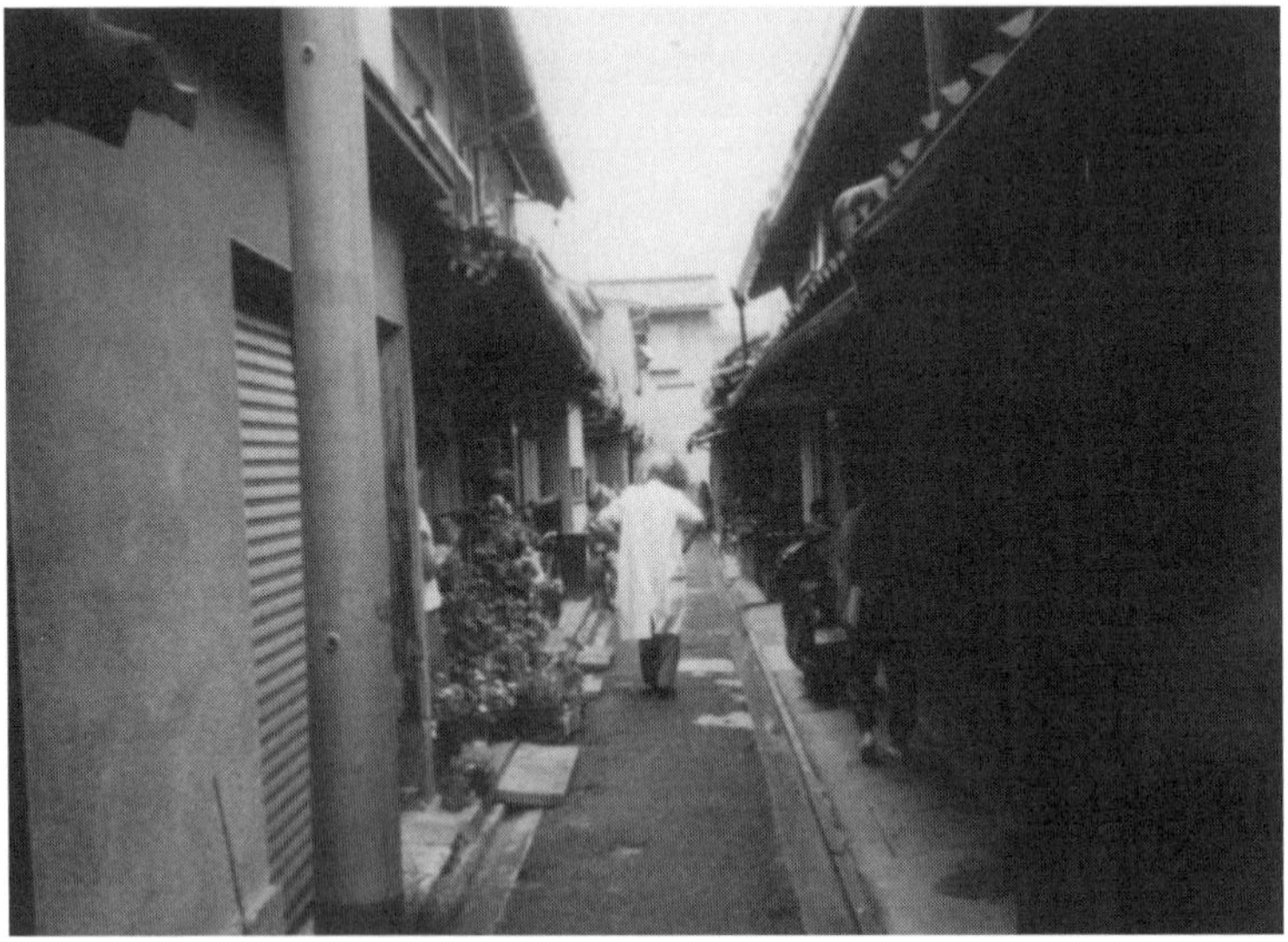

写真７　路地を歩き往診する父（1996 年撮影）

付言2　往診の記録

一九九七年、堀川病院の往診および訪問看護を見学した際の、私の記録である。タイトルは当時その日の記録に合う言葉を選んでつけていた。

「手にとるな、やはり野におけ　レンゲソウ」（一九九七年一一月一四日）

おばあちゃん、どこで寝てるのだろう…と思うぐらい散らかった部屋。その中をかき分けながら、Rさんを診察する父と看護婦さん。散らかっているけどそこには、家族の笑顔があり、声がある。ごったがえした部屋と笑い声とおばあちゃん。これがワンセット。

ペットのカメを外にだして、日向ぼっこのTさん。外にいるなら、外で診察。亀とあったかい冬の日差しとTさんでワンセット。寝ているなら寝たままで。座っているなら、座ったままで。あるがまま、なすがままの「今」を診る。これが在宅医療。そのままの「今」をぶつけられる場を作る。これが訪問看護。

そこには診る（看る）側、診られる（看られる）側の境目がなく、奏でるリズムが一緒になる。つかの間、安らぎが横たわる。あるがままに生きて、流れ星のように死んでいく、この本来の生命のありようを、添え木のように支えながら一緒に歩く。これが医療の基本なのかもしれない。往診は医療の基本、訪問看護は看護の原点と父は語った。（Tさん宅）（写真1）

「人と人の間を看る・診る・見る。」（一九九七年一一月二一日）

「まだ生きとんのかあ」と部屋に入るなり言う父。「先生、またそんなこと言うて」と笑いながら、包み込むようにSさんに触れる鈴木看護師。後ろには、温かいストーブと家族の明るい笑い声。父の言葉、鈴木さんたちの声や手は、その人だけに施されるものではない。人を診るとは、その人、それだけを見るのではなく、支えている周りの人たち、関わっている全体を見ることなのだと気がつく。

これは、人と人の間を見ることにもつながる。人と人の間は、ひと息つく間でもある。それはいつ終わるとも知れない家族の長い看護のオアシスともなる。オアシスが所々にあるから歩き続けられる。この空間の息が吸えるから、明日も看て護ろうと思うのかもしれない。

看ることは一人できる。しかし護ることは一人では難しい。たくさんの手と心と笑顔が揃って、はじめて護り続けられる。この護りのオアシスをつくること。これが往診のもつ意味かもしれない。

人と人の間を看て、創って、少しでもその距離を縮めながら周りを固めようとするスタッフの姿に、改めて医療の深さを感じた。医療や看護だけではなく、これが人と人との繋がりであり、生きていく人の姿なのかもしれない（Hさん宅）。（写真2）

「人に触れる」（一九九七年一二月一二日）

「どうですか？　気分いいですか？」。Uさん（八八歳）の手を握りながら、目を見つめ、話をする西村看護師。握った手で、瞬間に体温を確かめ、脈拍を感じ取り、その顔色から血圧を推し測る。プロやなあと感心してしまう。体温計も血圧計も、ただの道具でしかない。

「胸の音、聴こうか」と片寄婦長がいうと、子供のようにこっくりうなづくUさん。さあ、それからが長い。ゆっくりゆっくり両手が上がると、やっと寝巻きの上のボタンに手が届く。そして、ビデオのスローモーションのように、ボタンを穴に入れ、ようやくひとつ外れる。まだ四つある。せっかちの私は、思わず手を出し手伝おうかと思い、婦長を振り向く。すると、婦長はなんと、穏やかな表情でジーとみて

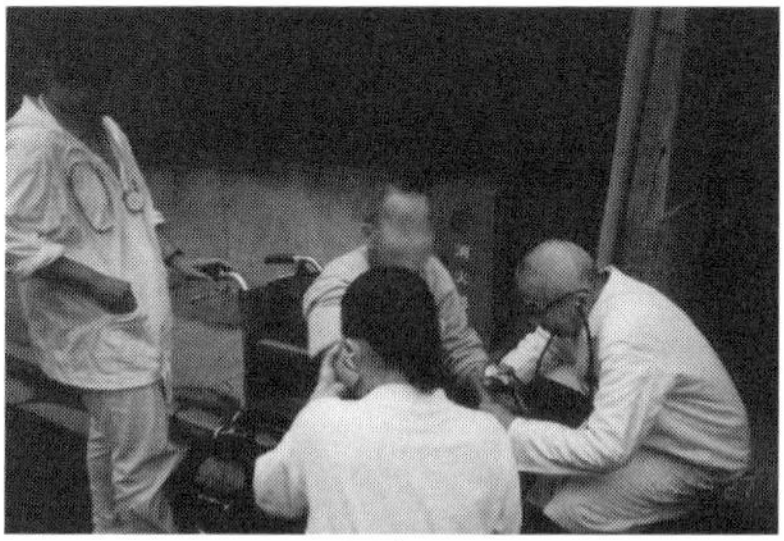

写真 1

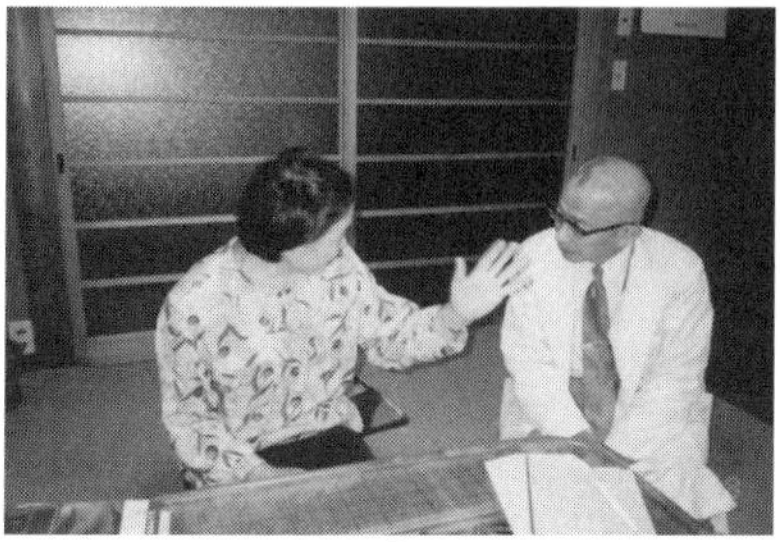

写真 2

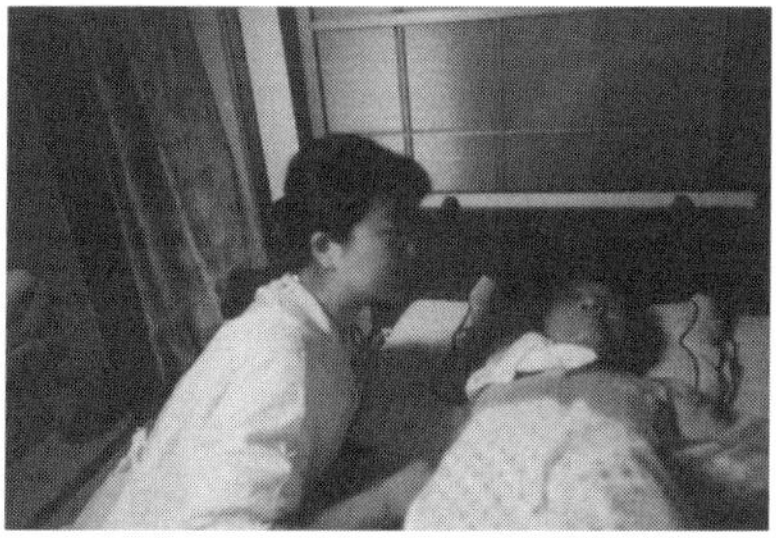

写真 3

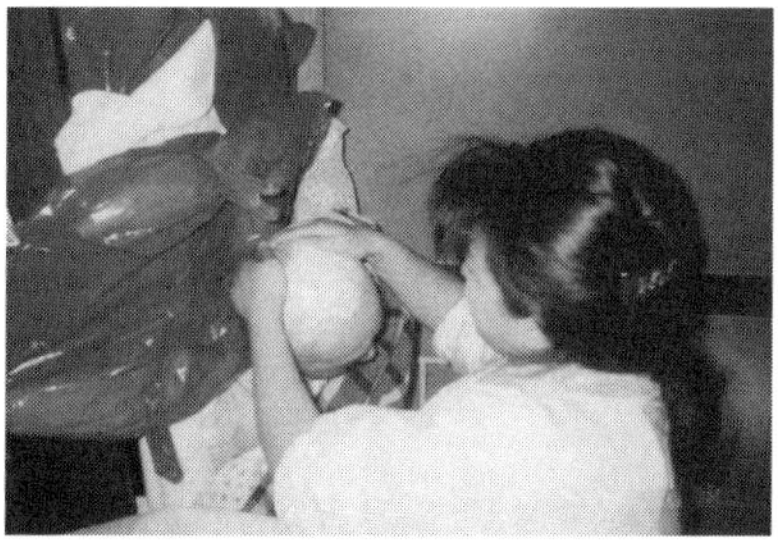

写真 4

いる。全部外れるまで、ジーと見守っている。一般外来の三分診療とはなんと対照的な光景だろうか。時間がかかっても、おばあちゃんのペースで一緒に歩く。と同時に、時間がかけられるから気持ちがわかるのではなくて、気持ちがあるから、時間がかかることがわかった。これが訪問看護の看護師さんたちの心なのだと確信した。

「人に触れる」とは、人と語ることであり、情報を知ることであり、そして、触れることによって心が通うのだとわかった。片寄婦長のあの眼差しは、心に触れていたのだ。（写真3、写真4）

「追い越さず　追い立てず　並んで歩く」（一九九七年一二月一二日）

Gさんの息づかいを看るなり、もうかカバンをあけて点滴の用意を始めた西井看護師。お腹の張り方、家族の話を聴きながら、すでに両手には摘便用の手袋をはめている鈴木看護師。今後のGさんの生活の仕方、ヘルパーや訪問看護との関わりを的確に判断し方針を出す片寄婦長。床ずれを丁寧に消毒し、オムツ交換をする看護師さんたち。ぽきっと折れそうなGさんの体を、生まれたての我が子を抱く様に苦もなく、優しく触れている。どこをどう抱けばGさんが痛くないのか、知り尽くしているのだろう。Gさんもなされるがまま。見えない「信頼」という糸が、今私には大縄のように大きく浮かび上がって見えてくる。

この瞬間の判断、的確な処置、そして計り知れない優しさは、人柄なのか、熟練なのか。

確かに、それは大きいがそれだけではないはずだ。訪問看護だからこそ任される責任と、患者や家族との関わりを自分の足でひとつひとつ掴み取っているという看護師さんの実感があるからこそではなだろうか。だから、みなさんの目は輝き、忙しいのに目が笑っている。そして一番大事なことは、決して前から引っ張って歩こうとしない。後ろに回って押してもみない。ただ、一緒に並んで歩き続けている。追い越さず、追い立てず、だから心が見えてくる。（Gさん宅）（写真5）

「一期一会」（一九九八年一月二三日）

数日前に往診宅で言葉を交わしたトラさんが亡くなった。あの時、確かに目と目を合わせ、あったかい手を握りしめ、帰る時には私たちの後ろ姿をずっと追っていた。私はまだ息をしているかのようなトラさんを見つめ続けた。父も看護師さんも家族もトラさんのまだかすかに温もりのある手を握りしめていた。「死は一人のものではない」という言葉が今、改めて蘇る。一人で死ねない、とはこういう意味も含まれていたのかと考えさせられる。自分にとって何のつながりのないトラさんなのに、オーロラのように私を包み込む。これが「人の死」なのかもしれない。父は四〇年がこの毎日。いちいち、一期一会だとは感じていないかもしれないが、「まだ生きとんのかあ」という言葉の向こうに、今この時この瞬間を父たちは共に生きていた気がする。

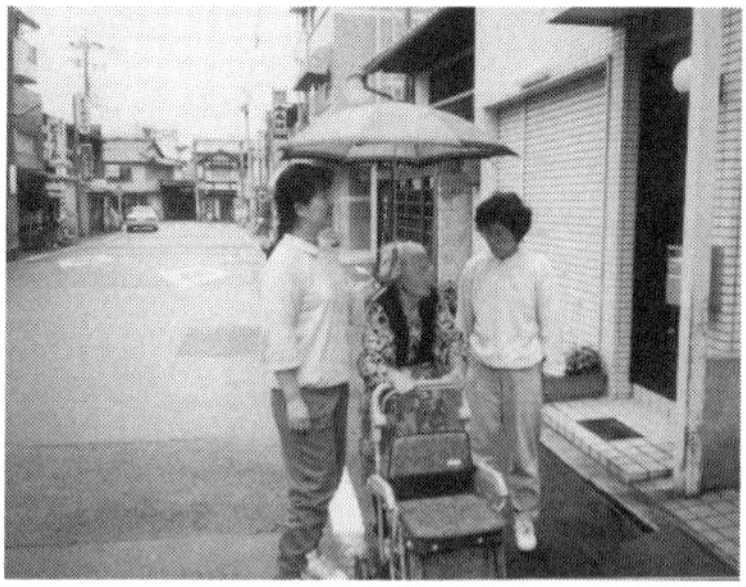
写真5

■引用文献一覧（五十音順）

青木信雄　1976「病院における長期在院患者問題との取組み――間歇入院制と居宅療養へ」西尾雅七編『社会保障と健康の問題――老人問題の今後』ミネルヴァ書房：180-188
青木信雄・早川一光　1978「老人医療のデイ・ケア――京都・堀川病院の活動を中心として」『公衆衛生』42(9)：564-572
秋定嘉和　2006「西陣の仕事と風俗――戦前の京文化の社会的基盤について」財団法人世界人権問題研究センター『二〇〇四年度講義録　講座・人権ゆかりの地をたずねて』財団法人世界人権問題研究センター：155-190
新井光吉　2003「高齢社会における地域医療の持つ可能性」『経済学研究』69（5・6）：65-103
――　2011『日欧米の包括ケア――医療の質と低医療費の両立』ミネルヴァ書房
有吉佐和子　1972『恍惚の人』新潮社
猪飼周平　2009「健康戦略の転換――病院からコミュニティへ」『一橋大学スポーツ研究』28：67-87
――　2010『病院の世紀の理論』有斐閣
――　2011「地域包括ケアの社会理論への課題」――健康概念の転換期におけるヘルスケア政策」『社会政策』2（3）：21-38
井ヶ田良治・原田久美子　1993『京都府の百年』山川出版社
石井松代　1986「堀川病院の在宅ケア」島内節・川村佐和子編『在宅ケア――その基盤作りと発展への方法論』文光堂：89-118
――　1988「看護部の発展と居宅療養部」谷口政春・石井松代編『在宅ケアへのアプローチ――訪問看護の確立をめざして』医学書院：73-83
石塚秀雄　2010「佐久総合病院と地域医療」非営利・協同総合研究所いのちとくらし編『地域医療再生の力』新日本出版社：157-194
市丸精一・小寺清孝　1970「地域社会と老年精神障害者――痴呆患者を中心として（老年期精神障害の医学的社会科学的問題）」『日本老年医学会雑誌』7（4）：219-223
井上泰　1988「在宅ケアにおける病院の役割」谷口政春・石井松代編『在宅ケアへのアプローチ――訪問看護の確立をめざして』

医学書院：196-220
井深啓次郎　1962「ラジオアイソトープ講習会」『病院の動き』堀川病院 15：8, 32
今井澄　1992『豊かな明日への暮らしと医療――高齢化社会と地域医療』鳥影社
医療秘書教育全国協議会編　2010『改定　病院管理』建帛社
医療法人葵会の歴史編纂委員会　1999『いつも地域の人々とともに――医療法人葵会の歴史』ウインかもがわ
医療法人西陣健康会堀川病院　1998『西陣の地域に40年――堀川病院開設40周年記念誌』医療法人西陣健康会堀川病院
印南一路　2009『社会的入院の研究――高齢者医療最大の病理にいかに対処すべきか』東洋経済新報社
内田靖子　1978「医療機関における看護活動」田中恒男・小林冨美栄・内田靖子編『公衆衛生看護ノートI』日本看護協会出版会：135-148
宇都宮啓　2012「地域包括ケアシステムと医療・介護の連携（宇都宮啓　保険局医療課長　講演要旨）」『週刊社会保障』66(2698)：32-33
蛯江紀雄　1993「特別養護老人ホームの現状と課題」浅野仁・田中荘司編『日本の施設ケア』中央法規出版：27-45
大熊一夫　1988『ルポ・老人病棟』朝日新聞社
岡野孝信　2016「はじめに――地域医療を守る運動と医療労働者」岡野孝信・岡部義秀編『地域医療の未来を創る――住民と医療労働者の協同』旬報社：4-14
岡本五十雄　1982「札幌市白石区在宅ねたきり老人実態調査のまとめ」『日本リハビリテーション医学会誌』19(2)：97-105
岡本康　2006「京都での老人医療費無料化運動について」『21世紀に語りつぐ社会保障運動』あけび書房：91-99
小倉襄二　1955「医療保障と結核問題――１９５４年度における入退院基準・看護制限反対をめぐる日本患者同盟の運動を中心として」『人文学』19：94-113
小倉千代子・間敬子・由田順子・早川一光　1968「卒中の居宅療養の自主組織『半歩でもの会』の活動」『病院の動き』堀川病院 28：53-54
賀集竹子・鎌田ケイ子・奥山則子・小林万理　1977「入院を希望する老人患者と訪問看護の必要性――その１　入院希望患者調

査」『公衆衛生』41（12）：863-868
賀集竹子　1980「寝たきり老人の問題点――訪問看護の必要性について」『日本老年医学雑誌』17（4）：393-398
片方信也　1995『西陣――織と住のまちづくり考』つむぎ出版
片山壽　2008「在宅医療と地域連携のあり方と方向性――主治医機能と地域医療連携が開く明日の在宅医療」佐藤智編集代表『在宅医療・訪問看護と地域連携』中央法規出版：2-18
加藤善三　1958「都市からみた国民健康保険」『都市問題』49（11）：57-66
角谷増喜 1988「在宅のリハビリテーション」谷口政春・石井松代編『在宅ケアへのアプローチ――訪問看護の確立をめざして』医学書院：166-193
神岡浪子　1958「国民健康保険とボーダー・ライン層（上）」『都市問題』49（12）：46-54
上京民主商工会編　1987『第30回総会記念――三十回への歩み』上京民主商工会
鎌田實　1999「地域医療の源流をたずねる旅」『月刊総合ケア』9（8）：14-57
川内淳史　2010「戦時－敗戦期の国民健康保険――三重県阿山郡東拓殖村を事例に」『歴史評論』726：46-62
川上武　1965『現代日本医療史――開業医制の変遷』勁草書房
――――　1972「地域医療の現代的課題――地域で健康を守る」『現代と思想』（10）：158-167
川上武・小坂富美子　1988『農村医学からメディコ・ポリス構想へ――若月俊一の精神史』勁草書房
川島みどり　1998「ニッパチからナースウエーブへの軌跡」『看護学雑誌』62（4）：388-391
川田哲子　1987「病院の訪問看護」『公衆衛生』51（12）：825-830
川村雄次　2008「本当の医学が生まれいずるところ――若月俊一一座をめぐって」『農村医療の原点V　地域医療の未来に向けて』佐久総合病院編
環境保健協会付属田中診療所編　1985『田中診療所の三十年』協文社
看護学雑誌編集室編　1980「西陣の路地は病院の廊下や！――京都堀川病院の出っ張り医療と踏みこみ看護」『看護学雑誌』44（1）：10-15

企業組合の十年編集委員会編　1960『企業組合の十年』京都市
菊地武雄　1968『自分たちで生命を守った村』岩波新書
岸勇　2001『公的扶助の戦後史』明石書店
鬼嶋淳　2013「一九五〇年代における農村医療運動の展開と地域社会――埼玉県大井医院を中心に（第50回部落問題研究者全国集会報告・歴史II分科会　戦時・戦後の医療：医療運動と民主主義的主体形成）」『部落問題研究』205：124-156
北野診療所　1965「北野診療所の今日に及ぶ迄の経過」『病院の動き』堀川病院 26：25-27
木村誠一　1962「助成会積立金運動の経過」『病院の動き』堀川病院 15：13-16
京都医療労働組合連合会編　1983『30年のあゆみ――京都医労連運動小史』京都医療労働組合連合会
京都私立病院協会20年史編纂員会　1987『京都私立病院協会20年史』社団法人私立病院協会
京都の医療を語る会　1992『京都の医療を語る――京都の医療を語る会記念誌』京都の医療を語る会
京都府医師会編　1968『京都府医師会二十年史』京都府医師会
京都府商工団体連合会　2005『京商連五〇年のあゆみ』京都府商工団体連合会
京都府保険医協会編　1979a『京都府保険医協会三十年史II（叙述編）』京都府保険医協会
――――1979b『京都府保険医協会三十年史III（資料編）』京都府保険医協会
京都府保険医協会十年史編纂委員会　1961『京都府保険医協会十年史』京都府保険医協会
京都府立医科大学百年史編集委員会　1974『京都府立医科大学百年史』京都府立医科大学
京都保健会創設四十周年記念誌編集委員会　1996『新たな飛躍へ――京都保健会四十年の歩み』京都保健会理事会
京都堀川病院地域医療研究会編　1975「地域に於ける老人医療の展開」『社会医学研究』14（4）：35-62
京都民医連30周年記念実行委員会編　1984『京都民医連 30 周年記念誌』京都民医連30周年記念実行委員会
京都労働基準局　1953『西陣丹後機業地における労働基準法適用の概況』京都労働基準局
居宅療養部　1983「居宅療養をすすめるには――核家族化の問題と援助方法の検討」25周年記念学術集談会実行委員会編『83学術集談会収録集』医療法人西陣健康会堀川病院：32-36

桐島世津子　1988「訪問看護を担って」谷口政春・石井松代編『在宅ケアへのアプローチ――訪問看護の確立をめざして』医学書院：6-51
黒岩卓夫　2008「在宅医療の場と理念」佐藤智編集代表『在宅医療の諸相と方法（明日の在宅医療第2巻）』中央法規出版：26-47
黒木利克　1955「医療扶助の現状と問題点」『社会事業』38（8）：10-14
黒河内剛　1965「外来における疾病管理」『病院の動き』堀川病院 26：87-93
――――　1968「疾病管理と健康管理」『病院の動き』堀川病院 28：46
――――　1969「西陣手織労働者の健康調査(1)」『月刊ほりかわ』12：4-12
――――　1970「西陣手織労働者の健康調査(2)」『月刊ほりかわ』2：15-40
黒松巌　1965『西陣機業の研究』ミネルヴァ書房
桑原英武　2009『治安維持法とわたし――民医連とともに』日本機関紙出版センター
経済企画庁大蔵省印刷局編　1979『新経済社会7カ年計画』大蔵省印刷局
厚生省医務局編　1976a『医制百年史　資料編』東京　ぎょうせい
厚生省医務局編　1976b『医制百年史　記述編』東京　ぎょうせい
厚生省五十年史編集委員会　1988『厚生省五十年史』中央法規出版
厚生労働省　2015「地域医療構想策定ガイドライン」（https://www.mhlw.go.jp/file/06-Seisakujouhou-10800000-Iseikyoku/0000196935.pdf　最終確認　二〇一九年一月八日）
河野あゆみ　2011「在宅看護の歴史と変遷」福島道子・河野あゆみ編『在宅看護論』放送大学教育振興会：11-30
小坂富美子　1995「戦争と厚生――〈日本型医療システム〉形成にむけて」朝尾直弘ほか編『岩波講座日本通史　第19巻　近代4』岩波書店：329-346
Kodner, Dennis L. and Corinne K. Kyriacou, 2000 "Fully Integrated Care for Frail Elderly: Two American Models" International Journal of Integrated Care, (1): 1-19
小林冨美栄　1978「公衆衛生看護の展望」田中恒男・小林冨美栄・内田靖子編『公衆衛生看護ノート1』日本看護協会出版会：345-368

小山進次郎　1951『生活保護法の解釈と運用（下）』中央社会福祉協議会
――――　1966「わが国における社会保険の問題点」『季刊社会保障研究』2（3）：21-32
小山進次郎編　1949『生活保護法の基本問題』日本社会事業協会
小山仁示・志摩千代江　1968「準看護養成の歴史と問題点」『医学史研究』29：12-13
小山路男　1969『現代医療保障論』社会保険新報社
五木田和辻郎　1958「医療扶助への反省」『月刊社会保険』12（135）：37-40
斉藤貞夫　1982「家族の連帯による援助」三宅貴夫編『老人呆けの理解と援助』医学書院：110-125
栄部二子　1964「成人病検診のまとめ」『病院の動き』堀川病院 26：33-39
坂口英子　1983「一時預かりを実施して」25周年記念学術集談会実行委員会編『'83学術集談会収録集』医療法人西陣健康会堀川病院：28-31
――――　1988「家族会の歩み」谷口政春・石井松代編『在宅ケアへのアプローチ――訪問看護の確立を目指して』医学書院：115-120
佐久病院史作製委員会編　1999『佐久病院史』勁草書房
佐口卓　1957「最近の社会保障の動向として――医療保障と結核対策」『労務管理研究』1（2）：36-39
――――　1964『医療の社会化――医療保障の基本問題』勁草書房
――――　1982『医療の社会化』勁草書房
佐藤進　1989「地域における保健・医療と福祉との連携をめぐって――京都市西陣地域の事例調査を通じて」『社会福祉』30：1-9
Sams, Crawford F. 1962 Medic（＝竹前英治編訳 1986『DDT革命――占領期の医療福祉政策を回想する』岩波書店）
Sams, Crawford F. and Zabelle Zakarian, 1998 "Medic": the Mission of an American Military Doctor in Occupied Japan and Wartorn Korea, Armonk, New York: M.E. Sharpe.
三〇年史編纂委員会編　1979『あすへの記念碑――上二病院の三〇年』大阪中央医療生活協同組合
三十年の歩み編集委員会　1991『三十年の歩み』協同組合薬剤センター
志摩千代江　1970「60年代の看護制度――第10回総会講抄録」『医学史研究』35：232-233

―――― 1971「60年代の看護制度――准看護婦制度を視点として」『医学史研究』36：275-279
冷水豊 1980「福祉週評 急げ精神障害老人の福祉施策」『福祉新聞』一九八〇年五月一九日
白髭豊・藤井卓 2005「長崎在宅Dr.ネットによる地域医療連携」『日本医事新報』4224：29-32
首尾木一 1955「生活保護法による医療扶助の実態」『月刊社会保障』9(4)：36-37
城ヶ野芙美子 1970「成人病老人検査および老人の実態調査報告」『月刊ほりかわ』1：7-24
―――― 1976「在宅患者に対する訪問看護」西尾雅七編『老人問題の今後』ミネルヴァ書房：189-201
菅谷章 1981『日本の病院――その歩みと問題点』中央公論社
硯川征時 1971『医療社会事業の所謂「統合」的取り組みの一試見』硯川征時（私家版）
杉田暉道 1971『系統看護学講座 別巻 看護史』医学書院
杉山章子 1995『占領期の医療改革』勁草書房
全国厚生農業協同組合連合会編 1968『協同組合を中心とする日本農民医療運動史』全国厚生農業協同組合連合会
全国社会福祉協議会編 1977「都市型特別養護老人ホームの整備のあり方に関する研究（案）」『月刊福祉』60(8)：88-96
―――― 1997『在宅介護支援センター事業運営の方法』全国社会福祉協議会
全商連史編纂委員会 1991『民商・全商連の40年』全国商工団体連合会
全西陣織物労働組合編 1978『西陣労働者の闘い――伝統産業守って三十年』全西陣織物労働組合
全日本民医連歴史編纂委員会編 1983『民医連運動の軌跡』あゆみ出版
孫治斌 1998「住民運動としての地域医療――京都『西陣健康会』の50年」『実験社会心理学研究』38(2)：215-225
平将志 2012「被占領期における生活保護制度の展開過程――医療扶助費の増嵩と保護財政分析を中心として」『現代社会文化研究』54：1-18
高岡裕之 2000「占領下医療『民主化』の原像――日本医療団の解体過程」プランゲ文庫展記録集編集委員会編『占領期の言論・出版と文化――〈プランゲ文庫〉展・シンポジウムの記録』早稲田大学・立命館大学：168-187
―――― 2010「近代日本の地域医療と公立病院（特集 近現代医療環境の社会史）」『歴史評論』726：63-74

―――2012「『生存』をめぐる国家と社会――二〇世紀日本を中心として（二〇一一年度日本史研究会大会特集号）大会テーマ「生きること」の歴史像　全大会シンポジウムテーマ　歴史における「生存」の構造的把握」『日本史研究』594：6-30

高橋伸一　1982「機業家の職業経歴と階層構成」『社会学研究所紀要』3：35-48

―――1984「地域変容と社会的移動――西陣地域の実証的研究」『佛教大学大学院研究紀要』12：45-63

高橋紘士　2012「地域包括ケアシステムへの道」高橋紘士編『地域包括ケアシステム』オーム社：2-11

高松道生　2007「若月先生の夢と厚生連医療運動」『農村医療の原点Ⅳ　若月俊一から何を学ぶか』佐久総合病院：72-78

高見国生・三宅貴夫・斉藤貞夫　1981「呆け老人をかかえる家族の会の歩み」『看護学雑誌』45（8）：878-882

竹沢徳敬　1968「学術座談会を終えて」『病院の動き』（28）

―――1970a「堀川病院と分院」『月刊ほりかわ』2・3：6-8

―――1970b「健康管理部の新設について」『月刊ほりかわ』4：4-10

―――1970c「西陣の老人と堀川病院」『月刊ほりかわ』10：1-8

―――1971a「北欧の旅３」『京都府耳鼻咽喉科報』3（2）：21-22

―――1971b「北欧の旅８」『京都府耳鼻咽喉科報』3（7）：17-19

―――1979「政治と医療」京都府保険医協会編『京都府保険医協会三十年史Ⅱ　叙述編』：143-144

竹澤徳敬先生を偲ぶ会編　1984『誇らしくまた美しく』竹澤徳敬先生を偲ぶ会

竹沢徳敬・谷口政春　1977「地域病院における老人医療――京都・堀川病院の間歇入院、訪問看護から」『病院』36（2）：18-22

竹沢徳敬・早川一光・谷口政春・石井松代・城ケ野芙美子・斉藤貞夫　1976a「保健活動は地域の人々とともに」『保健婦雑誌』32（4）：220-226

―――1976b「病棟看護と継続看護」『保健婦雑誌』32（7）：413-420

―――1976c「訪問看護の実践のまとめ」『保健婦雑誌』32（11）：748-756

武見太郎　1968『武見太郎回想録』日本経済新聞社

田城孝雄・片山壽・丸井英二　2004「地域医療連携『尾道方式』を『理想のモデル』から『標準モデルへ』」『医療と社会』14（1）：51-62

立岩真也　2015「早川一光インタビューの後で」早川一光・立岩真也・西沢いづみ編『わらじ医者の来た道――民主的医療現代史』青土社：115-193

谷口政春　1965「地域社会に於ける医療運動の必要性とその対策」『病院の動き』堀川病院 26：75-87

――　1969「助成会の健康と疾病管理　老人検診のとりくみ」『月刊ほりかわ』10：6-8

――　1970「居宅療養患者の現状とその対策」『月刊ほりかわ』4：29-40

――　1988a「在宅ケアへの歩み」谷口政春・石井松代編『在宅ケアへのアプローチ――訪問看護の確立を目指して』医学書院：53-83

――　1988b「在宅ケアへの展望」谷口政春・石井松代編『在宅ケアへのアプローチ――訪問看護の確立をめざして』医学書院：221-255

辻ミチ子　1977『町組と小学校（季刊論叢日本文化８）』角川書店

土田武史　2011「国民皆保険50年の軌跡」『季刊・社会保障研究』47（3）：244-256

出町診療所　1965「出町診療所の患者分布」堀川病院編『病院の動き』26：30-32

東京民主医療機関連合会50年史編纂委員会　2004『東京地域医療実践史――いのちの平等を求めて』大月書店

堂本義明　[1936] 1990「医療分野の於ける今後の活動」医療と社会復刻版刊行委員会編『医療と社会　復刻版』（2）：1-10

中野進　1976『医師の世界――その社会学的分析』勁草書房

――　1996『新・医師の世界――その社会学的分析』勁草書房

中野信夫　1990「『医療と社会』の編集者として」医療と社会復刻版刊行委員会編『医療と社会　復刻版』：353-355

中里憲保　1982『地域医療の旗手――住民と共に歩む「赤ひげ」たち』現代出版

中島紀恵子・阿部幸美ほか　1982「呆け老人をかかえる家族の実態――呆け老人をかかえる家族の会の全国調査より」『保健婦雑誌』38（2）：24-36

中村一成　2006「日本医療団と『公的医療機関』――医療供給体制の戦時と戦後」『年報日本現代史』11：323-356

――　2009「地域と医療」森武麿編『１９５０年代と地域社会――神奈川県小田原地域を対象として』現代史料出版：227-254

仲村禎夫　1974「痴呆をめぐる問題」『慶應医学』51（6）：419-420

奈倉道隆　1976「これからの地域医療と看護」竹澤徳敬・早川一光ほか編『京都・堀川病院の地域医療と看護』京都堀川病院

――――　1978「高齢化社会の保険医療システム」角田豊・奈倉道隆編『高齢化社会と社会保障』法律文化社：113-131

――――　1982「社会福祉と保健・医療との接点」『社会問題研究』31（2・3・4）：161-167

奈倉道隆・中川健太郎　1989「保健・医療・福祉の総合化の隘路とその克服――地域医療・老人保健施設の充実の道」『都市問題研究』41（10）：44-57

二木立　2015『地域包括ケアと地域医療連携』勁草書房

西陣織物工業組合　1972『組合史――西陣織物工業組合20年のあゆみ』西陣織物工業組合

日本医事新報社編　1949「ストレプトマイシンの保険取り扱い決る」『日本医事新報』1313（23）：1242

――――　1951「生活保護法におけるパスの使用認められる」『日本医事新報』1376（37）：2433

日本勧業銀行調査部　1948『中小工業の現状と動向――西陣機業について』日本勧業銀行

日本看護協会出版会編　1978『公衆衛生看護ノート　1』日本看護協会出版会

野口典子　1988「痴呆性老人の家族介護をめぐる諸問題――東京都における調査の結果から」『厚生の指標』35（4）：9-14

信太優子・松川凉子・長谷川ミツエ・秋田ミチ子・菅野二郎　1982「訪問看護をめぐって」『日本農村医学会雑誌』31（1）：7-14

野村拓　1976『日本医師会』勁草書房

――――　1987『日本の医療と医療運動』労働旬報社

橋本信三　1970「堀川高等看護学院の歴史」『月刊ほりかわ』12：439-440

長谷川徹・河上嘉秀　1963「研究報告　尿蛋白の試験紙による検査法の検討」堀川病院編『病院の動き』22：5-10

早川一光　1956『今后当面する診療所の方向とその方針について』白峯診療所

――――　1976「在宅身障老人のリハビリテーション」『京都医報』808：4-5

――――　1979『わらじ医者京日記』ミネルヴァ書房

――――　1980「めし」『続わらじ医者京日記』ミネルヴァ書房：25-28

――― 1981「この道はいつか来る道――京都・堀川病院の生活医療」『看護学雑誌』(7):764-773
――― 1995「地域医療の源流を訪ねて」『地域医療研究会会報』(15):8
――― 1999「住民が主人公」『月刊総合ケア』19(8):35-45
――― 2010「早川一光のよろず診療所日誌――私の地域医療」『福祉のひろば』(8):56-57
早川一光・小倉千代子 1976「在宅患者に対するデイ・ケア――半歩でもの会の活動」西尾雅七編『社会保障と健康の問題老人問題の今後』ミネルヴァ書房:201-212
早川一光・立岩真也 2015「わらじ医者はわらじも脱ぎ捨て――民主的医療現代史」早川一光・立岩真也・西沢いづみ編『わらじ医者の来た道――民主的医療現代史』青土社:59-113
早川一光・谷口政春 1964「地域医療機関としての堀川病院の役割」『社会医療史研究』8:32-46
早川一光・谷口政春・石井松代・城ヶ野芙美子・斉藤貞夫 1976a「訪問看護と病院の歩み」『保健婦雑誌』32(2):81-85
――― 1976b「初期の保健婦活動」『保健婦雑誌』32(3):164-170
原榮一［1948］1990「醫療民主化の動き　関西醫療民主化同盟を覗く」医療と社会復刻版刊行委員会編『医療と社会　復刻版』(2):22-24
人見一彦 1973「老年痴呆患者にみる妄想の心身医学的意味」『精神身体医学』13(6):389-390
平田敏夫 1987「貧困と重税の嵐の中で『生活を守る会』の誕生」上京民主商工会編『第30回総会記念――三十回への歩み』上京民主商工会:10-14
平田敏夫・ひらのりょうこ 1987『平田敏夫のできなくてかんにん』文理閣
福永肇 2014『日本病院史』ピラールプレス
福山市医師会地域保健委員会編 1979「在宅『寝たきり老人』の実態調査1」『広島医学』32(9):982-990
筆谷稔 1982「西陣における組織の問題」『社会学研究所紀要』3:3-14
堀江英一・後藤靖 1950『西陣機業の研究――中小工業の実態』有斐閣
本多薫 1983「57年度ＰＰＣ方式導入後の患者動向」25周年記念学術集談会実行委員会編『83学術集談会収録集』医療法人西陣健

康会：15-18
呆け老人をかかえる家族の会　1990『10年のあゆみ――「家族の会」結成10周年記念誌』呆け老人をかかえる家族の会
前沢政次　2008「在宅医療の対象者――在宅医療の対象は高齢者やがんの患者だけか」佐藤智編集代表『在宅医療の諸相と方法（明日の在宅医療第2巻）』中央法規出版：2-25
前田信雄　1976「老人の医療と福祉」『月刊福祉』59(9)：8-12
――　1983『岩手県沢内村の医療』日本評論社
増岡敏和　1974『民主医療運動の先駆者たち』全日本民医連出版部
松下和子・有馬千代子・石井松代　1989「病院からの訪問看護にはどのような体制が必要か」『看護展望』14(2)：178-186
松下和子・谷口政春・斎藤光三・佐藤智　1983「在宅ケアへの模索――病院本来の機能としての在宅ケアの復権」『病院』42(7)：640-647
松島松翠　2007「医療の民主化を求めて――「地域へ出る」ことの意味」『農村医療の原点Ⅳ若月俊一から何を学ぶ』佐久総合病院
松田晋哉　2011『医療の何が問題なのか――超高齢社会日本の医療モデル』勁草書房
松田道雄　1940『結核』弘文堂書房
――　1948『結核とのたたかいの記録』黎明社
――　1962「京の町かどから――一条戻橋」『朝日ジャーナル』4(2)：40-41
――　1998『幸運な医者』岩波書店
水野肇　2003『誰も書かなかった日本医師会』草思社
三宅貴夫　1983「デイ・ホスピタル開設に向けての調査と検討」『病院』42(11)：996-999
――　1994「痴呆――呆け老人をかかえる家族の会」『臨床精神医学』23(3)：309-312
宮本竜臣　1962「医事部の学習研究活動の計画」堀川病院編『病院の動き』15：2-5
三好正巳　1984「労働関係と労働基準――西陣機業における出機を中心にして」『彦根論叢』(228・229)：87-104
村田譲二　1976「地域医療における訪問看護」『日大医学雑誌』35(6)：709-714
室伏哲郎　1970「激動の大学・戦後の証言13　イールズ旋風（下）」『朝日ジャーナル』12(1)：97-102

安田陸男　1987「地域ケアの充実をめざして10　これが路地裏医療だ――京都堀川病院の在宅訪問活動」『健康保険』41(6)：26-31
山口研一郎　1995『生命をもてあそぶ――現代の医療』社会評論社
山口昇　1992『寝たきり老人ゼロ作戦』家の光協会
―――　2012「地域包括ケアのスタートと展開」高橋紘士編『地域包括ケアシステム』オーム社：12-37
山路克文　2013『戦後日本の医療・福祉制度の変容――病院から追い出される患者たち』法律文化社
山梨勤医協50年史編纂委員会編　2010『いのちの平等をかかげて――山梨勤医協50年のあゆみ』合同出版
山本武夫　1954「生活保護法における不服申立の意味するもの――最低生活の保障は国民の声で育てよ」『社会事業』全国社会福祉協議会連合会：37(5)：38-44
湯浅貞夫　1988「レッド・パージ」『戦後京都の歩み』かもがわ選書5：68-76
柚木崎次郎　1954「生活保護法における医療扶助の問題點」『社会保険旬報』398：6-7
横山政敏　1984「西陣機業における出機の労働関係について――労働関係『構造化』の一事例として」『商経論叢』32：1-25
横山廣・前川清治　1971「医療をよくする住民運動（その1）――病院統廃合とたたかう新潟県立病院労働者」『賃金と社会保障』582：14-19
吉沢国男　1968「まえがき」長野県国保直診医師会・長野県国民健康保険団体連合会編『地域医療――長野県国保直診医師会の活動を中心として』長野県国保直診医師会：4-5
吉原健二・和田勝　1999『日本医療保険制度史』東洋経済新報社
淀協史編纂委員会編　1981『淀協のあゆみ――地域の医療運動史』淀川勤労者厚生協会
米田豊昭　1963「西陣健康保険組合の現状とその打開」『病院の動き』堀川病院22：38-44
Raven, Ronald W. et al., 1962 "Progressive Patient Care," British Medical Journal, 1(5270): 43-44
若月俊一　1972「具体化の時代を迎えた地域医療の問題点（座談会）（医療情報処理特集）『富士通』23(5)：720-731
―――　1993「『地域医療』の実践――医療技術者の新しい任務」『農村医療』第98号
若月俊一・柳沢文徳・相磯富士男・竹熊宣孝・宮永盛朗・籾井真美　1976「シンポジウム　農村における、いわゆる地域医療の組

織化」『日本農村医学会雑誌』24(5)：662-666
無記名　1968「学術座談会を終えて」『病院の動き』堀川病院 28：101-105

■資　料（五十音順）

医療法人西陣健康会「第15回定期社員総会議案書」一九七一年五月三〇日
――「第16回定期社員総会議案書」一九七二年五月二八日
――「第18回定期社員総会議案書」一九七四年六月九日
――「第21回通常総会議案書」一九七八年一一月一九日
――「第23回社員総会議案書」一九七九年五月二九日
――「第27回社員総会議案書」一九八三年五月二九日
――「第28回社員総会議案書」一九八四年五月二七日
――「第30回社員総会議案書」一九八六年五月二五日
――「合同委員会」一九八七年四月二三日
――「第33回社員総会議案書一九八九年五月二八日
――「第35回社員総会議案書一九九四年五月二九日
大阪府社会福祉協議会　1978『寝たきり老人介護の実態』大阪府社会福祉協議会
京都市衛生局庶務課編　1953『京都市衛生統計年報』
―― 1967『京都市衛生統計年報』
―― 1971『京都市衛生統計年報』
―― 1976『京都市衛生統計年報』
京都市企画審議室編　1951『西陣企業実態調査書』

京都市社会課編　［1938］2002「調査報告四十四号　西陣機業に関する調査」近現代資料刊行会企画編『日本近代都市社会調査資料集成5　京都市・府社会調査報告書　Ⅱ-13』近現代資料刊行会
京都市編　1965『京都市統計書』
――――　1970『京都市統計書』
――――　1975『京都市統計書』
――――　1980『京都市統計書』
――――　1985『京都市統計書』
――――　1990『京都市統計書』
――――　1995『京都市統計書』
京都市民生局　1952『昭和26年度に於ける生活保護の展望』
――――　1976『要介護老人の実態調査』
――――　1981『京都市老人実態調査』
京都市民生局福祉課　1972「京都市の社会福祉施設数」
――――　1980「京都市の社会福祉施設数」
――――　1985「京都市の社会福祉施設数」
――――　1990「京都市の社会福祉施設数」
京都市役所総務局統計課編　1950『京都市勢統計年鑑』
――――　1951『京都市勢統計年鑑』
――――　1954『京都市勢統計年鑑』
――――　1955『京都市勢統計年鑑』
――――　1956『京都市勢統計年鑑』
――――　1960『京都市勢統計年鑑』

京都総合病院堀川病院　1970『健康と福祉の開発――老人クラブ「長寿会」の経験（資料集）』
京都地方裁判所第二民事部　1950「京都府立医大放学処分取消請求事件判決」労働法律旬報（37）：19-22
京都府医師会『京都医報』号外　一九五四年八月三日
――――『京都医報』第356号　一九六四年二月二一日
『京都府会定例会議事録速記録』2号　一九五〇年八月三〇日
『京都府庁文書』381号　一九六四年（京都府総合資料館所蔵）
京都府保険医協会　1964『京都保険医新聞』第385号　一九六四年二月二五日
――――1965『京都保険医新聞』第433号　一九六五年七月一五日
――――1967『京都保険医新聞』第514号　一九六七年二月一八日
京都労働基準局　1953『西陣丹後機業地における労働基準法適用の概況』京都労働基準局
厚生省大臣官房統計調査部編　1951『社会福祉行政業務報告』厚生統計協会
――――1953『社会福祉行政業務報告』厚生統計協会
――――1955『社会福祉行政業務報告』厚生統計協会
――――1963『社会福祉行政業務報告』厚生統計協会
――――1970『社会福祉行政業務報告』厚生統計協会
――――1975『社会福祉行政業務報告』厚生統計協会
――――1979『社会福祉行政業務報告』厚生統計協会
厚生省医務局編　1945『医療施設調査』厚生省
――――1950『医療施設調査』厚生省
――――1955『医療施設調査』厚生省
――――1960『医療施設調査』厚生省
――――1965『医療施設調査』厚生省

――――　1970『医療施設調査』厚生省
厚生統計協会編　1979『国民衛生の動向』
厚生労働省　2015「地域医療構想策定ガイドライン」
　(https://www.mhlw.go.jp/file/06-Seisakujouhou-10800000-Iseikyoku/0000196935.pdf　最終確認　二〇一九年一月八日)
厚生労働省大臣官房統計情報調査部編　1980『医療施設数・医師数調査』
――――　1990『医療施設数・医師数調査』
――――　1995『医療施設数・医師数調査』
厚生労働省　1956『厚生白書』「第一章　国民の生活は守られているか　第二節貧困といかに取り組んでいるか」
　(https://www.mhlw.go.jp/toukei_hakusho/hakusho/kousei/1956/dl/03.pdf　最終確認　二〇一九年三月八日)
厚生労働省　1970『厚生白書』「第三章　老人の福祉　第一節－6老人クラブの育成」
　(https://www.mhlw.go.jp/toukei_hakusho/hakusho/kousei/1970/dl/12.pdf　最終確認　二〇一九年三月八日)
「白峯病院設立趣意書」1957
新日本医師協会編　1959『新しい医師』第180号一九五九年一月一日
総理府統計局編　1975『国勢調査報告』
――――　1980『国勢調査報告』
――――　1981『国勢調査報告』
谷みゆき編・吉田秀夫監修　1965『戦後医療運動史年表1 (1945-1961)』谷みゆき(謄写版)
第14次西陣機業調査委員会編　1993『西陣機業調査の概要』
『登記簿謄本法務局閉鎖登記簿一九五四年一月二六日、一九五五年一一月二日、一九五六年一二月一〇日、一九五六年九月二五日、
　一九五七年一〇月一〇日、一九五八年一二月一〇日、一九七一年一〇月一四日
東京都民生局総務部企画課　1975『老人の生活実態及び健康に関する調査報告書』
――――　1977『東京都老人福祉基礎調査報告書』

―― 1980『老人の生活実態および健康に関する調査報告書』
西陣医学研究会設立準備有志一同 1958「西陣医学研究会設立に関する趣意書」
西陣機業調査委員会編 1993『第14次西陣機業調査の概要』西陣機業調査委員会
西陣健康会編「合同委員会」一九八七年四月二五日
――「平成8年度 西陣健康会委員総会」一九九六年四月二四日
認知症の人と家族の会「認知症の人と家族の会 二〇一三年度第4回総会議案書」二〇一三年六月一日
法政大学大原社会問題研究所 1956「第五章 結核対策」『日本労働年鑑 第28集（一九五六年版）第三部 労働政策 第四編 社会保険・社会保障』（http://oohara.mt.tama.hosei.ac.jp/rn/28/rn1956-886.htmls 最終確認二〇一六年八月八日）
「堀川病院助成会しおり」1959
堀川病院編 1970『月刊ほりかわ』（1）
―― 1962『病院の動き』（15）
―― 1963『病院の動き』（22）
―― 1964『病院の動き』（24）
―― 1965『病院の動き』（25）
―― 1968『病院の動き』（28）
「堀川病院地域医療研究会資料」一九六二年

西陣健康会だより関連資料（発行年順）

『しらみね新聞』第2号一九五七年一一月一日（発行：白峯診療所）
『しらみね新聞』第5号一九五八年二月二〇日（発行：堀川病院）
『ほりかわ病院新聞』第6号一九五八年三月二〇日（発行：堀川病院）
『ほりかわ病院新聞』第10号一九五八年七月三〇日（発行：堀川病院）

『ほりかわ病院新聞』第11号一一九五八年九月一日（発行：堀川病院）
『堀川新聞』第22号一一九五九年九月三〇日（発行：堀川病院助成会）
『堀川新聞』第27号一一九六〇年七月二〇日（発行：堀川病院助成会）
『堀川新聞』第31号一一九六一年九月一日（発行：堀川病院助成会）
『堀川新聞』第32号一一九六二年二月一〇日（発行：堀川病院助成会）
『堀川新聞』第36号一一九六二年六月二七日（発行：堀川病院助成会）
『助成会だより』第2号一一九六二年六月二七日（発行：堀川病院助成会）
『堀川病院助成会だより』第32号一一九六三年七月一日（発行：堀川病院助成会）
『堀川病院助成会だより』第36号一一九六三年一一月一日（発行：堀川病院助成会）
『堀川病院助成会だより』第38号一一九六四年一月一日（発行：堀川病院助成会）
『堀川病院助成会だより』第39号一一九六四年二月一日（発行：堀川病院助成会）
『堀川病院助成会だより』第40号一一九六四年三月一日（発行：堀川病院助成会）
『堀川病院助成会だより』第42号一一九六四年六月一日（発行：堀川病院助成会）
『医療生協助成会だより』第44号一一九六四年一一月一日（発行：西陣医療生協助成会）
『医療生協助成会だより』第48号一一九六五年七月一日（発行：西陣医療生協助成会）
『医療生協助成会だより』第59号一一九六六年一一月一日（発行：西陣医療生協助成会）
『医療生協助成会だより』第61号一一九六七年四月一日（発行：西陣医療生協助成会）
『医療生協助成会だより』第63号一一九六七年六月一日（発行：西陣医療生協助成会）
『医療生協助成会だより』第67号一一九六八年九月一日（発行：西陣医療生協助成会）．
『医療生協助成会だより』第72号一一九六九年九月一〇日（発行：西陣医療生協助成会）．
『医療生協助成会だより』第76号一一九七〇年八月一〇日（発行：西陣医療生協助成会）
『医療生協助成会だより』第77号一一九七〇年一〇月五日（発行：西陣医療生協助成会）

『ほりかわ』第85号一九七二年九月五日（発行：堀川助成会・医療法人西陣健康会）
『ほりかわ』第86号一九七二年一二月一日（発行：堀川助成会・医療法人西陣健康会）
『ほりかわ』第88号一九七三年五月一〇日（発行：堀川助成会・医療法人西陣健康会）
『ほりかわ』第89号一九七三年六月一日（発行：堀川助成会・医療法人西陣健康会）
『ほりかわ』第90号一九七三年九月二五日（発行：堀川助成会・医療法人西陣健康会）
『助成会だよりほりかわ』第96号一九七五年一月一日（発行：堀川病院助成会）
『助成会だよりほりかわ』第102号一九七五年七月（発行：堀川病院助成会）
『助成会だよりほりかわ』第109号 一九七六年二月（発行：堀川病院助成会）
『助成会だよりほりかわ』第113号 一九七六年六月一〇日（発行：堀川病院助成会）
『助成会だよりほりかわ』第115号一九七六年八月一〇日（発行：堀川病院助成会）
『助成会だよりほりかわ』第126号一九七七年七月一〇日（発行：堀川病院助成会）
『助成会だよりほりかわ』第129号 一九七七年一〇月一〇日（発行：堀川病院助成会）
『助成会だよりほりかわ』第141号一九七八年一〇月一九日（発行：堀川病院助成会）
『助成会だよりほりかわ』第143号一九七八年一二月一〇日（発行：堀川病院助成会）
『助成会だよりほりかわ』第154号一九七九年一一月（発行：堀川病院助成会）
『西陣健康会だよりほりかわ』第168号一九八一年一月一〇日（発行：西陣健康会）
『西陣健康会だよりほりかわ』第169号一九八一年二月一〇日（発行：西陣健康会）
『西陣健康会だよりほりかわ』第170号一九八一年三月一〇日（発行：西陣健康会）
『西陣健康会だよりほりかわ』第171号一九八一年四月一〇日（発行：西陣健康会）
『西陣健康会だよりほりかわ』第172号一九八一年五月一五日（発行：西陣健康会）
『西陣健康会だよりほりかわ』第174号一九八一年一一月一〇日（発行：西陣健康会）
『西陣健康会だよりほりかわ』第179号一九八一年一二月一〇日（発行：西陣健康会）

『西陣健康会だよりほりかわ』第180号一九八二年一月一〇日（発行：西陣健康会）
『西陣健康会だよりほりかわ』第210号一九八四年七月一〇日（発行：西陣健康会）
『西陣健康会だよりほりかわ』第241号一九八七年二月一〇日（発行：西陣健康会）
『西陣健康会だよりほりかわ』第249号一九八七年一〇月一〇日（発行：西陣健康会）
『西陣健康会だよりほりかわ』第260号一九八八年九月一〇日（発行：西陣健康会）・
『西陣健康会だよりほりかわ』第273号一九八九年一〇月一〇日（発行：西陣健康会）
『西陣健康会だよりほりかわ』第288号一九九一年一月一〇日（発行：西陣健康会）
『西陣健康会だよりほりかわ』第293号一九九一年六月一〇日（発行：西陣健康会）
『西陣健康会だよりほりかわ』第295号一九九一年八月一〇日（発行：西陣健康会）
『西陣健康会だよりほりかわ』第300号一九九二年一月一〇日（発行：西陣健康会）
『西陣健康会だよりほりかわ』第318号一九九三年七月一日（発行：西陣健康会）
『広報ほりかわ』第2号一九七二年一一月一五日（発行：総合病院堀川病院）
『こうほうほりかわ』第12号一九七三年九月一五日（発行：総合病院堀川病院）
『こうほうほりかわ』第21号一九七四年六月一五日（発行：総合病院堀川病院）
『こうほうほりかわ』第37号一九七五年一〇月一五日（発行：総合病院堀川病院）
『こうほうほりかわ』第48号一九七六年九月一五日（発行：総合病院堀川病院）
『こうほうほりかわ』第49号一九七六年一〇月一五日（発行：総合病院堀川病院）
『こうほうほりかわ』第55号一九七七年四月一五日（発行：総合病院堀川病院）
『こうほうほりかわ』第87号一九七九年一二月一五日（発行：総合病院堀川病院）
『こうほうほりかわ』第100号一九八一年一月一五日（発行：総合病院堀川病院）
『こうほうほりかわ』第106号一九八一年七月一五日（発行：総合病院堀川病院）
『こうほうほりかわ』第107号一九八一年八月一五日（発行：総合病院堀川病院）

■年表　京都西陣地域の医療実践50年の歩み――白峯診療所・堀川病院を中心に

年	白峯診療所・堀川病院の動き	西陣機業および住民の動き	関西・京都の医療および社会情勢	社会保障制度および社会情勢
１９４５			京都大学社会医学研究会発足。	（12月）新日本医師連盟（新医連）発足。日本医療団中野療養所従業員組合結成。労働組合法の制定。生活困窮者生活援護要綱閣議決定。旧生活保護法施行。
１９４６			（1月）関西医療民主化同盟結成。国立京都療養所職員組合結成。京都医療社会化連盟結成。民主主義科学者協会（民科）結成。 京都府立医大病院スト突入。	全日本国立療養所職員組合全国組織結成。全日本医療団従業員組合（全医従）・全国医療従業員組合協議会（全医協）。 （5月）代々木診療所開設 （6月）旧生活保護法施行。
１９４７		商工協同組合法により西陣織物工業協同組合設立（小組合・法人合わせて33名、その傘下業者は１５００人）。全西陣織物従業員組合結成（労働基準法の適用を訴える運動）。	京都大学教授蜷川虎三、中小企業庁長官に就く。 十三労働会館付属診療所開設・西淀川労働会館付属病院（大阪）。 （11月）京都府医師会設立。	児童福祉法・労働基準法施行。保健所法公布。 失業保健法・失業手当法施行。国立療養所全国患者同盟（国患同盟）結成。全国立病院患者同盟（国病同盟）結成。らい病療養所患者生活擁護同盟結成。全日本患者生活擁護同盟（全患同盟）結成。
１９４８		上京生活と健康を守る会結成。中小企業協同組合法制定公布。西陣織物商工協同組合連合会設立（西工）。 （10月）紫野生活協同組合設立、紫野生活協同組合診療所を併設。	日本国立私立療養所患者同盟（１９４９年より日本患者同盟と改称）・全患同盟・日患同盟が合併。全日本国立医療労働組合（全医労）結成。 医療民主化全国会議開催（医療労働統一戦線）。 京都市中央市民病院設立（後の市民病院）。	（7月）医療法制定 社会保険診療報酬支払基金法成立。健康保険法および国民健康保険法改正。日本医師連盟発足。 ワンデル勧告。
１９４９		全西陣織物労働組合に改称（全西労）。 京都繊維産業労働組合結成（反税闘争）。 生糸・絹織物の価格統制解除／正絹織物の配給規制解除。	（7月）大阪民主的病院診療所連絡会発足。代表は岩井弼次。 （11月）京都府立医科大学女子専門部教授会流会事件。 大阪保険医協会設立。 京都府保険医協会設立（富井清理事長・中野信雄ら理事）。 上京人民診療所（10月から８ヶ月間の開設）。	身体障害者福祉法。社会保障制度審議会発足。 生活保護法に不服申立制度設置。シャウプ税制勧告。ドッジ・プランの実行。国鉄労働組合・東芝労働組合の労働争議活発化。レッド・パージ続く。 東北・北海道に小児麻痺集団発生。中華人民共和国成立。

1950	（9月）白峯診療所開設。	医療保護獲得運動始まる。 （5月）仁和診療所開設。 （9月）待鳳診療所開設。 （10月）室町学区に健康を守る会結成。 （12月）柏野診療所開設	織物消費税廃止。 （4月）蜷川京都府知事就任。 （10月）関西民主的病院診療所連合会京都支部結成。京都府医師会医薬分業対策委員会設置（医薬分業反対）。国民健康保険法に対する反対運動をかかげ全国大会開催。	新生活保護法成立。医療法人制度制定。医療機関整備計画施行。朝鮮戦争勃発。 社保によるパスの使用許可。 サムズ准尉、医薬分業推進。 日本労働組合総評議会結成大会。 シャウプ第二次税制勧告案発表。
1951	（5月）白峯診療所、室町保健所の協力で地域集検便活動を行う。	（4月）紫野診療所開設。全西労、第5回大会で健康保険組合の設立を討議。 （5月）翔鸞学区に健康を守る会結成。翔鸞健康会が地域集検便活動を開始。 （9月）結核患者自宅療養友の会結成。	京都医療生活協同組合設立。 吉祥院診療所開設。	結核予防法の全面改正。全国保険医大会、単価引き上げ、減税要求で保険医総辞退の決意表明。 （6月）赤痢全国に流行（9月）。日米安全保障条約調印。国民健康保険税創設。基幹病院整備計画要綱策定。
1952	（8月）正親学区東西俵屋町の下水改良を申請。100ミリレントゲン購入。 （9月）九条診療所に村上医師派遣。 （10月）柏野診療所に早川医師派遣。	（8月）正親学区に健康を守る会結成。	西陣織物産業の機械化進み、手織りの比率を超える。 京都平和病院開設（現南病院） 九条診療所開設。	福祉事務所制度発足。メーデー流血事件。 （6月）日本病院協会結成。 全国保険医団体協議会発足。 インターン制度反対運動活発。
1953	（7月）南山城水害に白峯より医療救援隊派遣。 （10月）白峯診療所職員組合結成。白峯診療所生活保護患者で「白峯健康会」設立。聚楽地域の要請に応えて、山田宅の二階を借り、出張診療を行う。	（4月）白峯・柏野診療所などが西陣健康協議会を結成（西陣織物分散工場（家内工場・賃織業者）に健康保険の実施を要求。 （6月）全西労、健康保険組合設立のため、府会に請願。聚楽健康会発足。	（8月）京都医療労働組合協議会結成。全日本民主医療機関連合会結成。京都民主的診療所連合会結成。 （10月）平和病院開設（現京都南病院）のため玉川事務長を派遣。	「老後の生活についての世論調査」（内閣総理府と郵政省による共同調査）。 老人福祉法の試案（熊本市の杉村春三）。 完全看護・完全給食・完全寝具の設備制度設定。 熊本水俣病発生。 結核患者調査で患者数約300万人とされる。
1954	（4月）スクーター購入し往診の軌道化をはかる。 （6月）診療所拡張で4診療室・安静ベッド5床となる。白峯診療所を本部として「医療法人健康協議会」を設立。理事長に神戸善一。理事14名。白峯診療所職員組合結成。 白峯診療所が「医療法人民主医療協会」として法人登記。	（3月）盛林診療所開設。白峯診療所より宮本医師を所長として派遣。建設資金20万円集まる。 （4月）西陣織物健康保険組合設立。 （5月）正親診療所開設（所長に白峯診療所から今井千尋医師）募金25万円集まる。 （7月）上京診療所（現上京病院）開設。 （9月）白峯診療所創立5周年記念。小川校に800名集まる。	（8月）生活保護法による医療扶助・入退院基準に対する抗議で、府庁前に結核患者らが座り込み。黄変米問題で京都府医師会声明。 京都府医師会が京都市会に医薬分業反対、新医療体系反対の陳情書提出。 新医協京都支部が解散。	（3月）生活保護法の医療扶助適正実施通達。 （4月）日雇健康保健実施。在日朝鮮人を含む生活保護打ち切り・生活保護法による医療扶助・入退院基準を全国に通達／日本患者同盟が生活保護の引き締めなどに反対し東京都庁で座り込み／社会保障制度審議会の勧告により「結核対策の強化改善」。 （6月）厚生省ストレプトマイシン・ペニシリン診療点数下げ発表。日本患者同盟・結核患者が全国17都道府県で座り込み。 米、ビキニで水爆実験社会保障予算削減、健康保険法改悪反対運動おこる。
1955	（8月）理事会「病院建設による医療内容の充実を決議」。	小川地区に白峯内職友の会を開設。会員50名。 （7月）盛林診療所京都保険会より離脱。正親診療所、白峯診療所と経営を分離。 （8月）白峯健康会婦人が会原水爆禁止広島大会に参加。西陣健康保険組合6千万円の赤字を出し、家内工業労働者の加入を制限する。	（9月）社団法人京都保健会設立。京都民医連10診療所と共同加入。京都府医師会・京都府保険医協会など健康保険改悪反対運動に取り組む。 かも川診療所開設。	流感全国に蔓延。 政府管掌保健45億円の赤字。 （7月）医療保険未適用の全国3千万人の国保加入の方針を確立。医薬分業反対全国医師大会開催。 （12月）厚生省、新医療費体系大綱を決定。

1956	（3月）白峰診療所にかかっていた生活保護患者が360名から150名に減る。 （5月）レントゲン増値500ミリ購入。	（3月）在日朝鮮人を含む生活保護患者の保護大量打ち切りのため、市役所に集団抗議。800名が参加。	健康保険改悪反対で、保険医総辞職闘争（京都府医師会・京都府保険医協会）。京都民主団体連絡協議会結成。	（1月）健康保険改悪反対・社会保障連絡会議結成（総評、日本医師会など28団体）。 （2～3月）日本医師会、保険医総辞退を決議。 厚生省、健康保険法を国会上程（6月参院で廃案）。 経済白書「もはや戦後ではない」。
1957	（2月）病院建設準備委員長に竹沢徳敬を任命し、第1回病院設立準備会開催）。 （6月）現在地に病院建設着工。 （10月）白峯新聞第1号発刊編集委員長は日下本雄医師。	平和と生活と権利を守る京都大会（医療団体、労働団体、府学連、婦人団体）助成会も参加。	京都府医師会、日医に対し「家族7割5分給付」を要求。医療費値上げ。	（3月）健康保険法改正案成立。 厚生省、国民皆保険推進本部を設置。 （4月）厚生省国民皆保険推進本部設置。 （7月）健康保険法改正による一部負担金実施。 政府管掌は40億円の黒字となる。
1958	（2月）堀川病院完成。 院長・理事長竹澤徳敬、副理事長神戸善一、副院長早川一光、顧問松田道雄。精神科を除く各科・22床。職員40名。往診と夜間診療は白峰時代からの継続。基準給食実施。 （6月）増築工事着工。工費800万円。 （7月）西陣医学研究会発足。職員と助成会有志より構成。 （8月）堀川病院職員組合結成（谷口雅治委員長）。 （10月）増築完成。病床は55床になる。	（4月）堀川病院助成会発足（年間100円で会員）。助成会員300名。第一回助成会総会。増築工事着工。工費800万円のうち200万円住民から募金。 （11月）正親診療所、法人に再統一し新築移転。基準給食実施。 宇治リクレーション会員300名参加。 大毎ニュース社の映画「西陣の人々」に協力。 大阪堺の耳原病院に助成会幹部4名と、職員5名が見学にいく。	（2月）日本医師会、健康保険改悪反対運動。京都府医師会も単価値上げを訴え、新国保法案に反対し総辞退推進本部会（京都府医師会、京都府保険医団体、保団連、他医療機関）を結成。京都府知事蜷川虎三3選。京都市長高山義三3選。	（3月）全日本農民組合連合会結成される。厚生省、診療報酬新点数発表（甲乙の2表に分化、1点単価10円）。 （9月）中央社会保障推進協議会が結成される（総評・民主団体48団体が結集）。 診療報酬引き上げ。 小児麻痺、各地で発生。 完全看護廃止、基準看護開始。 （12月）国民健康保険法公布
1959	（9月）西陣医学研究会・府立医科大学社医研究の合同調査開始。 （11月）近畿民医連学術集談会で「民医連賞」獲得。	（3月）医療懇談会34箇所で行われる。合計400名の住民が参加。 （4月）早川一光氏、京都市市会議員となる。 （7月）助成会を7支部に。 （8月）出町診療所開設。 （10月）医療懇談会20箇所で行われる。合計200名の住民が参加。		（1月）新国民健康保険法施行。国民年金法公布。 （3月）安保条約改訂阻止国民会議結成。 日本看護連盟結成。
1960	（2月）ソビエト大使館のクタコフ参事官、堀川病院と西陣織物を見学。 （5月）竹沢院長が下京区の南病院院長兼任。 （6月）外科診療部門拡張・給食設備の拡張・4階建て。 （7月）三池炭鉱スト応援のため医療班を派遣。 （8月）母と子の会結成。乳児手帳作成。	（8月）助成会リクレーションで滋賀県へ、参加者750名。西陣労働者の労働条件、潜在疾病、組合健康保険の実態調査」を西陣医学研究会、京都府立医科大学社会医学研究会の共同で実施する。 （9月）盛林診療所に医師応援派遣。 （10月）正親地区に長寿会結成。労働金庫と提携して助成積立金制度を始める。医療懇談会10箇所で行われ、合計150名の住民が参加。	（6月）京極学区幸神町に小児麻痺患者。出町支部の13箇所で医療懇談会が開かれ180名の住民が参加「ガランタミンよこせ」運動が全学区に拡がる。 （10月）京都小児麻痺対策協議会結成。安保条約反対の講演と演劇会開催。職員組合主催、助成会後援で京極校西陣校で開く。末川立命館大学総長、早川市議会員後援。参加者400名。	厚生省、医療機関整備計画を発表。医療金融公庫法公布。医師会、厚生大臣に診療報酬値上げ要求。全日赤連合会病院ストライキ。小児麻痺患者5千人。 岩手県沢内村、老人と乳児の医療費無料化実施。

1961	（2月）看護婦の勤務体制が2交代制から3交代制へ改善。 堀川病院薬剤部が、京都民医連傘下院所によびかけ「事業共同組合薬剤センター」を設立。目的は薬局運営の合理化と薬剤の研究。 （4月）早川副院長、京都小児マヒ対策協議会事務局長に任命される。 （5月）15万ボルトレントゲン購入。 （8月）外来患者1日平均700名を記録。 （9月）簡易人間ドッグ開始 （10月）第三回病院運営懇談会（理事会、助成会、本部員会、運営委員会合同・決議は生活に根ざした医療、夜間診療体制の強化、窓口業務の改善。 （11月）京都民医連を離脱。 竹沢院長、医療親善視察団の一員として訪ソ。	（4月）助成会支部長会議、積立金管理委員会設置。 （6月）助成会の医療生活協同組合化を決議。助成委員会開催。小川・室町両支部を中支部に合併。医療懇談会13箇所で行われる。合計223名の住民が参加。助成会主催の職域集検おこなわれる。対象者は730名。 （7月）出町診療所移転、改築、建設募金50万円集まる。 （8月）翔鸞支部、健康と生活相談所を松本粂次郎宅に設ける。助成会本部委員会で、長寿会の拡大と福祉会の組織化、国保の患者負担軽減、医療費払い反対運動推進。 （10月）西陣・洛北・桃園に「長寿会」結成。 （12月）助成会本部委員会が、病院運営の強化のために理事会の諮問機関として評議委員会の設置を決議。	（1月）京都府医師会は国保問題で高山市長に申し入れ。申し入れ内容は、京都市国保の給付率は世帯主7割、家族5割、保険料は平均年1290円など。京都府医師会など国保の給付率に対して、国庫負担増を主張、国保総辞退を決議担ぎ国保。 （4月）京都市国保実施本人6割家族6割給付で始まる。 （8月）全国健康と生活を守る会と全国民主的医療機関連合会共催の全国健康を守る。集会が、中山寺でおこなわれる。国保本人10割、家族7割、医師会単価引き上げを国庫負担でさせる運動を決議。	（4月）国民皆保険発足。健康保険本人自己負担なし、家族5割自己負担。国民健康保険は本人・家族とも5割負担。 岩手県沢内村65歳以上無料化（翌年60才以上） （7月）子どもを小児マヒから守る中央審議会結成。小児マヒ生ワクチン投与始まる。安保反対運動拡がる。 厚生省、診療報酬12％引き上げで日本医師会、保険医辞退を決定。
1962	（2月）堀川病院に健康管理科を新設。 （10月）第二次増改築完成（112床に）。基準寝具実施。	（2月）病院増築建設基金（設備拡充資金借入制度・一口1万円）始める。助成会と堀川病院の運営委員会設置協定設立。 （5月）京大の笹井外喜雄医師を中心に若手医師の勉強会「笹井ゼミ」始まる。 （7月）看護婦船岡寮・下鴨寮新設	社会医学研究会始まる（西尾雅七・中野進など。のちに谷口政春・奈倉道隆が参加。 右京病院開設（右京診療所の病院化）。	国民皆保健制度開始。健康保健本人自己負担なし・家族5割負担。国保本人家族5割負担。小児麻痺生ワクチン獲得医療法改正で国公立病床規制導入。 （5月）厚生省、病院スト規制通達。
1963	（2月）基準看護（患者4：看護婦1）を実施。 （5月）保健婦1名採用。	第6回助成会総会で「医療生協堀川病院助成会」へ改称（昭和41年まで）。着物離れから西陣産業に陰り。	（4月）蜷川知事4選。	（7月）老人福祉法公布。 （10月）国民健康保険、本人3割家族5割自己負担に変わる。国家負担2割から2割5分。医療制度全般について改善の基本方策（医療制度調査会答申）。公的病院の病床規制始まる。 （11月）三井・三池大爆発事故
1964	（3月）保健婦による地域への家庭訪問・医療相談活動を開始。 （11月）総合病院として許可される。	（9月）北野診療所開設。 （9月）堀川高等看護学院開設（進学コース2年制） （10月）往診廃止問題：助成会にて、往診続行を決定。 （11月）翔鸞学区に長寿会結成。	（2月）京都市国保の「計画的陰謀」事件おこる。 （4月）京都市国保が赤字のため家族は5割給付に引き下げ。このため反対運動おこる。 （10月）京都私立病院協会発足。竹沢病院長が理事兼任。 久世診療所開設。	高齢者実態調査（厚生省）。 国民健康保険本人3割家族5割負担。 厚生省、「老人福祉法特別養護老人ホームへの収容の措置」決定。 （11月）厚生省、薬代半額負担など健康保険法改定案発表。
1965	（7月）5階建て増築着工 （10月）成人病健康診断やがん検診の促進に力をいれる。	（7月）第8回助成会総会で「健康保険の大衆負担増額反対」西陣医療生活共同組合に対して地元の医師会の反対にあう。1965年度は赤字経営となる。	（2月）健康保険改革反対の春闘京都決起大会が円山公園で行われ、3千名が市内をデモ。	（6月）理学療法士法・作業療法士法制定。 （10月）社会保険庁が保険財政の悪化を踏まえ、保険料徴収の強化と医療機関が発行する診療報酬請求書の審査の徹底を通達。 新潟県立病院看護婦二・八斗争始まる。医療金融公庫の貸付導入。 （12月）インターン闘争広がる。

1966	（2月）第3次増改築、北分院を開設（5階建51床）。完成祝賀会に地域から1200名参加。堀川高等看護学院が北分院の1階に移る。 （3月）医療費相談・生活相談室開設。 （3月）常勤職員数は172名。 （8月）堀川高等看護学院第一回卒業式	第八回助成会総代会で、助成会社会福祉部を中心に健康保険改悪反対運動を決定・2500名の反対署名を集める。 （4月）堀川病院北分院医療設備充実資金募集。 （10月）胃がん検診に135名が参加。がんをなくする会結成。	京都社会保障改悪反対共闘会議（京都府医師会・京都府保険医協会、保団連他各医療機関）発足。堀川病院・助成会も健康保健特例法に反対運動を起こし、デモに参加。	（4月）政府が健康保険料値上げ・薬代半額本人負担を打ち出す（健康保健特例法とされる）。6月に決定。
1967	（4月）往診（急患・定期）管理、外来の保健婦パトロール活動とともに強化。 （5月）石井松代総婦長に（1989年まで）。	（1月）出資社員制度開始　一口3千円。助成会福祉対策員会で、政府に特別養護老人ホームの建設を働きかけることを決議。署名活動を始める。 （6月）脳卒中後遺症の8ミリ映画「半歩でもの斗い」を外来看護部が作成。 （8月）第二回平和集会開催。 （9月）糖尿病「つづれ会」発足。	（2月）京都市長に富井清京都府医師会長なる。京都府医師会、健康保険特例法の反対運動を起こす。	（9月）健康保険特例法により、本人一部負担が変更初診料100円から200円、入院時400円負担。 （10月）薬価基準が全面改訂で引き下げ（10・2％）。東京都知事美濃部亮吉当選。第42回医師国家試験、インターン生の80％ボイコット（東大紛争へ）。公害対策基本法公布。 （12月）医療費改定、入院料・看護料の引き上げ。
1968	（3月）開設10周年記念会に住民・会員1500名参加。第1回学術集談会開催．集録集は『病院の動き』（28）で特集。 （5月）助成会社会医療部とともに胃がん検診実施。事業所単位の地域集団検診活動。 （11月）外来で高血圧教室開く	（1月）脳卒中後遺症「半歩でもの会」結成。 （2月）糖尿病友の会「つづれ会」結成助成会、京都府・市民の健康保険改悪阻止デモに参加。第12回社員総会で増改築5カ年計画を決定。 （9月）堀川高等看護学院第3期生6名が卒業。休校。1969年に私病協へ移管、再開。	京都市、65歳以上の老人検診行う。第一次検診は無料。	（1月）国保法改正により本人・家族とも3割負担に。健康保険料値上げ・薬代半額本人負担・入院および初診料値上げ。 （3月）新潟県立病院看護婦二・八斗争勝利。 （5月）インターン制度廃止。
1969	脳卒中後遺症患者、リハビリを中心に訪問看護始まる。 （6月・7月）西陣手織り健康調査。 （12月）成人病老人検診および老人の実態調査おこなわる。	被爆者救援カンパ活動。 （8月）第三回平和祭り 西陣手織り健康調査106名を対象におこなわれる。 助成会、健康保険特例法延長に反対運動。国会請願3900人の署名を集める。	（1月）京都府医師会館にて、病院危機突破緊急集会。日雇健康保険改悪反対運動で京都1万人集会。助成会参加。 （4月）私立病院協会管理下において堀川高等看護学院開校。	（1月）国民健康保険改正本人・家族とも3割負担。全国保険医団体連合会（保団連）結成。 （8月）厚生省、医療保険抜本改革要綱試案発表。 （9月）健康保険法改正で薬剤一部負担廃止。保険料率70／1000に増。 東京都65歳以上無料化。 政府が健康保険特例法としてさらに保険料値上げ。本人薬剤一部負担は外れる。 養護老人ホームと特別養護老人ホームに関する基準が制定。
1970	老人問題研究会（大阪大学吉田寿三郎氏を迎え、助成会・職員・地域住民で結成）。	西陣織物工業組合健康対策委員会発足。	（4月）蜷川知事六選。 （8月）基準寝具改訂問題起こる。	（2月）医療費値上げ。 （医科8・77％歯科9・74％）。健康保険組合全国大会で医療制度の改革なき保険制度に対して日医が中医協に「物価・人件費へのスライドを含む診療報酬改定を要求」。

1971	健康管理部の設置。地域医療研究会（助成会・職員・地域住民）。	（9月）長寿会・上京老人クラブ・助成会が合同で老人医療無料化デモ実施。 （9月）老人問題・老人医療に関する政策について、助成会主催の住民集会を開催。京都市からは老人福祉課長・上京福祉事務所長などが参加。 （12月）助成会を医療法人西陣健康会と改称。	京都府下の市町村に対し、80歳以上と65歳以上の福祉年金所得以下の寝たきり老人に限って、医療費の二分の一（京都市は三分の一）の補助金を出すことから始まった。 （9月）堀川看護学院移転。	（3月）健康保険改革案に対して日本医師会が保険医総辞退全国に提示。 （5月）健康保険改革、廃案となる。
1972	訪問看護を試験的に始める。間歇入院制を導入。	（5月）第16回定期社員総会で健康保険改悪反対運動を決議。 （12月）半歩でもの会は、「上京区に卒中後遺症機能回復センター」の設立を京都市と上京区に要望。3千名の署名を集める。	京都市75歳以上の老人医療無料化。	（1月）厚生省は、家族給付を7割、初診時一部負担を500円、入院時一部負担を150円ひきあげなどを骨子とした医療保険制度抜本改正の主要事項を発表。 （2月）厚生省、医療費値上げ（医13・7%、歯科13・7%、薬局6・54%）国保保険料値上げ案に反対運動おこる。
1973	老人問題研究会発足（助成会・職員・地域住民・医療者で構成）。 間歇入院制度導入・訪問看護のプロジェクトチーム編成（医師2名、保健婦3名、看護婦1名、医事1名）。	（9月）「半歩でもの会」上京リハビリセンター設立要望書を市長に申請。南区の市立身障者福祉センター前まで、堀川病院から卒中バス運行実現 助成会総会では、西陣に機能回復施設びセンターをつくること、四次防衛策をやめて福祉に予算をまわすこと、健康保険改悪の国会上程を阻止などをスローガンに決定。	（1月）京都市65歳以上無料化に。（年間38万円以上の収入のあるひとや扶養家族5人で年間250万円以上ある場合はあてはまらない）。 （2月）京都保健衛生学院（元堀川看護学院）開校。	（1月）老人福祉法改正 老人福祉法により70歳以上の国保被保険者と被用保険被扶養者の医療費支給制度開始 （7月）寝たきりの高齢者に限って65歳以上無料化。 （10月）健康保険法改正で、家族3割負担になる。高額療養費新設。
1974	居宅療養部の設置（訪問看護専門の部）保健婦7名 出町診療所移転・新築竣工。	脳卒中家族の会発足。 助成会が車いすを贈る運動開始約1800名の住民によって85万円が寄せられ、26台購入。さらなる支援を助役と交渉助役。 老後保障国民大会に助成会参加。 オイルショックで原糸価格の暴騰以後、西陣の空洞化傾向始まる。	（4月）蜷川知事七選 （5月）第10回京都地方病院学会開催。	（4月）東京・中野区が全国初の老人健診。 （10月）診療報酬引き上げ実施。日本病院会設立。
1975	（7月）居宅療養家族会の発足	第18回定期社員総会で病院増改築のための資金集め開始決定。第16回に本老年医学会・日本老年社会科学会共催で、助成会が地域住民の立場から発言。	（11月）京都府医師大会で診療報酬問題扱う。 NHK総合テレビ「奥さんごいっしょに『明治から昭和の世代へ』（4）——女性と老後」で堀川病院の地域医療が紹介される。	（7月）健康保険法改正施行。標準報酬下限、上限を3万～32万円。
1976	（4月）第4次病院増改築完成。新本館8階建て、地下1階。許可127床。完成披露に地域住民1700名見学。 （5月）居宅療養患者家族の会。訪問看護料平均1回1200円。 （7月）北分院を改装整備。許可51床から40床に。病床数は本院と合わせて167床になる。 1976年度は赤字決算となる。	地域の出資社員750名に達成。 （7月）居宅療養家族の会、簡易風呂他共同購入のためバザーをよびかけ（56万円売上金、24万円の寄付金となる）。	NHK「老人特集」で堀川病院助成会の活動が取り上げられる。堀川病院の間歇入院制度、訪問看護が全国から注目され始める	国保に於いて高額療養制度実施。 （3月）看護協会「准看制度廃止総決起大会」開催。 （7月）健保法改正（標準報酬下限3万上限32万）。

1977	第４次増改築完成１２７床、患者専用の浴室、リハビリ施設完成。	（1月）ひとり暮らし老人友の会「どこしえの会」発足のち、独身クラブへ （1月）北分院5階で、機能訓練「作業教室」開始 （9月）「高齢者なんでも相談」に参加。老人ボケ相談に早川副院長・三宅医師担当。 （10月）喘息の会「こまくさ会」結成。政府の健康保険改悪反対運動。居宅療養家族の会がバザーを実施、寝たきり老人に簡易風呂設置。居宅療養家族の会・助成会が、訪問看護料の公費負担、リハビリ機能訓練士を公費養成などを京都府・市に要求。 （10月）西陣織物工業組合の大規模集団検診開始。 （11月）理学療法の施設基準の承認を受ける。	（3月）１９７７年から１９７９年の2年間にわたって『京都新聞』に老人医療や訪問看護など堀川病院の医療実践を連載（テーマ「この道はいつか来る道」）。	政府、初診時と入院時の患者負担金増額案を提示（初診時本人負担　２００円から６００円に、入院時本院負担1日60円から２００円円に保険料7·6％から7·8％に引き上げ）。 （5月）日本医師会・保団連・医学協・民意連など7団体が健康保険改悪反対、医療改正要求、請願運動を起こす。
1978	理学療法の基準施設開設　在宅ケア運営委員会設置（居宅療養部・医局・医事部が討議）。常勤２４１名。 （9月）開設20周年記念学術集談会開催。	（5月）開設20周年記念祭に地域住民・職員合わせて２５００名参加。福祉バザーに30万円寄せられる。 「訪問看護の公費負担を国に要望する」。65歳以上、３歳以下の医療費無料化の署名運動を実施。各支部から１６００人の署名と5万8千円の資金が集まり、中央社会保障推進協議会へ送付。 （8月）老年問題・国際シンポジウムの出席者らが、「生活の場と在宅医療と看護をテーマに西陣地域を見学。「老人問題に関する京都国際シンポジウムが開催。助成会から地域理事として花咲一氏参加。	（2月）ＮＨＫ教育テレビ「福祉の時代『訪問看護』――ある地域における老人医療の試み」で堀川病院の「訪問看護」が紹介される。顧問の奈倉道隆が『朝日新聞』に間歇入院制を紹介。京都市の「中央老人福祉センター」開設。早川一光相談医に。京都新聞社会福祉事業団主催「高齢者なんでも相談」を開催。京都府立医科大学の学園祭シンポジウムに早川・青木・居宅家族会が参加。	（1月）政府が来年度より老人医療無料化手直しを表明。ショートステイ制度化。健康保険改定で、健康保険本人は、外来初診時２００円が６００円に。入院1日２００円に。標準上限月32万円～38万円へ。 （12月）医師優遇税制を１９７８年度限りとなる。
1979	（2月）東京・北病院と交流。 （5月）新潟・大和病院と交流。 （8月）川崎幸病院と交流。 （9月）堀川福祉奉仕団結成。 （11月）京都新聞社会賞受賞。	第21回じょせいかい通常総会で老人の福祉施設としていかなる形態がよいのかを、助成会でのあらたな課題とした。	健康保険改悪（医療給付本人・家族ともに同一水準で薬剤費の半分の自己負担、入院時1日千円負担、初診時６００円を千円に引き上げという案に対して京都府医師会・京都市立病院協会などが、反対運動始める。	第83回臨時国会で健康保険法改訂案可決（本人の初診時６００円から８００円に。入院時一日２００円から５００円に。入院時の家族の保険給付率を7割から8割に引き上げ。新経済社会7カ年計画。 日常動作訓練等を行うデイサービス事業が創設。
1980	居宅療養部を看護婦と保健婦の混合にする。北野診療所改築完成。第24回社員総会にて社員数２２４５名、常勤職員２６６名、事業月額2億4戦万円にたっしてうることが報告。ＣＴ、人工透析器購入。訪問看護料一回５００円（車代2キロまで６００円、4キロまで８００円、6キロまで千円）と決定。	車いす専用者が，京都新聞社会福祉事業団より贈呈される。同バスの使用と運行について助成会や居宅家族会、半歩でもの会、病院で運営委員会がつくられる。 （11月）助成会が慰労法人に組織統一し「西陣健康会」に改名，運営委員長神戸善一就任。医療法人西陣健康会が京都新聞第17回社会賞を受賞。	（1月）呆け老人をかかえる家族の会」京都で発足。健康保険改正に対して、近畿医師会連合会・保険医団体、医療労働組合反対運動上京老人福祉センター設立。健康保健法案改定反対抗議集会開始。２４０名の署名集める。 （6月）上京区行政から保健婦訪問開始。 （9月）ＮＨＫ総合テレビ「ルポジュタージュ日本『西陣の路地は病院の廊下や』――ある地域医療の試み」で「堀川病院と住民参加の医療」が放映される。	（3月）健康保険改正案（初診時・入院時一部負担の引き上げ、薬剤費半額負担）初診時６００円から８００円、入院1日２００円から５００円に。 在宅の要介護高齢者等に対して日帰り介護施設（デイサービスセンター）開始。富士見産婦人科病院事件。

1981	西陣健康会委員総会にて本部委員から往診の維持継続（夜中の往診が課題になる）。高齢者の入院が多くなり、付き添い看護の是非について討議。	健康検診の促進。老人医療費有料化に対する反対運動活発。		（3月）健康保険法改正で、家族入院2割自己負担。本人にお高額療養制度適用。（7月）第二次臨時行政改革推進審議会（医療費抑制が国家的基本路線）
1982	院内ショートステイ開始。病棟にPPC方式導入。	健康保健改悪案に対して、助成会、病院常務理事らが、保団連と共同で、地元選出国会議員に直接陳情。上京老人福祉センター設立。	（7月）NHK総合テレビ「ドラマ人間模様『とおりゃんせ』（5回シリーズ）」放映。原作早川一光『わらじ医者京日記』。	三郷中央病院「検査漬け」「薬漬け」の実態が明らかになる。（10月）老人保健法制定。医療費適正化総合対策推進本部を設置し、医療適正化医療費抑制策）検討。
1983	（7月）竹沢院長死去。老人ケア運営委員会がデイケア活動として東京北病院の見学交流会の報告をする。（9月）第3回学術集談会開催（開設25周年記念）。シンポジウムは「チーム医療におけるパラメディカルの役割・継続医療・地域医療について」。	医療保険制度反対運動（国庫負担の増額要求）。署名とカンパをあつめる。西陣健康会の組織運営について、従来の会員の多くが出資制度に参加し、出資社員数は、4千名を超えたとの報告。（12月）総理府の「社会保障制度審議会」委員が、老人福祉について現地調査に来院。	（4月）京都中央看護専門学校開校。理事長は竹澤徳敬。（11月）健保改悪に反対する府民大会（円山公園に2千名集まる）。	（1月）老人保健法施行。高齢者医療費無料制度の廃止。一部負担外来400円／月・入院300円／日。特例許可外老人病院設定（70歳以上の老人を6割以上抱える医療機関を特例許可老人病院とし一般病院と特例許可病院と区別した。特定許可病院は65歳以上の老人が6割を超える医療機関）。
1984	第28回社員総会では、改めて、病棟・外来・在宅介護と訪問看護についてそれぞれの状況と強化について報告。成人病診、外来人間ドッグの増加。	西陣健康会合同委員会開催（健康会支部委員と本部委員会の合同委員会）。健康保険の2割自己負担という改定によって、受診が抑制されているとの報告。	（4月）国民医療を守る医師・病院京都大会（保険医協会・私立病院協会共催）。（7月）健保改正阻止のため保険医・医療従事者総決起大会開催。	（8月）健康保険法改正・健保本人2割の自己負担。標準報酬の上限71万円、下限を6万8千円。健康保険の適用範囲を5人未満事業所にも拡大。退職者医療制度の創設。8割給付。
1986	（1月）「居宅療養部」を事業部門に位置づけ独立した訪問看護開始。	医療機器購入品目：腹部超音波診断装置・血液凝固系の検査測定器、心臓監視装置、心電計、高周波発生装置、特殊ベッドなど。	京都府保険医協会、老人健康保険法改悪に対して老人クラブと共闘。	「中間施設に関する懇談会」。老人保健施設（医療と福祉、病院と在宅の中間施設として、医療保険適用の施設）として制度化。
1987	デイケア検討委員会始まる。（11月）第5次増改築完成鉄筋コンクリート、地下1階、地上8階建て。許可病床210床。7階に患者食堂開設。見学会に住民900名参加。	堀川病院定年制と退職金規定を改定。（7月）透析患者会「あゆみ会」結成。第87回全国地域医療研究会に医師ら4名参加（長野県諏訪中央病院にて）。	群馬県関越中央病院開設（元堀川病院新島医師が開院）。京都府地域医療計画検討委員会設置。	介護福祉士法・社会福祉士法創設。厚生省内に痴呆性老人対策推進本部設置。老人保健施設創設。（1月）老人保健法改正：老人医療の一部」負担金増額（外来800円／月・入院400円／日。
1988	（3月）病院開設30周年記念に100名参加（府立勤労会館にて）。医局・責任者研修会にて「患者本位の医療」と「医療経済」をテーマに講義（京都大学経済学西村教授）。休日救急医療が充実。常勤267名。	北分院1階にデイケア施設を開設。人間ドッグ指定病院。脳卒中後遺症患者会「半歩でもの会」が第20回卒業式。ショートステイ、入浴サービスの利用者増加。特に施設に入居できない患者の入院増加。	（4月）医療法改定、病床規制を含んだ地域医療計画が京都府においても作成される。（6月）西陣医師会から「30年にわたり地域医療に貢献」と表彰される。	（4月）社会福祉士・介護福祉士の国家資格創設。医療費改定・特3類看護料が新設される。診療報酬改定、薬価引き下げで約半数の病院が赤字決算。在宅患者訪問看護・指導料および在宅患者訪問診察料設置。

1989	訪問看護の件数が増加。基準看護、特３類看護（2対1）承認される。	老人保健施設設立案検討（北分院・駐車場の利用検討。住宅公団を利用した施設を引き続き討議する）。	京都府が高医療費地域に指定され、医療費抑制政策が促される。	（12月）高齢者保健福祉推進10ヵ年戦略（ゴールドプラン）の策定。消費税実施。
1991			'91全国的地域医療研究会が京都で開催（堀川病院と京都南病院主催）。	（６月）老人保健法の改正：老人訪問看護制度の創設。自己負担額外来一ヶ月１０００円、入院１日８００円。
1992	（10月）京都市在宅介護支援センター・堀川病院開設（厚生省のゴールドプランに基づいて、京都市から運営を委託される）。	（1月）出町診療所新築完成。		（４月）健康保険法改正第２次医療法改正：特定機能病院・療養型病症群の制度化。
1993	（2月）堀川訪問看護ステーション開設。	西陣健康会合同委員会「地域住民の声を病院運営に反映するために」というテーマで討議。「特別養護老人ホーム」の建設を検討。		第２次医療法改正。老人訪問看護ステーション創設。
1994	（9月）北野診療所で小規模デイケア開始。	（3月）「助成会積立金」「設備資金制度」を全て返還。	京都私立病院協会創立30周年に１７１病院・診療所参加。	（7月）健康保険法改正。新ゴールドプラン策定。
1995	（4月）出町訪問看護ステーション開設。	（7月）職員・西陣住民による「公的介護保険を考える」勉強会開始。		社会保障制度審議会「社会保障体制の再構築――安心して暮らせる21世紀の社会を目指して」。
1996	（12月）居宅療養部ナイトパトロール開始（週3回）。	阪神淡路大震災の被災者バザーで72万円送る。		老人医療一部負担金増額：外来１０２０円から一回５００円・入院７１０円／日から千円。
1998				介護保険法成立（２０００年施行）。

本書のテキストデータを提供いたします

本書をご購入いただいた方のうち、視覚障害、肢体不自由などの理由で書字へのアクセスが困難な方に本書のテキストデータを提供いたします。希望される方は、以下の方法にしたがってお申し込みください。

◎データの提供形式＝CD-R、フロッピーディスク、メールによるファイル添付（メールアドレスをお知らせください）。

◎データの提供形式・お名前・ご住所を明記した用紙、返信用封筒、下の引換券（コピー不可）および200円切手（メールによるファイル添付をご希望の場合不要）を同封のうえ弊社までお送りください。

●本書内容の複製は点訳・音訳データなど視覚障害の方のための利用に限り認めます。内容の改変や流用、転載、その他営利を目的とした利用はお断りします。

◎あて先
〒160-0008
東京都新宿区四谷三栄町6-5 木原ビル303
生活書院編集部　テキストデータ係

【引換券】

住民とともに
歩んだ医療

著者略歴

西沢いづみ

（にしざわ・いづみ）

1982年3月新潟大学理学部生物学科免疫学専攻卒業後、2008年4月立命館大学大学院先端総合学術研究科博士課程（一貫性） 入学。2017年3月立命館大学大学院先端総合学術研究科博士課程（一貫性） 修了［学術博士］。

1983年4月～京都中央看護保健大学校講師・京都保健衛生専門学校非常勤講師・京都府医師会看護専門学校非常勤講師などを勤める。現在、立命館大学生存学研究センター客員研究員。

主な著書に、『生物と生命倫理の基本ノート――いのちへの問いかけ』（金芳堂、2018年）、「西陣地域における賃織労働者の住民運動――労働環境と医療保障をめぐって」 天田城介・村上潔・山本崇記編『差異の繋争点』（共著、ハーベスト社、2012年）「早川一光の臨床実践と住民の医療運――九五〇年～一九七〇年代の西陣における地域医療の取り組みを手がかりに」立岩真也・早川一光・西沢いづみ編『わらじ医者の来た道――民主的医療現代史』（共著、青土社、2015年）

主な論文に、「1970年代の京都西陣における老人医療対策と住民の医療運動との関わり」『生存学研究センター報告19――戦後日本の老いを問い返す』19：11-34（2013年）、「1950年代の京都西陣地域における医療供給と受療乖離――住民と医療者による医療扶助獲得運動を中心に」『日本保健医療学会』27（2）：67-76（2017年）など。

住民とともに歩んだ医療

――京都・堀川病院の実践から

発　行――――2019年3月31日　初版第1刷発行

著　者――――西沢いづみ

発行者――――髙橋　淳

発行所――――株式会社　生活書院

〒160-0008

東京都新宿区四谷三栄町6-5 木原ビル303

ＴＥＬ 03-3226-1203

ＦＡＸ 03-3226-1204

振替 00170-0-649766

http://www.seikatsushoin.com

印刷・製本――株式会社シナノ

Printed in Japan

ISBN 978-4-86500-093-1

定価はカバーに表示してあります。

乱丁・落丁本はお取り替えいたします。